生理学ワークブック

Physiology

Workbook

目崎 登 監修
西川 彰 著
小林 直行

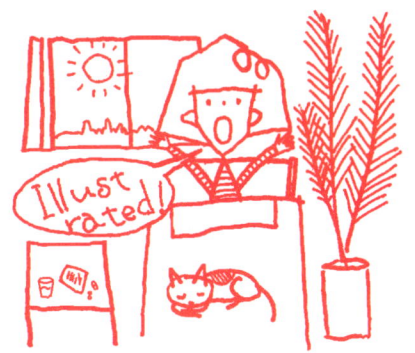

医歯薬出版株式会社

監修・執筆一覧

監　修
目崎　登　（筑波大学名誉教授）

執　筆
西川　彰　（上武大学ビジネス情報学部准教授）
小林直行　（元九州共立大学教授）

執筆協力
東　正美　（ルネス紅葉スポーツ柔整専門学校非常勤講師）
西川晃子　（上武大学ビジネス情報学部非常勤講師）
古山喜一　（環太平洋大学体育学部教授）

監修の序

　本書は，多くの人々の心身のケア・サポートを行うコメディカルの方々を対象として，生命の維持・調節において重要な各種生理機能についての理解を深めていただくために企画・計画されました．

　ある一面難解である各種生理機能について，文章ではなく，　テキスト　として箇条書きに簡明に記述し，また図を多用しています．同時に，学習した後の知識の確認のため自己学習（Self-learning）として，対応する形式で「穴埋め形式」の問題，　ワーク　を示しています．つまり，理解できないままに読み進んでしまうことがないように配慮されています．

　さらに，章末には演習問題を加え，読者が理解度をチェックできるようにしています．

　本書は，短時間で効率良く学習し，知識を吸収できるように工夫されていることからも，アスリートを中心として様々な方のケア・サポートにあたる各職種のコメディカルの方々にとって，大変に有益であると思われます．

　この企画を積極的に支援していただいた医歯薬出版編集部の各位に敬意を表します．

平成24年2月吉日

目　崎　　登

本書を有効に活用するために

1. 「学習のポイントとキーワード」を十分に理解しよう！

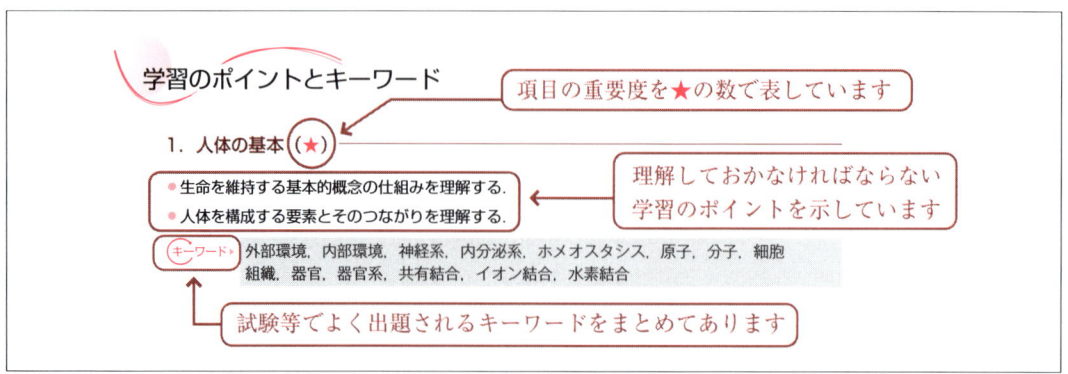

2. 要点をまとめた **テキスト** を参考にしながら **ワーク** としての「穴埋め演習」をやってください！

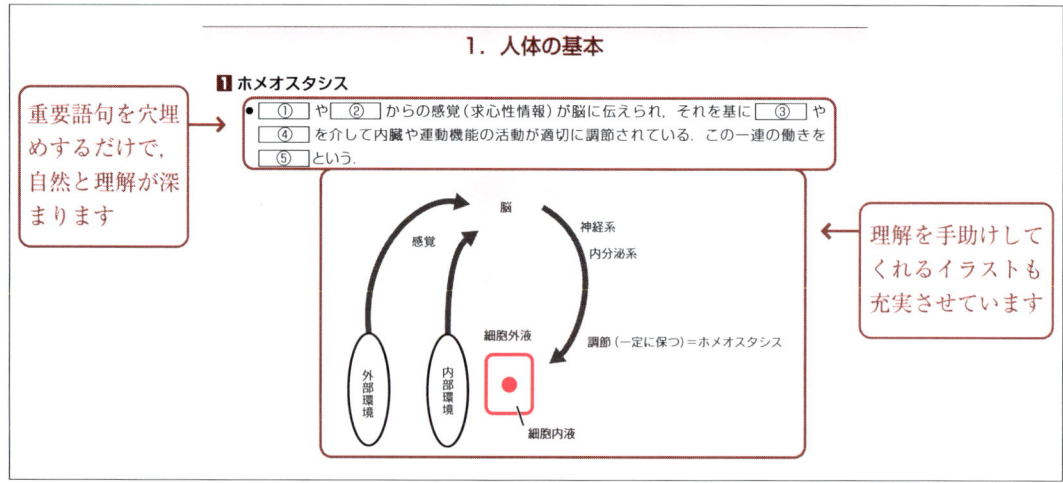

3. 赤色シートを用いれば、「テキスト」内の重要語句の暗記の確認ができます！
4. 「理解を深めるワンステップ」では、もう一歩進んだ知識が得られます！

◎執筆者からのメッセージ

　本書は"理解を深める"ことに重点を置いて作成されたテキストです．特に生理学とは人体の機能を中心に学ぶ学問であり，単に語句を暗記するだけではそれぞれの関係性を正しく理解することはできません．

　そこで，本書ではその点の学習効果を高めるために，ワークとしての"穴埋め演習"を取り入れました．重要語句を文章内に穴埋めすることで語句どうしのつながりを理解してもらうことを目的としています．さらに，文章で記した内容を視覚的に理解するための"イラスト"も充実させました．きっとあなたの理解を手助けしてくれることでしょう．

　また，生理学の知識を一歩進めることの重要性を知ってもらうために，"理解を深めるワンステップ"も用意しました．生理学が他の学問の基盤となっている点にも注目してみてください．

　生理学をこれから学ぼうとする人，すでに学んだが苦手意識の強い人，国家試験に向けてもう一度学び直そうと考えている人，そんなすべての人にとってこのテキストが座右の書となれば幸いです．

西川　彰

目　次

監修の序 ……………………………… iii
本書を有効に活用するために ……………………………… iv

テキスト／ワーク

第1章　生理学の基礎 ……………………………… 1
1. 人体の基本 ……………………………… 2/3
2. 細胞の構造と機能 ……………………………… 6/7
3. 生体内の物質輸送 ……………………………… 10/11
演習問題 ……………………………… 12

第2章　血液の生理学 ……………………………… 13
1. 血液の働きと組成 ……………………………… 14/15
2. 血液凝固 ……………………………… 20/21
3. 血液型と輸血 ……………………………… 22/23
演習問題 ……………………………… 24

第3章　循環の生理学 ……………………………… 25
1. 心臓 ……………………………… 26/27
2. 血管・血圧 ……………………………… 34/35
3. 循環の調節 ……………………………… 38/39
演習問題 ……………………………… 42

第4章　呼吸の生理学 ……………………………… 43
1. 呼吸器と換気 ……………………………… 44/45
2. ガス交換と運搬 ……………………………… 48/49
3. 呼吸調節と呼吸の異常 ……………………………… 50/51
演習問題 ……………………………… 54

第5章　消化と吸収 ……………………………… 55
1. 消化器の働き ……………………………… 56/57
2. 消化管運動と消化液の分泌機序 ……………………………… 58/59
3. 消化と吸収 ……………………………… 64/65
4. 肝臓と胆道 ……………………………… 68/69
演習問題 ……………………………… 70

テキスト／ワーク

第6章　栄養と代謝 ……………………………… 71
1. 栄養素の種類と作用 ……………………………… 72/73
2. 物質代謝 ……………………………… 76/77
3. エネルギー代謝 ……………………………… 80/−
演習問題 ……………………………… 82

第7章　体温とその調節 ……………………………… 83
1. 熱産生と熱放散 ……………………………… 84/85
2. 体温の調節と気候馴化 ……………………………… 88/89
3. うつ熱と発熱 ……………………………… 90/91
4. 体　温 ……………………………… 90/−
演習問題 ……………………………… 92

第8章　尿の生成とその排泄 ……………………………… 93
1. 腎　臓 ……………………………… 94/95
2. 糸球体ろ過 ……………………………… 96/97
3. 尿細管における再吸収と分泌 ……………………………… 98/99
4. 尿の成分と生成調節 ……………………………… 102/103
5. 排　尿 ……………………………… 104/105
演習問題 ……………………………… 106

第9章　内分泌系の機能 ……………………………… 107
1. 内分泌系 ……………………………… 108/109
2. 視床下部と下垂体のホルモン ……………………………… 110/111
3. 甲状腺のホルモン ……………………………… 114/115
4. 副腎のホルモン ……………………………… 116/117
5. 膵臓のホルモン ……………………………… 120/121
6. 性腺のホルモン ……………………………… 122/123
演習問題 ……………………………… 124

テキスト / ワーク

第10章　生　殖 ─── 125
1. 染色体と性分化 ─── 126/127
2. 男性生殖器 ─── 128/129
3. 女性生殖器 ─── 130/131
4. 妊娠と分娩 ─── 132/133
演習問題 ─── 134

第11章　骨の生理学 ─── 135
1. 骨 ─── 136/137
2. カルシウム代謝の調節 ─── 138/139
3. 骨の病気 ─── 140/141
演習問題 ─── 142

第12章　体液の生理学 ─── 143
1. 体液の区分と水バランス ─── 144/145
2. 体液のイオン組成 ─── 144/145
3. 体液のホメオスタシス ─── 146/147
演習問題 ─── 150

第13章　神経の基本的機能 ─── 151
1. 神経系 ─── 152/153
2. 興奮と伝導 ─── 154/155

テキスト / ワーク

3. シナプス伝達 ─── 160/161
演習問題 ─── 162

第14章　神経系の機能 ─── 163
1. 末梢神経 ─── 164/165
2. 中枢神経 ─── 172/173
3. 反　射 ─── 178/179
4. 高次機能 ─── 184/185
演習問題 ─── 190

第15章　筋肉の機能 ─── 191
1. 筋の種類 ─── 192/193
2. 筋収縮 ─── 196/197
演習問題 ─── 200

第16章　感覚の生理学 ─── 201
1. 感覚の一般的性質 ─── 202/203
2. 視　覚 ─── 204/205
3. 聴覚と前庭感覚 ─── 208/209
4. 味覚と嗅覚 ─── 210/211
5. 体性感覚と内臓感覚 ─── 212/213
演習問題 ─── 218

索　引 ─── 219
付　ワーク・演習問題解答 ─── 224
参考図書 ─── 233

第1章 生理学の基礎

学習のポイントとキーワード

1. 人体の基本（★）

- 生命を維持する基本的概念の仕組みを理解する.
- 人体を構成する要素とそのつながりを理解する.

> **キーワード** 外部環境, 内部環境, 神経系, 内分泌系, ホメオスタシス, 原子, 分子, 細胞, 組織, 器官, 器官系, 共有結合, イオン結合, 水素結合

2. 細胞の構造と機能（★★★）

- 細胞膜の構造と性質を理解する.
- 細胞内小器官の種類とそれぞれの働きを理解する.
- DNA と RNA の構造的違いと蛋白質合成の過程を理解する.

> **キーワード** リン脂質, 細胞膜蛋白質, イオンチャネル, ポンプ, 受容体, リボソーム, 中心小体, ゴルジ装置, リソソーム, 加水分解酵素, ミトコンドリア, アデノシン三リン酸（ATP）, 核膜, 核小体, 遺伝子, DNA（デオキシリボ核酸）, RNA（リボ核酸）

3. 生体内の物質輸送（★★★）

- 受動輸送の種類とその特徴および体内での例を理解する.
- 能動輸送の種類とその特徴および体内での例を理解する.

> **キーワード** エネルギー（ATP）, 受動輸送, 能動輸送, 拡散（単純拡散, 促通拡散）, 浸透, 血圧, ろ過, ナトリウムイオン, カリウムイオン, ナトリウムポンプ, 共輸送, 逆輸送, エンドサイトーシス, エキソサイトーシス（開口分泌）

1. 人体の基本

1 人体の環境

- 人体の外の環境を外部環境といい，体内の細胞が生活している細胞外液の環境を内部環境という．

ホメオスタシス
- 神経系や内分泌系の機能により生体の内部環境（浸透圧，pH（酸塩基平衡），電解質組成，ガス組成，体温，血圧，体液量など）を一定に保とうとする働き

2 人体の構成要素

- 様々な原子や分子を基に形成される細胞は生体内に約60兆個存在しており，そのうち同じ種類の細胞が集まって組織を，また組織が組み合わされて器官を，さらにいくつかの器官は協調して働く器官系を構成している．

構成要素
- 原子：物質をこれ以上は単純な形に分解できない最小単位となるもの
- 分子：2つ以上の原子が電子を共有して結合したもの
- 細胞：人体が生きていくための構造と機能を備えた基本単位となるもの
  （上皮細胞，結合組織細胞，筋細胞，神経細胞）
- 組織：同じ種類の細胞が集まったもの
  （上皮組織，支持組織，筋組織，神経組織）
- 器官：他の種類の細胞や組織と結びつき構成されたもの
  （心臓，肝臓，胃など）
- 器官系：いくつかの器官が集まって一つのまとまった働きをする系統のこと
  （骨格系，筋系，脈管系，消化器系，呼吸器系など）

理解を深めるワンステップ 1　上皮組織の機能的分類

- 被蓋上皮：体の外表面（皮膚）や中腔器官の内表面（消化管など）を覆い，内部を保護する．
- 腺上皮：被蓋上皮が深部に落ち込んだもので，特定の物質を産生し分泌する．外分泌腺（汗腺や唾液腺など）は外表面や内表面に導管を介して分泌し，内分泌腺（ホルモン）は血管内に直接分泌する．
- 吸収上皮：被蓋上皮のうち吸収機能を持つもの（小腸など）
- 感覚上皮：外界からの刺激を受けて反応するもの（網膜の視細胞など）
- 呼吸上皮：ガス交換の役割を担うもの（肺胞）

1. 人体の基本

1 ホメオスタシス

- ① や ② からの感覚（求心性情報）が脳に伝えられ，それを基に ③ や ④ を介して内臓や運動機能の活動が適切に調節されている．この一連の働きを ⑤ という．

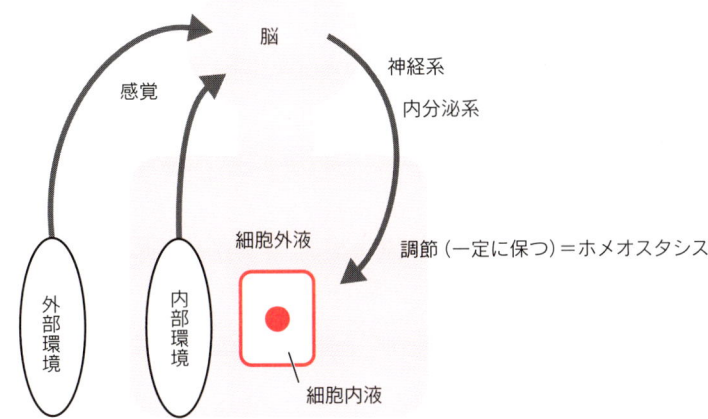

2 人体の構成要素

- 炭素，酸素，水素などの ⑥ が結びついて ⑦ であるリン脂質が作られ，それと蛋白質が細胞膜の材料となる．そして，胃では粘液細胞などの ⑧ が集まって粘膜上皮組織を形成し，さらにその他の ⑨ （筋組織や結合組織など）と組合されることで一つの ⑩ が構成されている．また，胃や肝臓，腸など食物の消化と吸収に働く臓器はまとまって ⑪ に属する．

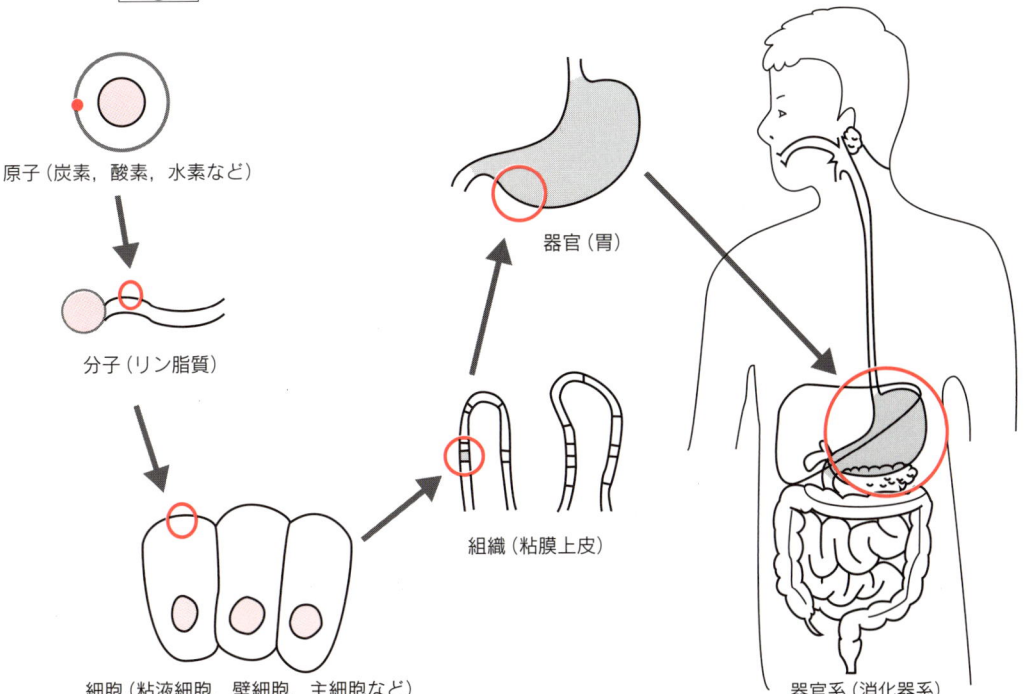

3 原子とその結合

- 物質の最小単位が原子であり，それが結びついたものが分子である．

1）原　子
構造
- 原子核：＋の電荷を帯びた陽子と中性子からなる
- 電子：－の電荷を帯びていて，その数は陽子の数と等しく，電気的に釣り合っている
- 同位体（アイソトープ）：陽子の数は同じであるが，中性子の数が異なる原子をいう

2）原子の結合
結合の種類
- 共有結合：最外側の電子殻で電子を共有して原子どうしが結合すること
  - 一重共有結合：共有する電子の数が1個のもの（水素分子など）
  - 二重共有結合：共有する電子の数が2個のもの（酸素分子など）
  - 極性共有結合：共有された電子が片方の原子に引きつけられ，そちら側がもう一方に比べて電気的に陰性となったもの（水分子など）
- イオン結合：電子を失ったり得たりすることでイオンとなり結合すること
  - 例）塩化ナトリウム：Na^+ ＋ Cl^- → $NaCl$
- 水素結合：極性共有結合により＋の極性をもった水素原子が，他の分子の－の極性をもつ部分(O, Nなど)に引きつけられ結合すること
  - 作用）水の表面張力の発現，有機化合物の体液中への溶解，巨大分子の立体構造の決定など

理解を深めるワンステップ 2　水素結合と水の表面張力

- 水分子は互いに水素結合により結びついているが，表面の水分子は上方からの分子間力を受けない（下向きの力を余分に受けている）ため，中心部に入ろうとすることで球形となろうとする（表面張力の発現）．

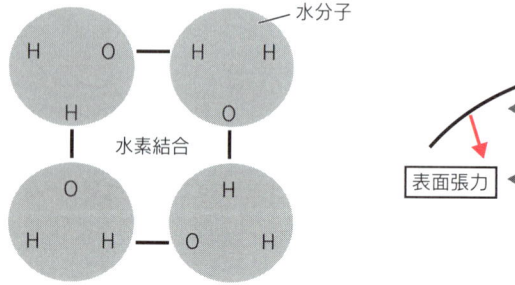
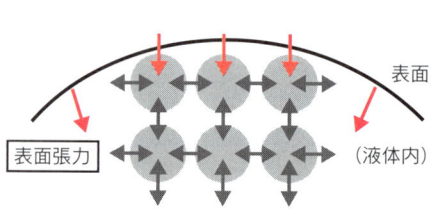

3 原子の構造

● 原子は ① と1つ以上の ② から成り立っている．

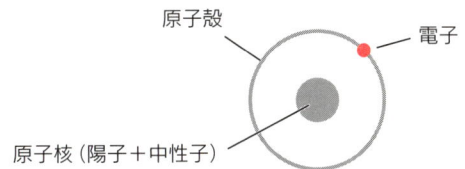

4 原子の結合

● ③ ：2つの原子が2組の電子を共有している．

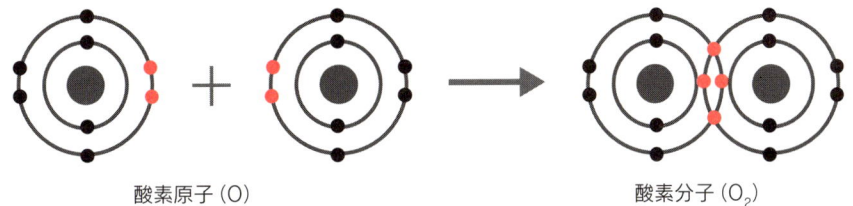

● ④ ：酸素原子側に陰性（−），水素原子側に陽性（＋）の電極ができる．

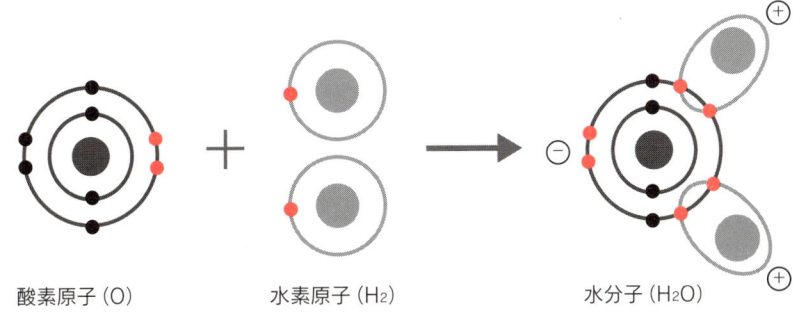

● ⑤ ：ナトリウム原子が電子を1つ失い（Na^+），塩素原子がそれを得る（Cl^-）ことでイオンとなり，互いが結合して塩化ナトリウムとなる．

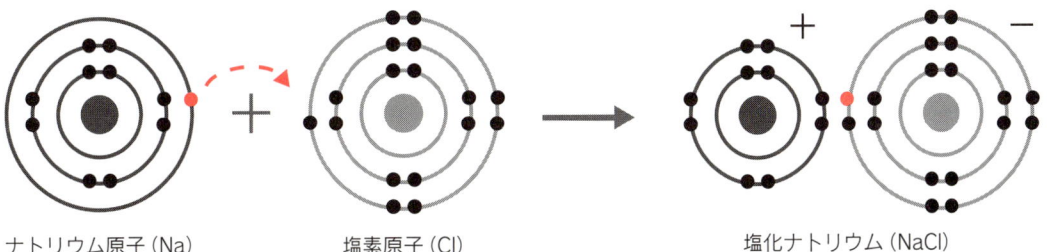

2. 細胞の構造と機能

● 人体における構造上，機能上の基本単位が細胞であり，細胞膜と細胞質（細胞内小器官を含む），核，から構成される．

1 細胞膜

性質
- 半透膜：水や脂溶性の物質は通すが，それ以外は通さない
- 選択的透過性：物質により膜の透過性が異なる
    例）カリウムイオン（K^+）はナトリウムイオン（Na^+）より透過性が高い

構造と機能
- リン脂質：外側に親水性，内側に疎水性を配した二重膜構造を形成する
- 細胞膜蛋白質：輸送体（イオンチャネルやポンプ），受容体，酵素などの働きを担う

2 細胞質

1）細胞内溶液（サイトゾル）

成分
- 水：75～90％を占める
- 可溶性溶質：各種イオン類，グルコース，アミノ酸類，脂肪酸類，アデノシン三リン酸（ATP）などを含む

機能
- 細胞構造を保持する
- 細胞の成長に関わる化学反応の場となる

2）細胞内小器官

種類と機能
- ミトコンドリア：ATPを合成する
- 小胞体
    - 粗面小胞体：リボソームで蛋白質を合成する
    - 滑面小胞体：ステロイドホルモンの合成，解毒作用，カルシウムイオンの貯蔵に作用する
- ゴルジ装置：蛋白質を濃縮，加工し，細胞質内に分泌する
- リソソーム（ライソソーム）：加水分解酵素を含み，細胞内消化に作用する
- ペルオキシソーム：酵素による物質の酸化に作用する（アルコールの分解など）
- 中心小体：細胞分裂時に紡錘体を形成する（非分裂時には微小管を形成）
- 細胞骨格
    - マイクロフィラメント：細胞の形を保持すると同時に，変形にも作用する（骨格筋の収縮や白血球の遊走など）
    - 中間径フィラメント：弾力性があり，外力による変形を防ぐ
    - 微小管：細胞内での物質移動，細胞分裂時の染色体移動，線毛や鞭毛の動きに作用する

2. 細胞の構造と機能

1 細胞膜の構造と細胞膜蛋白質の働き

- ① は ② の層を通過できないイオンなどの ③ や、ホルモンの ④ として、その生理作用を細胞内に及ぼすための媒体としての働きを持つ.

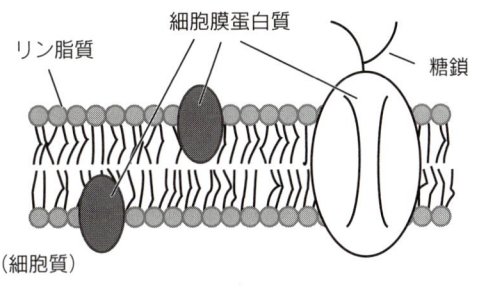

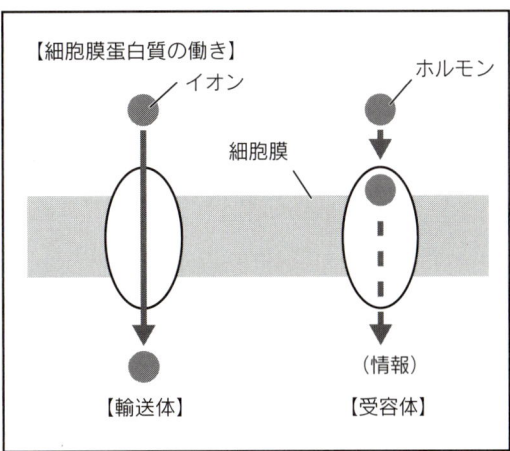

2 ATPの合成

- ⑤ 合成にかかる3過程は次のようにその場が異なる. 解糖系は細胞質内, クエン酸回路は ⑥ 内のマトリクス(内部の空洞部分), 電子伝達系も ⑥ 内の内膜とクリステ(内膜が内腔に折りたたまれた部分)で行われる.

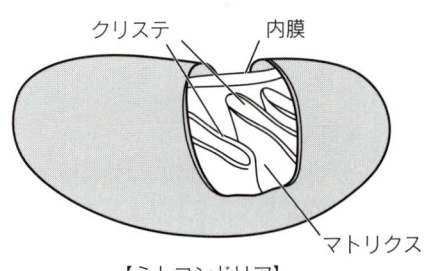

【ミトコンドリア】

3 蛋白質の合成〜加工〜分泌

- ⑦ で合成された ⑧ は ⑨ で加工され, 細胞外へ分泌される. また, ⑩ 内に貯蔵された ⑧ は ⑪ として働く.

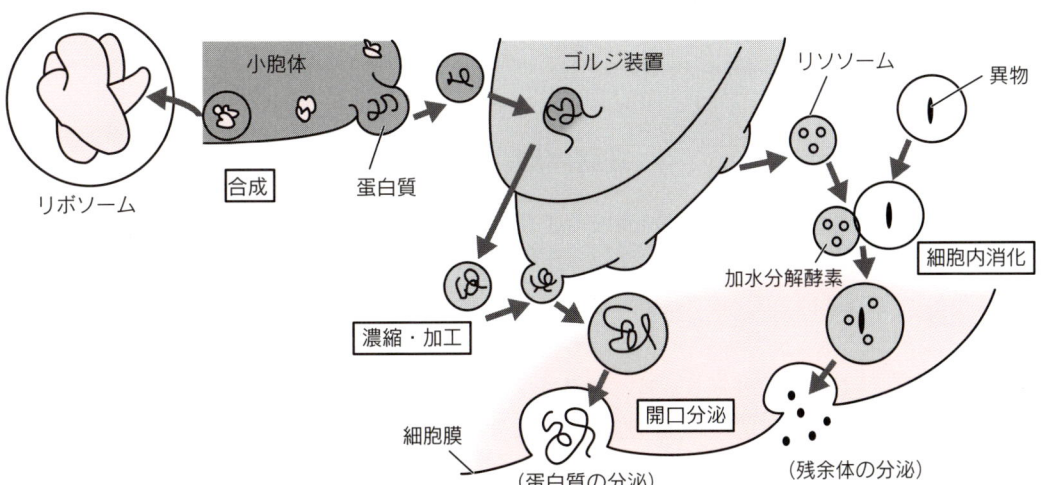

3 核

構造
- 二重構造をした核膜には多数の核膜孔があり，物質の出入り口となる
- 核小体：リボソームを合成する
- 染色質（クロマチン）：DNAがヒストン蛋白質に巻きついた状態をいい，細胞分裂時に濃縮され，染色体となって出現する

DNAとRNA
- DNA（デオキシリボ核酸）：遺伝子を含む
  - ヌクレオチド（二重らせん構造）：リン酸＋糖（デオキシリボース）＋塩基からなる
  - 塩基＝アデニン，グアニン，チミン，シトシン
- RNA（リボ核酸）：遺伝情報の転写や翻訳により蛋白質を合成する
  - ヌクレオチド（1本鎖）：リン酸＋糖（リボース）＋塩基からなる
  - 塩基＝アデニン，グアニン，ウラシル，シトシン

蛋白質の合成
- 伝令RNA（mRNA）：DNAの情報を写し取り，リボソームまで運ぶ＝転写
- 転移RNA（tRNA）：必要なアミノ酸を運び，リボソーム内で蛋白質を合成する＝翻訳
- リボソームRNA（rRNA）：蛋白質合成の場となるリボソームを構成する

4 細胞分裂

体細胞分裂
- 細胞分裂の周期には分裂期と分裂間期があり，分裂期は次の5期に区分できる
  - 前期：染色糸が濃縮され染色体となる，中心小体が分裂し両極に移動する，核小体が消失する
  - 前中期：核膜が消失する，中心小体から延びる微細管（紡錘糸）が染色体に結合する
  - 中期：染色体が赤道面に並ぶ
  - 後期：分離した染色体が両極に引っ張られて移動する
  - 終期：両極において核膜が再形成され，細胞質が分割される

理解を深める ワンステップ 3　細胞周期

- 細胞が分裂を始めてから次の分裂を始めるまでを分裂周期といい，以下のように区分できる．
  - ●分裂期（M期）
  - ●分裂間期
    - DNA合成前期（G_1期）：蛋白合成が盛んに行われ，細胞は大きくなる時期
    - DNA合成期（S期）：DNAが複製される時期
    - DNA合成後期（G_2期）：染色糸がコイル状に巻いて太く短くなる時期

なお，細胞の中には神経細胞や心筋細胞のように分裂能を失ったものや，肝細胞や血管内皮細胞などのように，再生時には増殖するが，普段は分裂しないもの（このような細胞はG_0期にあるという）もある．

4 DNAからRNAへの転写

- ① の塩基配列（ ② ）の一部がRNAポリメラーゼの部分で ③ に写し取られる（アデニン→ ④ ，グアニン→シトシン， ⑤ →アデニン，シトシン→グアニン）．

【DNAの塩基】
A：アデニン
G：グアニン
T：チミン
C：シトシン

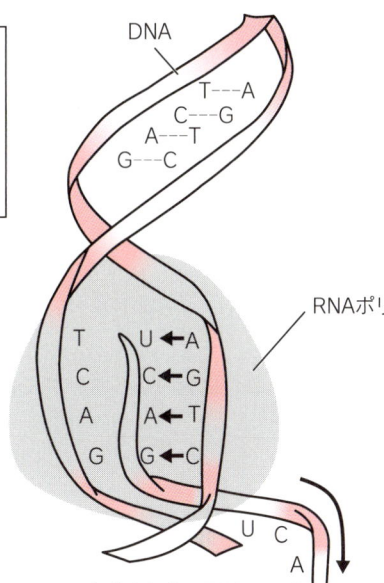

【RNAの塩基】
A：アデニン
G：グアニン
U：ウラシル
C：シトシン

5 蛋白質合成の仕組み

- DNAから転写されたmRNAは ⑥ にある核膜孔を通り細胞質内に出て ⑦ と接合し，そこで ⑧ が運んできたアミノ酸をつないで蛋白質を合成する．

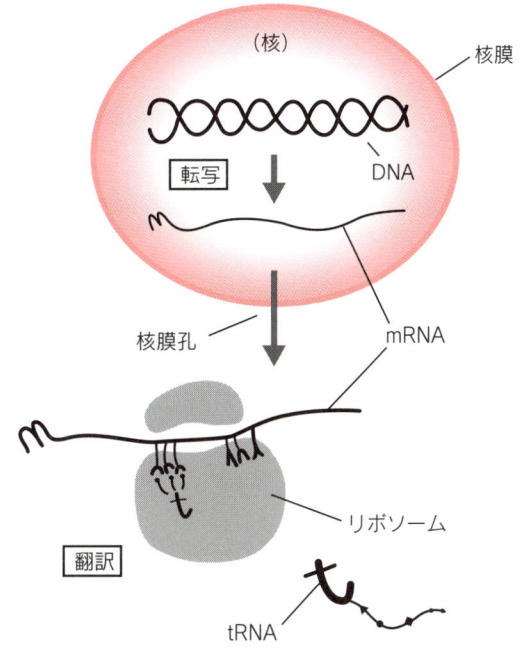

3. 生体内の物質輸送

- 生体内での物質輸送について受動輸送ではエネルギーを消費しないが，能動輸送や膜動輸送ではATPから得られたエネルギーを使って行っている．

1 受動輸送

種類
- 拡散：気体や液体中の物質が高濃度から低濃度へ移動すること
    - 例）肺胞でのガス交換（単純拡散），栄養素の吸収（促通拡散）
- 浸透：半透膜を隔てて水が低濃度から高濃度へ移動すること
    - 例）細胞内外の水の移動
- ろ過：毛細血管から血圧により小分子やイオンが押し出されること
    - 例）腎小体のろ過
  - ＊膠質浸透圧：血管内の大分子の蛋白質が血管内から水分が失われすぎないように水分子を引きつけておく圧力のこと

2 能動輸送

エネルギー（ATP）を用いて濃度差や電位差の低い方から高い方へ物質を輸送すること

種類
- 一次性能動輸送：ATPからのエネルギーと直結して起こる輸送
    - 例）ナトリウムポンプ
- 二次性能動輸送：Na^+の受動輸送に伴って他の物質を移動させる輸送
    - 例）小腸でのグルコースやアミノ酸の吸収＝共輸送
    - 尿細管での水素イオンの分泌＝逆輸送

3 サイトーシス（膜動輸送）

ATPを使い細胞膜を変形させて物質を輸送すること

種類
- エンドサイトーシス：細胞膜を変形させて物質や液体を細胞内に取り込むこと
    - 例）好中球やマクロファージの食作用
- エクソサイトーシス（開口分泌）：細胞膜を変形させて物質を細胞外へ分泌すること
    - 例）消化酵素やホルモンの分泌

3. 生体内の物質輸送

1 受動輸送の種類

- 脂溶性物質は ① によりリン脂質膜上を通過するが，① できない物質は ② により輸送体に結合することで反対側に移動する．その他，高濃度に向かって水が移動する ③ や圧力により物質が押し出される ④ も ⑤ である．

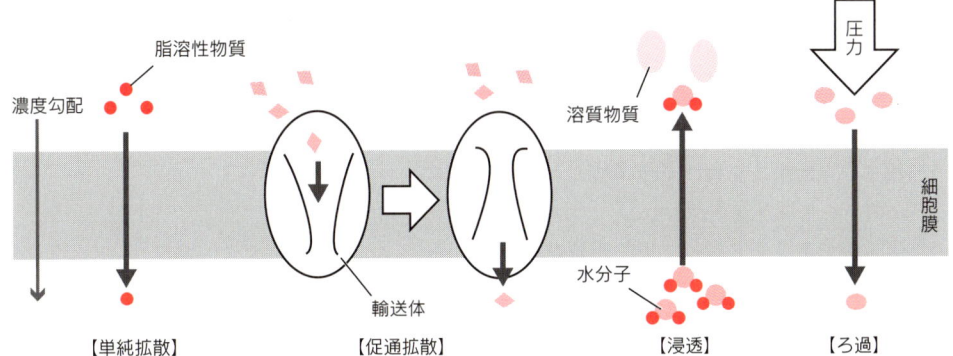

【単純拡散】　【促通拡散】　【浸透】　【ろ過】

2 能動輸送（ナトリウムポンプ）

- ⑥ は3個のNa⁺を ⑦ へ2個のK⁺を ⑧ へとそれぞれの濃度勾配に逆らって ⑨ を用いて輸送することで，細胞質内のNa⁺を低濃度にK⁺を高濃度に保っている．

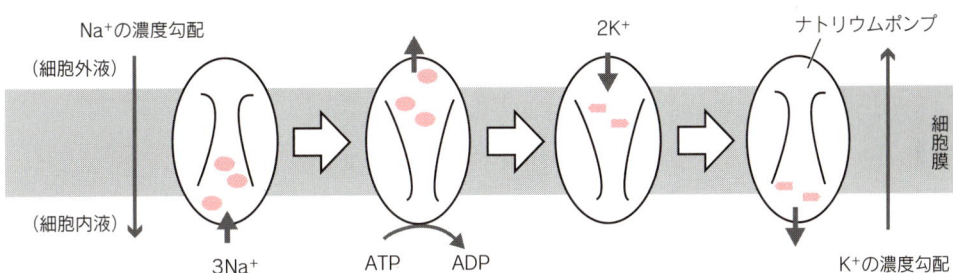

3 二次性能動輸送

- ⑩ ， ⑪ ともに，細胞外から細胞内へのNa⁺の受動輸送に伴って起こるため，細胞質内のNa⁺が低濃度に保たれていることが前提となる．そのため，細胞内のNa⁺を細胞外へとくみ出すために働くナトリウムポンプで使用するATPからのエネルギーを間接的に利用しているといえる．

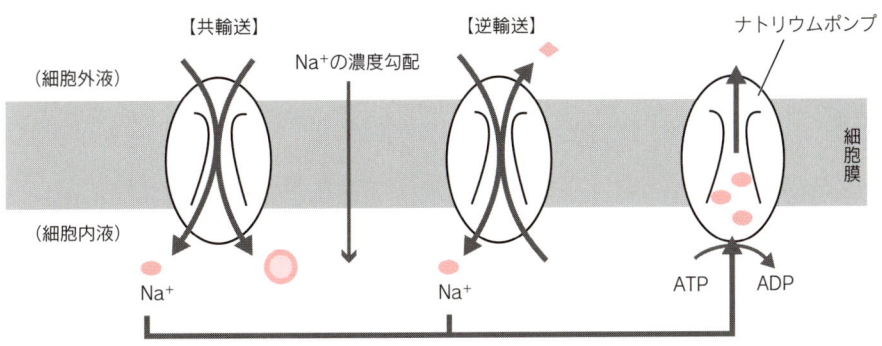

【共輸送】　【逆輸送】

演習問題

1) ホメオスタシス機構に関係しないのはどれか.
    1. 血圧調節
    2. 体温調節
    3. 性周期
    4. 酸塩基平衡

2) 正しいのはどれか.
    1. 原子は−の電荷を帯びた原子核と+の電荷を帯びた電子からなる.
    2. 最外殻で電子を共有して原子が結びつくことをイオン結合という.
    3. 水分子では酸素原子側に陽性,水素原子側に陰性の電極ができる.
    4. 水の表面張力は水素結合により生じる.

3) 細胞膜蛋白質の機能でないのはどれか.
    1. カリウムイオンチャンネル
    2. 免疫抗体
    3. ホルモン受容体
    4. ナトリウムポンプ

4) 正しい組合せはどれか.
    1. ミトコンドリア − 蛋白質の合成
    2. ゴルジ装置 − 分泌物の濃縮
    3. リソソーム − ATP の合成
    4. 中心小体 − 細胞内消化

5) RNA が多く含まれる細胞内小器官はどれか. 2つ選べ.
    1. 核小体
    2. ミトコンドリア
    3. リボソーム
    4. リソソーム

6) 細胞核について誤っているのはどれか.
    1. 二重膜で覆われる.
    2. 染色体が散在する.
    3. 内部に遺伝子を含む.
    4. DNA から RNA への転写が行われる.

7) DNA を構成する塩基でないのはどれか.
    1. アデニン
    2. グアニン
    3. ウラシル
    4. シトシン

8) ATP を必要とする物質輸送はどれか.
    1. 拡 散
    2. 浸 透
    3. ろ 過
    4. ナトリウムポンプ

9) 物質の移動に際して圧力を必要とするのはどれか.
    1. 拡 散
    2. ろ 過
    3. 共輸送
    4. 開口分泌

10) ナトリウムポンプについて正しいのはどれか.
    1. Na^+ 3個を細胞内から細胞外へ運ぶ.
    2. Na^+ 2個を細胞外から細胞内へ運ぶ.
    3. K^+ 2個を細胞内から細胞外へ運ぶ.
    4. K^+ 3個を細胞外から細胞内へ運ぶ.

第2章　血液の生理学

学習のポイントとキーワード

1. 血液の働きと組成（★★★）

- 人体における血液の役割を理解する．
- 血液の各成分とその正常値を理解する．
- 赤血球の働きとその新生ならびに溶血に関する作用を理解する．
- 白血球の種類とそれぞれの働きを理解する．

> **キーワード▶** 運搬機能（呼吸ガス，栄養素，体熱，不要な代謝産物，ホルモンなど），ヘマトクリット値，赤血球，白血球，血小板，血漿蛋白質，膠質浸透圧，血清，アルブミン，ヘモグロビン，ガス運搬，緩衝作用，エリスロポエチン，溶血，ビリルビン，分葉核，好中球，単球，マクロファージ，抗体（免疫グロブリン），液性免疫，細胞性免疫，Bリンパ球，Tリンパ球，サイトカイン

2. 血液凝固（★★）

- 血液凝固に関係する因子を理解する．
- 止血の過程を理解する．

> **キーワード▶** ハーゲマン因子，トロンボプラスチン，カルシウムイオン，プロトロンビン，トロンビン，フィブリノゲン，フィブリン，プラスミン，ビタミンK

3. 血液型と輸血（★）

- ABO式血液型の凝集源と凝集素について理解する．

> **キーワード▶** 凝集源A・B，α・β凝集素（抗A・抗B抗体），Rh因子，抗Rh抗体

テキスト ＆ ワーク

1. 血液の働きと組成

1 血液の働き

- 血液には，様々な物質を身体のすみずみまで運ぶ「運搬機能」，内部環境を一定に保つ「ホメオスタシス」，外傷や疾病時に機能する「止血」「生体防御（免疫）」といった働きがある．

主な役割
- 運搬機能：呼吸ガス，栄養素，不要な代謝産物，ホルモン，体熱などを運ぶ
- その他，ホメオスタシス，止血機構，生体防御機構などの役割を担う

2 血液の組成

- 血液は体重の7～8％を占め，赤血球，白血球，血小板といった細胞成分と90％以上が水である血漿からできている．

1）血液の組成と成分量

血漿（全血液量の55％）
- 水：91～92％
- 蛋白質：7.5g/dℓ
- 脂質（中性脂肪，コレステロール，リン脂質，遊離脂肪酸）
- 糖質：空腹時血糖値（70～110mg/dℓ）
- アミノ酸
- 無機塩類（Na，Cl，K，Caなど）
- その他（窒素化合物，ホルモン，抗体，酵素など）

  ｝血清

- フィブリン（線維素）

細胞成分（血球）
- 赤血球：男性で約500万個/mm³，女性で約450万個/mm³
  * ヘマトクリット値：全血液量に占める細胞成分量（主に赤血球）の割合（男性で約45％，女性で約40％）
- 白血球：3500～9000個/mm³
  - 顆粒白血球（好中球：50～70％，好酸球：1～2％，好塩基球：約0.5％）
  - 無顆粒白血球（リンパ球：約30％，単球：約5％）
- 血小板：12万～40万個/mm³

1. 血液の働きと組成

1 血液の運搬機能

● 血液が運搬するものとしては酸素や二酸化炭素といった ① ，小腸で吸収され肝臓で加工される ② ，各組織で不要となった ③ ，内分泌器官から分泌される ④ ，運動や代謝により発生する ⑤ などがある．

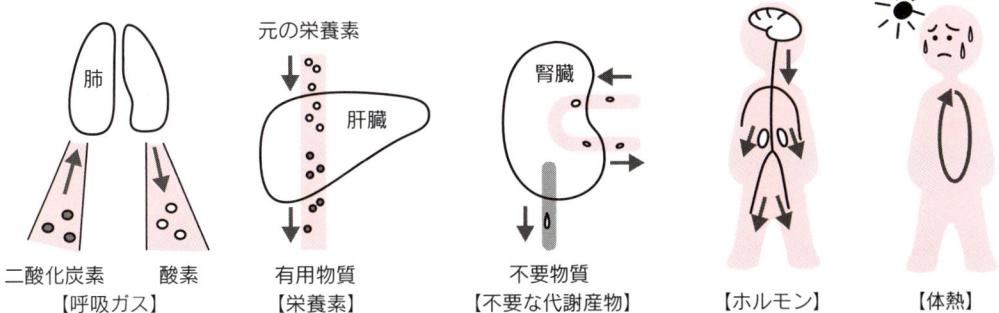

2 血球の産生

● すべての血球は骨髄内の多能性血液幹細胞から分化し産生される．その過程において様々な造血因子（赤血球では ⑥ ，顆粒白血球や単球ではコロニー刺激因子，血小板では ⑦ など）によりその産生は調節されている．

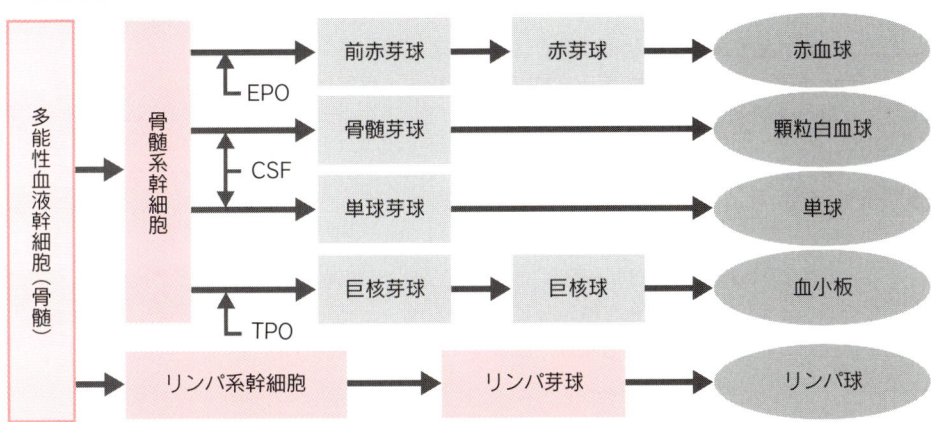

EPO：エリスロポエチン　CSF：コロニー刺激因子　TPO：トロンボポエチン

3 血液成分の分離

● 血液をそのまま放置すると ⑧ （液体成分）と血餅（固形成分）に分離するが，抗凝固剤（ヘパリンやEDTAなど）を加えて遠心分離すると， ⑨ と細胞成分の2層に分離する．また，全血液量に占める細胞成分量の割合を ⑩ という．

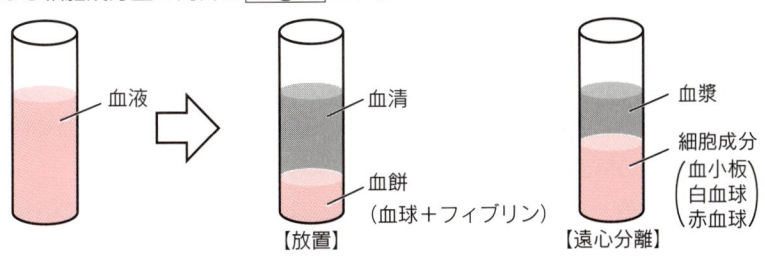

2) 血漿蛋白質

電気泳動で陽極に移動する．

分類と機能

- アルブミン：膠質浸透圧を維持する，栄養素を供給する，緩衝作用や担送機能を持つ
- グロブリン
  - α，β：血液の粘性に賦与する，ホルモンやビタミンを運搬する（担送機能）
  - γ：免疫機能に働く
- フィブリノゲン：血液凝固に作用する

3) 無機塩類

機能

- 膠質浸透圧を維持する，緩衝作用を持つ，CO_2 を運搬する

4) 赤血球

特徴と機能

- 形状は円盤状を呈し，核はない
- ヘム（鉄の色素）とグロビン（蛋白質）からなるヘモグロビンを含む（男性で約 16mg/dℓ，女性で約 14mg/dℓ）
- O_2 や CO_2 を運搬する，緩衝作用を持つ

赤血球の新生

- 赤色骨髄で産生される（胎児の場合は肝臓でも）
- エリスロポエチン，副腎皮質ホルモン，甲状腺ホルモンにより新生が促進される
- 必要因子：ビタミン B_{12}，葉酸，鉄，蛋白質

赤血球の溶血

- 寿命は約 120 日である
- 古くなった赤血球は網状内皮系器官（脾臓や肝臓）で捕捉され，マクロファージにより貪食される
- ヘモグロビンは分解されるとヘム→ビリベルジン→ビリルビンとなり肝臓へ運ばれる
- 血管内で赤血球が溶血される原因：低張液，放射線，細菌毒素，蛇毒など

理解を深めるワンステップ 1　貧血の原因

- 貧血とは赤血球（またはヘモグロビン）が減少した状態をいい、主に以下のような原因で起こる．
  - ●栄養不足：鉄，ビタミン B_{12}，葉酸，蛋白質の摂取不足や吸収障害
  - ●骨髄の障害：再生不良性貧血，白血病など
  - ●その他：大量出血，溶血の亢進，エリスロポエチンの分泌低下

4 血漿蛋白質の分類と膠質浸透圧への作用

- ① が最も易動度が高く（最も陽極側まで移動），次いで ② は α1, α2, β, γ の順で分画する（β と γ の間の分画が ③ を示す）．

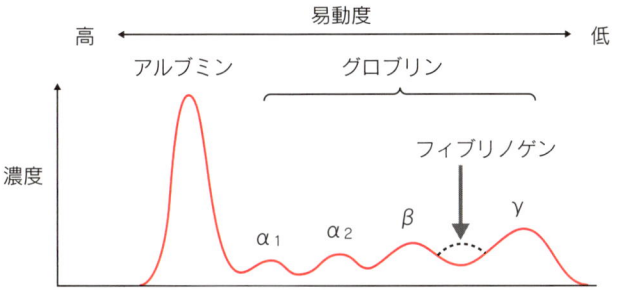

- 血漿蛋白質で最も大きく高濃度に存在する ① が，④ の維持に重要な役割を果たしている．

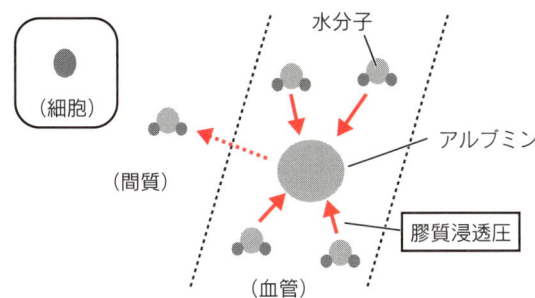

5 赤血球とヘモグロビン

- 赤血球は形状が ⑤ を呈し，⑥ を持たない．内部にある ⑦ 1分子は4個のヘムと4本のグロビンからなり，O_2 や CO_2 と結びついて ⑧ する作用や H^+ を吸収することで体液の ⑨ にも働いている．

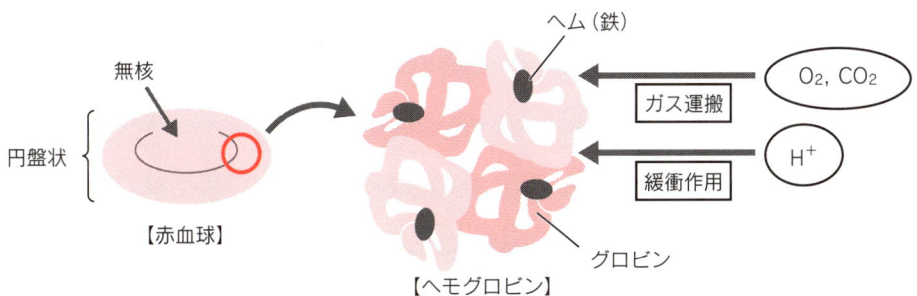

6 低張液内での赤血球の溶血

- ⑩ 内では水分子が浸透により細胞内へと移動するため赤血球は膨張し，最後には破裂し，⑪ する．

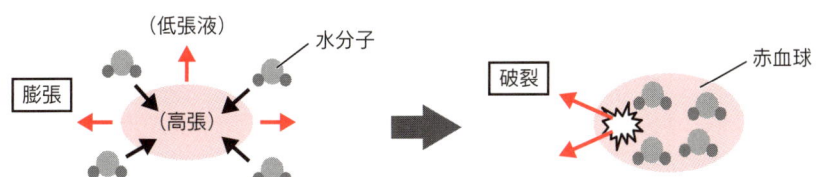

5）白血球と免疫機能

種類と機能
- 顆粒白血球（多形核白血球）：分葉核を持つ
  - 好中球：リソソームを含み貪食作用が盛んである
  - 好酸球：アレルギー反応を抑制する，寄生虫感染で増加する
  - 好塩基球（肥満細胞）：ヘパリンやヒスタミンを分泌する（アレルギー反応の原因）
- 無顆粒白血球
  - 単球/組織球（マクロファージ）：細菌を貪食し，抗原情報を提示する
  - リンパ球：Bリンパ球，Tリンパ球，ナチュラルキラー細胞

免疫機能
- Bリンパ球：液性免疫に関与する
  - ＊形質細胞（P細胞）：抗体/免疫グロブリン/γグロブリンを分泌する

抗体	機能	血中%濃度
IgG	補体結合能が高い	80
IgA	外分泌腺（涙，初乳）に多く含まれる	10～15
IgM	補体結合能が高い	5～10
IgD	Bリンパ球の抗原認識	0.2
IgE	好塩基球（肥満細胞）からのヒスタミン分泌	0.1以下

  ＊補体：抗体と結びつくことで，免疫機能を促進させる血漿蛋白質
- Tリンパ球：細胞性免疫に関与する
  - ヘルパーT（T$_H$）細胞：サイトカインを分泌し，Bリンパ球やマクロファージなどの活性化を促進する
  - 細胞傷害性T（Tc）細胞：標的細胞を破壊する
- ナチュラルキラー（NK）細胞：腫瘍細胞などに変異した細胞を攻撃する

アレルギー（Ⅰ型）
- アレルギーを誘導する抗原（アレルゲン）によりIgE抗体が過敏に反応し，結合した肥満細胞からヒスタミンなどが遊離され，アレルギー反応を引き起こす

理解を深める ワンステップ 2　アレルギーの分類

- Ⅰ型（アナフィラキシー型反応）：IgEと結合した肥満細胞が抗原と反応して生理活性物質（ヒスタミンなど）を分泌（気管支喘息，花粉症，蕁麻疹，アトピー性アレルギーなど）
- Ⅱ型（細胞傷害型反応）：細胞膜などにIgGやIgMが結合→さらにその複合体に補体が結合すると細胞膜に傷害（溶血性貧血，異型輸血，新生児重症黄疸など）
- Ⅲ型（免疫複合体による反応）：免疫複合体（抗原抗体複合物）が組織に沈着→炎症，細胞傷害（糸球体腎炎，自己免疫疾患，血清病など）
- Ⅳ型（遅延型反応）：Tリンパ球による細胞性免疫で起こる反応（ツベルクリン反応）
- Ⅴ型（刺激型反応）：抗体が受容体に結合し，本来結合すべき物質と同様の刺激を起こす反応（バセドウ病）

テキスト & ワーク

7 白血球の種類

- 顆粒球はその染色性の違い（中性色素に染まるのが ① ，赤い色素であるエオジンに染まるのが ② ，メチレンブルーに染まるのが ③ ）から分類されるが，すべて ④ を持っている．⑤ は白血球中で最も大きく，組織中では組織球（または ⑥ ）と呼ばれる．⑦ は核の大きさに比べて細胞質が少なく，① に次いで数が多い．

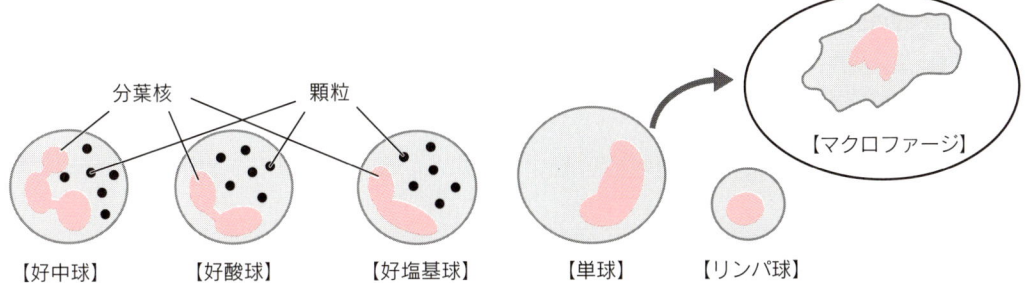

8 液性免疫と細胞性免疫の仕組み

- 細菌やウイルスなどの抗原を貪食した抗原提示細胞（主に ⑥ ）から抗原提示を受けた ⑧ は形質細胞に分化すると ⑨ を分泌する（液性免疫）．また，同じく抗原提示を受けた ⑩ は ⑪ などを活性化し，抗原を攻撃する（細胞性免疫）．

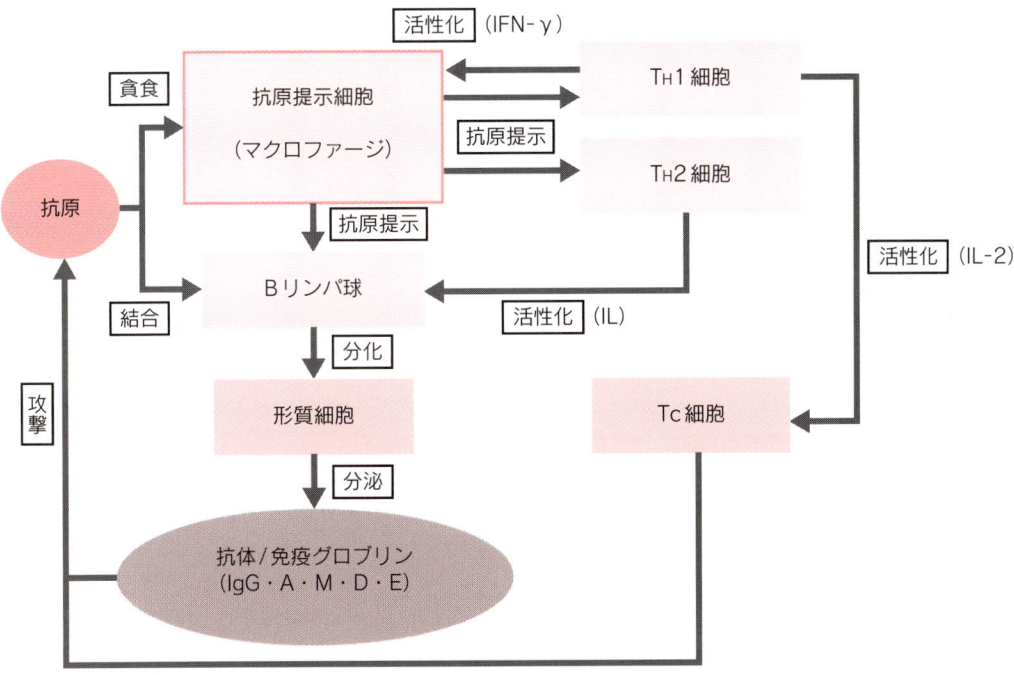

2. 血液凝固

- 血小板により作られた血栓（血小板血栓）に血液凝固因子が作用することで血液凝固が強固なものとなり，その後の血栓除去によって止血が完成する．

1 血小板

特徴
- 無核の円盤状小体である
- トロンボポエチンにより新生が促進される
- 寿命は数日（3〜10日）間である

2 止　血

1）止血の機序

モラビッツの血液凝固機序
- 血小板血栓形成
  - 損傷部位の結合組織（コラーゲン）に血小板が粘着する（第1相）
  - プロトロンビンからトロンビンが形成される（第2相）
- 止血の持続
  - フィブリノゲンからフィブリンが形成される（第3相）
- 血栓の除去（線維素溶解）
  - プラスミノゲンからプラスミンが形成され，フィブリンを分解する

2）止血の異常

種類
- 血液凝固因子の先天性欠損
  - 血友病A：第Ⅷ因子が欠損したもの
  - 血友病B：第Ⅸ因子が欠損したもの
- 血小板の先天性異常
  - ベルナール-スーリエ症候群，フォンビルブラント病，血小板無力症
  - 先天性無フィブリノゲン血症，ストレージプール病，アスピリン様欠損など
- ビタミンKの欠乏：血液凝固因子（プロトロンビンなど）の生成が低下する
- 血栓の多発：播種性血管内血液凝固症候群（DIC）

2. 血液凝固

1 スチュアート因子（第X因子）の活性化とモラビッツの血液凝固機序

- 血液凝固因子は第Ⅰ〜ⅩⅢ因子まで12種類存在する（第Ⅵ因子は欠番）．出血時に血液の異物との接触（内因性機序）や組織の崩壊（外因性機序）が起こると，種々の凝固因子の作用により ① が活性化される．活性化された ① は ② の下で ③ を活性化し ④ を形成する． ④ は ⑤ に作用して ⑥ を形成し，血液凝固は完成する．その後，損傷した血管が修復されると ⑥ は ⑦ により分解される．これを ⑧ 現象という．

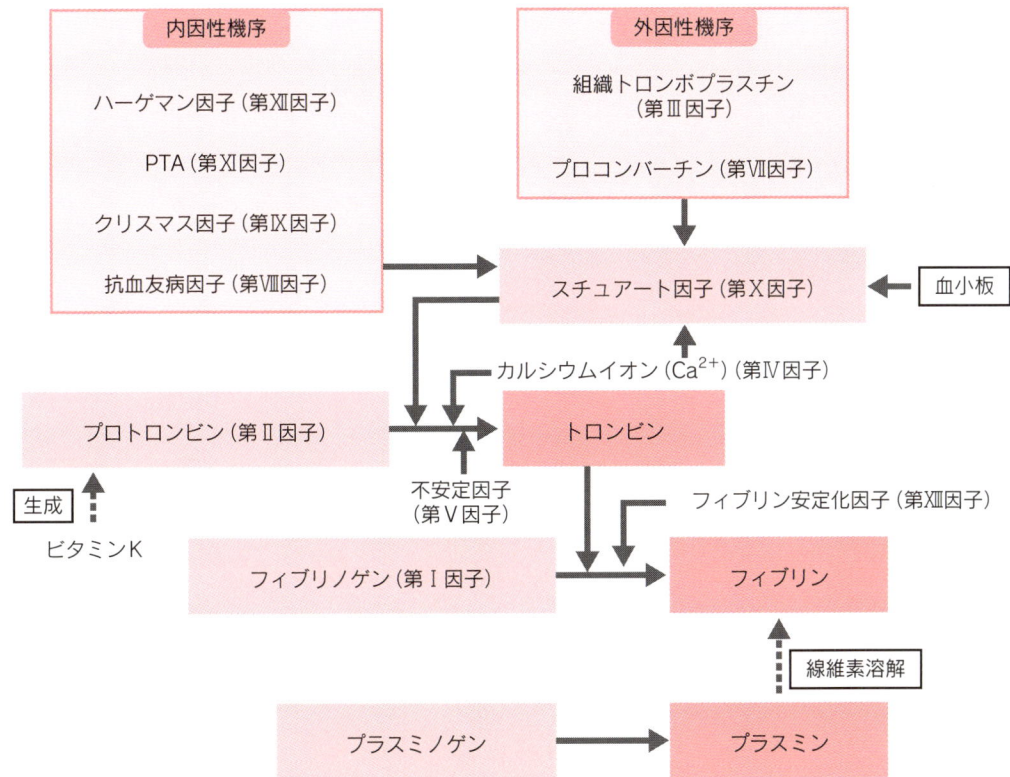

2 止血の異常

- **血友病**： ⑨ （第Ⅷ因子）あるいは ⑩ （第Ⅸ因子）の先天的欠乏が原因となり出血傾向をきたす．遺伝形式がともに伴性劣性遺伝であるためほとんどが男性に発症する．また，血小板数とプロトロンビン時間（PT）が正常であることからいったん止血するが，その後の再出血が特徴的となる．
- **⑪ の欠乏**：閉塞性黄疸では胆汁の腸内への排泄量が減少すると，脂溶性である ⑪ の吸収障害が起きて血液凝固因子の生成が妨げられる．
- **播種性血管内血液凝固症候群（DIC）**：全身血管内における著しい凝固活性化（敗血症や悪性腫瘍などが原因）により微小血栓が多発し，凝固因子や血小板が枯渇することや線溶系が過剰に反応することが原因となって出血症状を引き起こす．

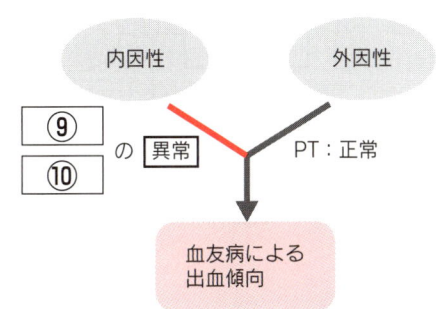

3. 血液型と輸血

- 赤血球の細胞膜にある蛋白質（凝集源）のタイプにより血液型を分類しており，通常は同じ型どうしの間でのみ輸血が行われる．

1 血液型

1) ABO式血液型

- 凝集原（抗原）：赤血球の細胞膜にあり，血液型の分類に使われる
- 凝集素（抗体）：血清中に含まれ，赤血球を凝集破壊する物質である

分類

表現型	遺伝子型	凝集原（抗原）	凝集素（抗体）	比率
A型	AA・AO	A	β（抗B）	4
B型	BB・BO	B	α（抗A）	2
AB型	AB	A, B	なし	1
O型	OO	なし	α, β	3

2) その他の血液型

種類

- Rh式血液型：日本人の約99.5％は陽性である
- MN式血液型：遺伝的検査（親子関係など）で利用される

2 輸 血

交叉適合試験

- 主（オモテ）試験：受血者の血清と供血者の血球の凝集反応をみる
- 副（ウラ）試験：受血者の血球と供血者の血清の凝集反応をみる

理解を深めるワンステップ 3　ABO式血液型の遺伝

- 次の家系のABO式血液型を完成させてみよう！（□：男性，○：女性）

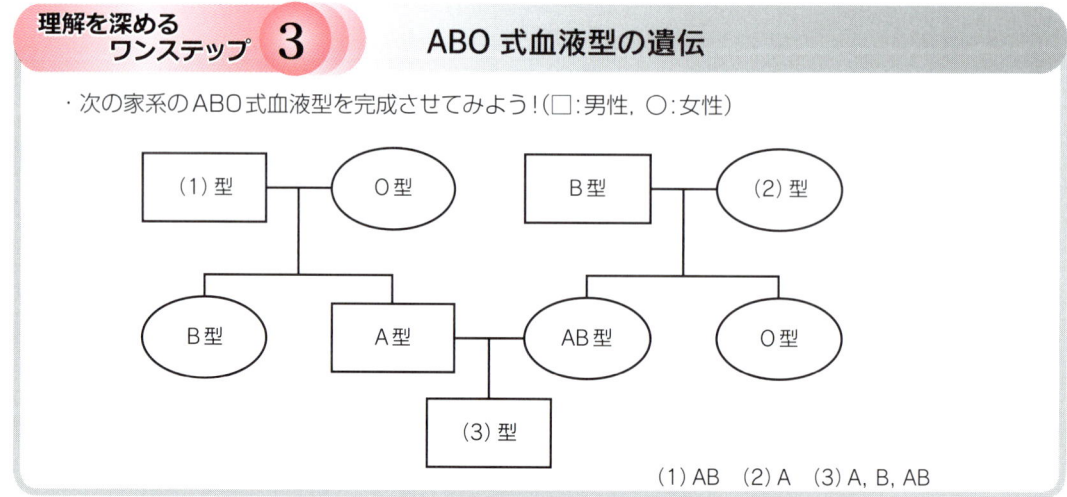

(1) AB　(2) A　(3) A, B, AB

3. 血液型と輸血

1 新生児溶血性疾患（胎児性赤芽球症）

- 第1子の出産時に母体内に産生された ① によって，第2子の赤血球が破壊され流産や死産の危険性が高くなる．

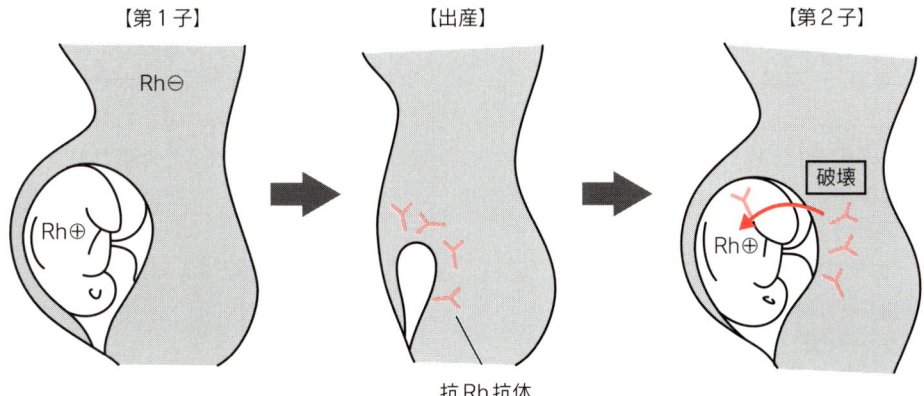

2 交叉適合試験と血液凝集反応

- 主試験では，供血者がO型の場合は ② を持たないため，受血者の血清に含まれる凝集素（A型なら ③ ，B型なら ④ ）と凝集反応は起こらない．一方，副試験では供血者の血清に含まれる凝集素（ ③ と ④ ）が受血者の血球（A型なら ⑤ ，B型なら ⑥ を持つ）を破壊してしまうが，実際の輸血ではあまり重症とならないため，かつては主試験で凝集反応が起こらないO型は万能供血者ともいわれた（現在ではどちらか一方でも反応がある場合，通常では輸血は行わない）．

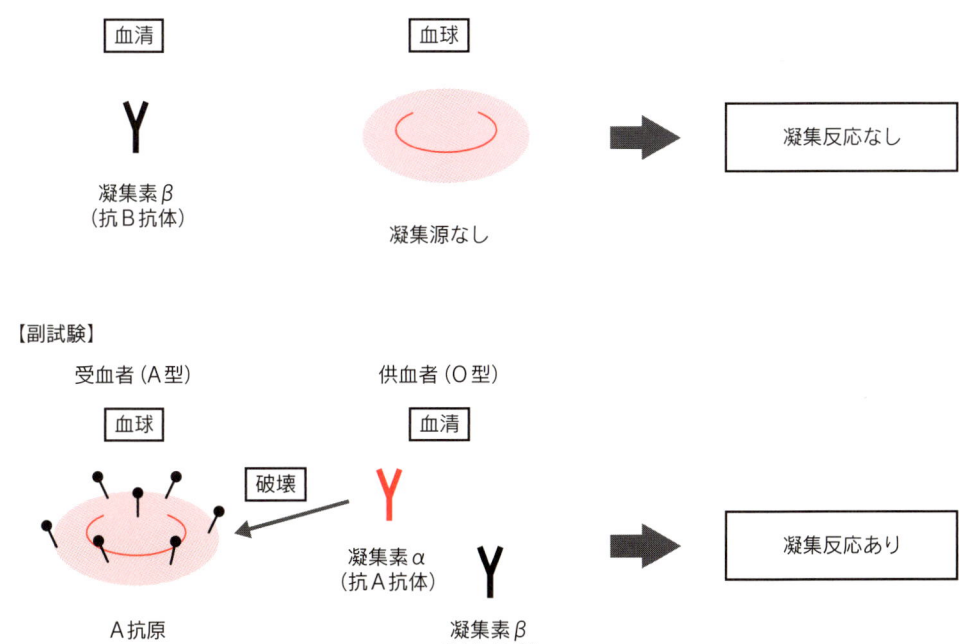

演習問題

1) 血液の役割でないのはどれか．
   1. 止　血
   2. 免　疫
   3. 神経伝達
   4. 呼吸ガス運搬

2) 成人の血液について異常値を示すのはどれか．
   1. ヘマトクリット値 － 40〜45%
   2. 血漿蛋白質 － 7.5g/dℓ
   3. 空腹時血糖値 － 70〜100mg/dℓ
   4. 白血球数 － 1500個/mm^3

3) アルブミンの作用で誤っているのはどれか．
   1. 膠質浸透圧の維持
   2. 栄養素の供給
   3. 免疫機能
   4. 担送機能

4) 赤血球について誤っているのはどれか．
   1. 無核で円盤状をしている．
   2. ヘモグロビンは緩衝作用を持つ．
   3. エリスロポエチンにより産生が促進される．
   4. 高張液内では溶血する．

5) 補体との結合能が高い抗体はどれか．2つ選べ．
   1. IgG
   2. IgA
   3. IgM
   4. IgD

6) 免疫機能について誤っているのはどれか．
   1. 抗原提示細胞としてマクロファージがある．
   2. Bリンパ球は細胞性免疫に関与する．
   3. ヘルパーT細胞は各種のサイトカインを分泌する．
   4. ナチュラルキラー細胞は腫瘍細胞を攻撃する．

7) 血液凝固因子でないのはどれか．
   1. ビタミンK
   2. カルシウムイオン
   3. プロトロンビン
   4. ハーゲマン因子

8) 線維素溶解に作用するのはどれか．
   1. プラスミン
   2. フィブリン
   3. トロンビン
   4. ヘパリン

9) β凝集素（抗B抗体）があるのはどの血液型か．2つ選べ．
   1. A型
   2. B型
   3. AB型
   4. O型

10) 誤っている組合せはどれか．
   1. 胎児性赤芽球症 － 抗Rh抗体
   2. 血友病A － 第Ⅸ因子
   3. アレルギー － IgE抗体
   4. 貧　血 － 鉄

第3章　循環の生理学

学習のポイントとキーワード

1. 心　臓（★★★）

- 心筋の種類とその性質を理解する．
- 心筋固有の自動性，興奮性，収縮性を理解する．
- 心電図の測定法とその成分および判読法を理解する．
- 各心周期の過程とその特徴を理解する．

> **キーワード▶** 特殊心筋（興奮伝導系），洞房結節，房室結節，ヒス束，右脚・左脚，プルキンエ線維，横紋構造，単核細胞，ギャップ結合，交感神経，迷走神経，歩調とり電位，プラトー，標準肢誘導，P波，QRS幅，T波，PR間隔，房室間興奮伝導時間，心拍数，平均電気軸，房室ブロック，期外収縮，心筋虚血，等容性収縮期，駆出期，等容性弛緩期，充満期，第Ⅰ・Ⅱ心音，動脈弁，房室弁，心室内圧，心房内圧，頻脈，徐脈

2. 血管・血圧（★★）

- 血管の種類とそれぞれの機能を理解する．
- 血圧の表し方と高血圧の基準を理解する．

> **キーワード▶** 弾性血管，抵抗血管，交換血管，容量血管，補助ポンプ，収縮期血圧，拡張期血圧，脈圧，平均血圧，コロトコフ音

3. 循環の調節（★）

- 骨格筋循環量を増大させる要因について理解する．

> **キーワード▶** 代謝産物，局所温，pH，交感神経，アドレナリン，静脈還流量

1. 心　臓

1 心臓の構造

- 心臓の内部には4つの腔と各腔の出口には血液の逆流を防ぐ弁がある．また，筋肉には興奮の発生や伝導に関わる特殊心筋と収縮に働く固有心筋の2種類があり，ともに自律神経の調節を受けている．

構造的特徴

各房室と弁
- 右心房→右房室弁（三尖弁）→右心室→肺動脈弁（半月弁）→肺動脈
- 左心房→左房室弁（僧帽弁）→左心室→大動脈弁（半月弁）→大動脈

心臓壁
- 心内膜
- 心筋層：心房では2層，心室は3層からなる（内層筋（乳頭筋），外層筋，中層筋）
- 心外膜：心膜の臓側板に相当する（心膜の壁側板＋線維性心膜＝心嚢）

特殊心筋（興奮伝導系）
- 洞房系
    - 洞房結節（キース-フラック結節）：右心房の上大静脈開口部付近にある
- 房室系
    - 房室結節（田原結節）：右心房の冠状静脈洞開口部付近にある
    - ヒス束（房室束）：心房と心室を連絡する
    - 右脚・左脚：心室中隔を通る
    - プルキンエ線維：左右の心室壁に分布する

固有心筋
- 単核細胞で横紋構造を持つ
- 機能的合胞体：細胞間の電気的興奮の伝わる構造（ギャップ結合）により心臓全体があたかも1つの細胞のように機能すること

神経支配
- 中枢：延髄にある（心臓血管中枢）
- 交感神経（心臓促進神経）：心房や心室筋に分布し，心機能を亢進する
- 副交感神経（迷走神経）：主に洞房結節や房室結節に分布し，心機能を抑制する

1. 心 臓

1 特殊心筋と興奮の伝導

- ① で発生した活動電位はギャップ結合により両心房全体に伝わる（心房内興奮伝導経路）が，② では活動電位の伝導が大変遅くなるため，心房から心室への血液の流入時間が与えられることになる．また，心房と心室の間は絶縁性の線維輪で隔てられているため，心房から心室への興奮は ③ によってのみ伝えられる．その後，④ 内の ⑤ ，⑥ を通り，⑦ を経て心室筋全体に興奮が伝わる．

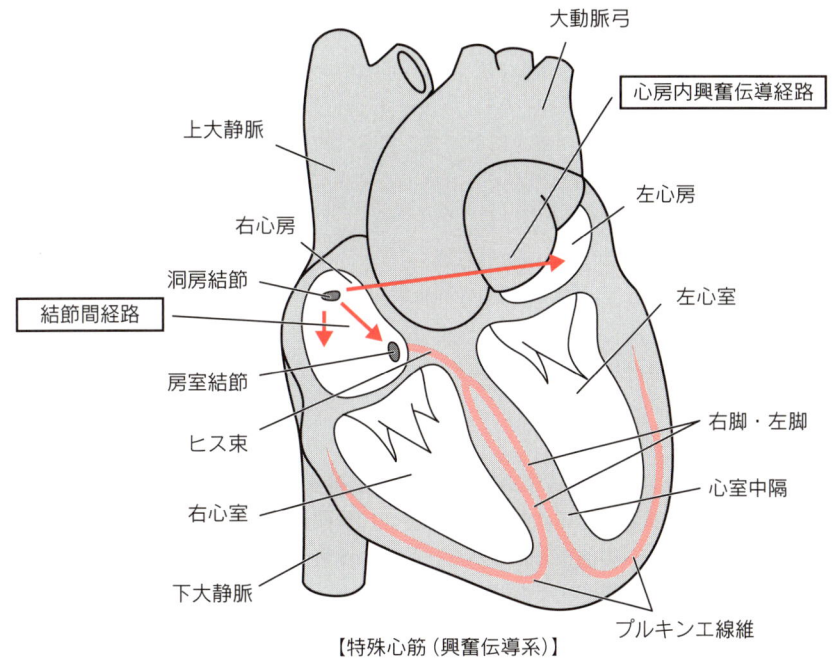

【特殊心筋（興奮伝導系）】

2 ギャップ結合の仕組み

- 心筋は ⑧ 構造を持った ⑨ 細胞である．各心筋細胞には，コネクソンというイオンの通路があり，ここの抵抗比は細胞膜の5,000分の1と非常に低い．そのため，活動電位を発生させるイオン透過性の変化が隣接する細胞にも次々と伝わっていく．このような ⑩ の仕組みにより心臓は機能的合胞体として働くことができる．

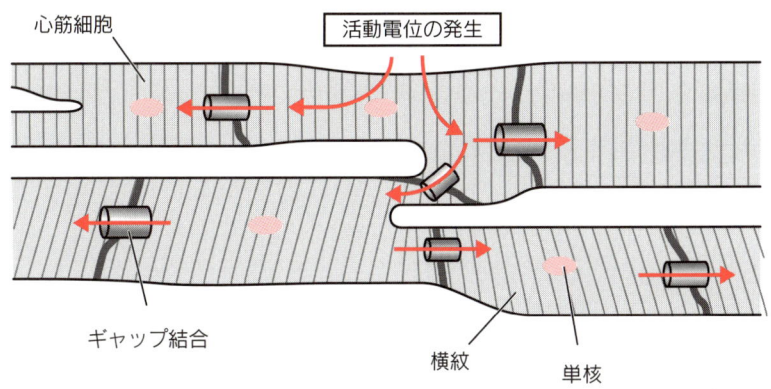

2 心筋の性質

● 心筋は自動性を持ち，その興奮性と収縮性においても骨格筋や平滑筋とは異なった特有の性質を有している．

心筋固有の特徴

自動性
- 洞調律：通常は洞房結節が歩調とり（ペースメーカー）の役割を担う

興奮性
- 静止膜電位：細胞外に対する細胞内の電位のこと（－50～－90mV）
- 活動電位
  - 脱分極：Na^+の細胞内への流入により発生する（約2msec）
  - プラトー：Ca^{2+}の細胞内へのゆっくりとした流入により発生する
  - 再分極：K^+の細胞外への流出により発生する
  ＊プラトー＋再分極＝約200msec以上続く
- 歩調とり電位（前電位）：活動電位間の静止膜電位が安定せず，ゆっくりとした脱分極が進行すること
  ＊洞房結節や房室結節で特に著しい

収縮性
- 興奮-収縮連関：心筋の活動電位の持続時間は骨格筋よりも長く，その間は収縮が増大する
- 全か無かの法則：閾値以上の刺激でその大きさに無関係に心筋はいつも同じ強さで興奮する
- 長い不応期：プラトーの間は新たな刺激に対して興奮しない（不応期）ため，心筋では強縮（刺激の繰り返しによる収縮の加重）が起こらない
- スターリングの心臓の法則：静脈還流量が増加し，心筋の伸展率が高くなると，大きな収縮力が発生する

理解を深める ワンステップ 1　その他の活動電位の特徴

・活動電位を発生させるのは，神経細胞と筋細胞（骨格筋，心筋，平滑筋）のみである．心筋以外の細胞の活動電位には脱分極相と再分極相の間に膜電位が平坦（プラトー）となる時期はない．

【神経細胞】　【骨格筋細胞】　【平滑筋細胞】

3 心筋の活動電位

- ① ： ② の急激な流入，膜電位がプラスへ
- ③ ： ④ のゆっくりとした流入，膜電位の変化が消失
- ⑤ ： ⑥ の流出，膜電位が再びマイナスへ

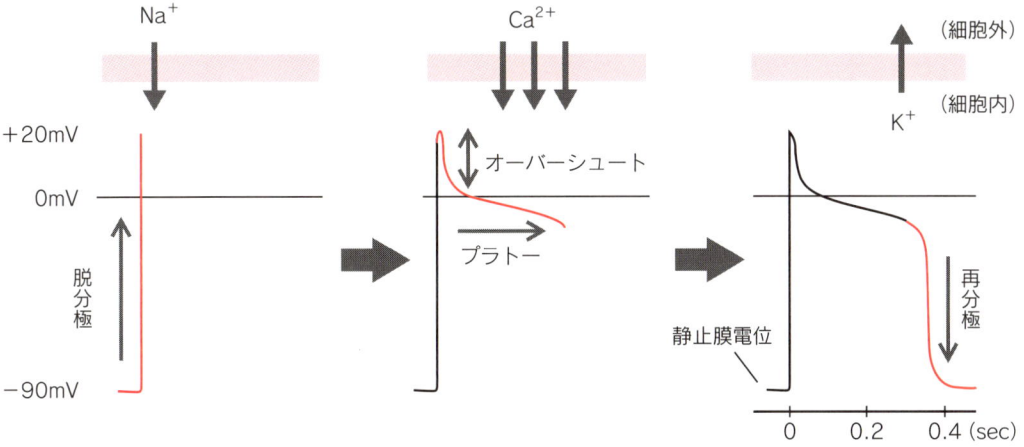

4 歩調とり電位

- ⑦ （ ⑧ や ⑨ ）では，活動電位と活動電位の間でのイオン透過性の変化（Ca^{2+}の流入など）が緩徐な脱分極を発生させている．

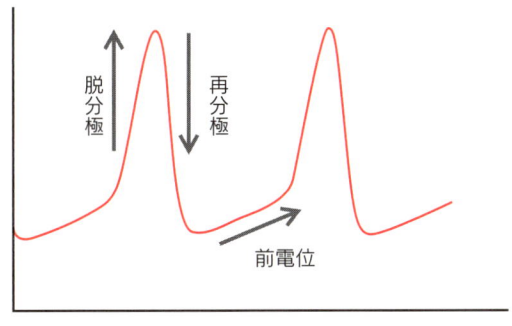

【歩調とり電位】

5 スターリングの心臓の法則

- ⑩ が増加し拡張期の伸展度が大きくなると，心室筋の収縮力が増大して ⑪ が増加する．

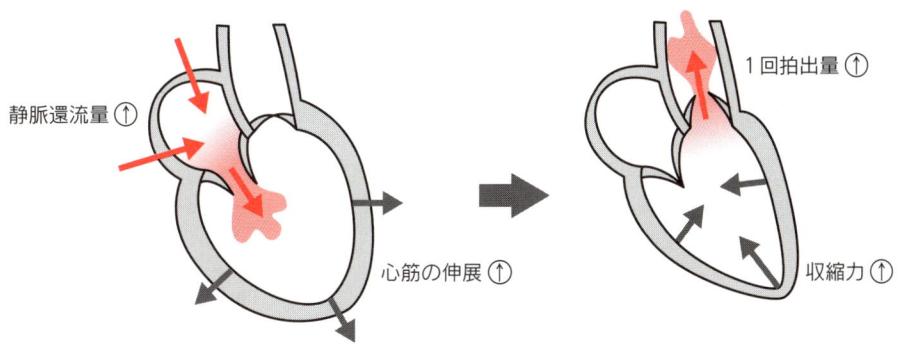

3 心電図

- 心臓の電気的活動を体表より記録し，成分を判読することで異常を知ることができる．

心電図の特徴
誘導法
- 標準肢誘導（双極誘導）：2つの導子間の電位差を測る誘導法
  - 第Ⅰ誘導：左手-右手（L-R）
  - 第Ⅱ誘導：左足-右手（F-R）
  - 第Ⅲ誘導：左足-左手（F-L）
  - ＊アイントーベンの法則：Ⅰ－Ⅱ＋Ⅲ＝（L-R）－（F-R）＋（F-L）＝0
- 増高単極肢誘導：3肢の電位を比較的純粋に誘導する方法
- 単極胸部誘導：主に電極の真下の電位を記録する誘導法

曲線の成分と意味

	持続時間（sec）	意味
P	0.06～0.10	心房の興奮（脱分極）
QRS	0.08～0.10	心室全体への興奮の拡がり
T	0.2～0.6	心室の興奮の回復（再分極）
PQ（PR）	0.12～0.20	房室間興奮伝導時間
ST	0.1～0.15	心室全体の興奮時間
QT	0.3～0.45	電気的心室興奮時間

判読
- 心拍数＝60÷RR間隔（50～100回/min）
- 平均電気軸（E）：第Ⅰ誘導と平行な軸より上方を－，下方を＋で表す（－30°～＋100°が正常値）

心電図の異常
- PQ（PR）間隔
  - 延長：房室ブロック，短縮：WPW（Wolf-Parkinson-White）症候群
- QRS波
  - 延長：脚ブロック，心室内伝導障害，心室性期外収縮，心室頻拍
  - R波の増高：心室肥大
- ST-T波：STの上昇や下降，陰性T波：心筋虚血，心肥大，脚ブロック

理解を深めるワンステップ 2　平均電気軸とその異常

- 左軸偏位：電気軸が－30°よりもさらに小さく偏位した状態で，左室肥大や左脚ブロックなどでみられる．
- 右軸偏位：電気軸が100°よりもさらに大きく偏位した状態で，右室肥大や右脚ブロックなどでみられる．

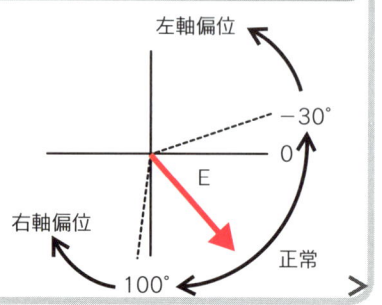

6 アイントーベンの正三角形と平均電気軸

- ① では，左手-右手間の電位差を第 ② 誘導（E_I），左足-右手間を第 ③ 誘導（E_{II}），左足-左手間を第 ④ 誘導（E_{III}）とし，⑤ （E）は E_I＋E_{II}＋E_{III} で表される．

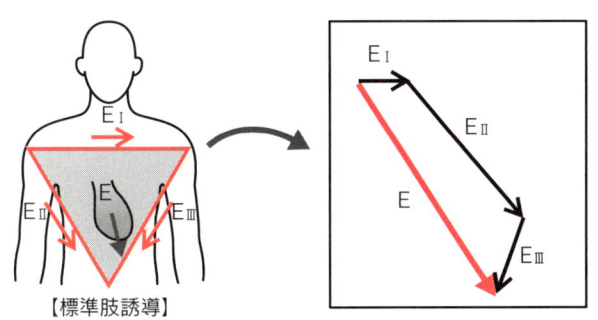

【標準肢誘導】

7 正常心電図の棘波の意味

- 心電図の棘波のうち ⑥ 波は心房の興奮，⑦ 波は心室の興奮開始，⑧ 波は心室の興奮の回復を示しているが，心房の興奮の回復を示す棘波は ⑦ 波と重なっているため表面上は出現していない．さらに，⑨ 間隔は心房から心室へと興奮が伝わる時間（⑩）を，⑪ 間隔は心室全体の興奮時間（特に心室の電気的な興奮は Q から始まっていることから，⑫ 間隔を電気的心室興奮時間と呼ぶ）を表している．

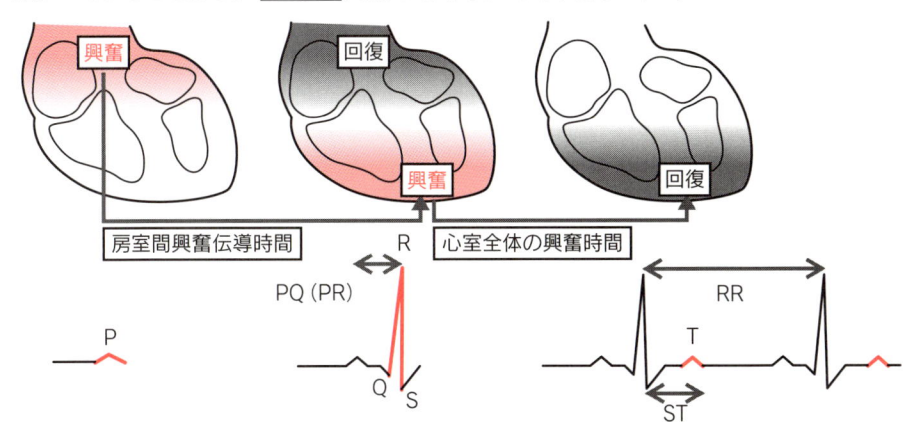

8 心電図の異常

- ⑬ ：心房から心室への興奮伝導が遅延（1度）または途絶（2・3度）するもので，PR間隔の延長や QRS 波の脱落がみられることもある． 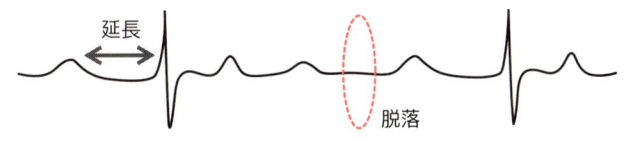
- ⑭ ：心房と心室を結ぶ副伝導路により心室の早期興奮が生じるため，PR 間隔の短縮と QRS 幅の延長がみられる．
- ⑮ ：異所性の刺激により心室での興奮が早期に起こるため，QRS 幅が延長する．

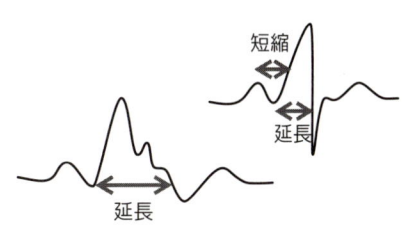

4 心臓のポンプ機能

●心拍動の周期を心周期といい，心室の収縮と弛緩に従って区分されている．各周期における心房ならびに心室内圧の変化に伴って4つの弁が開閉される．

1) 心周期

心内圧と容積の変化

- **等容性収縮期**（緊張期）
  - 心室が収縮する（心室内圧の上昇）
  - 心房内圧＜心室内圧となり**房室弁**が閉鎖する〈第Ⅰ心音〉
  - 心室内圧＜動脈圧のため**動脈弁**は閉鎖したままである
- **駆出期**
  - 心室内圧＞動脈圧となり**動脈弁**が開口する（血液の駆出）
  - 駆出の終了により動脈弁が閉鎖する〈第Ⅱ心音〉
- **等容性弛緩期**
  - 心室が弛緩する（心室内圧の下降）
  - 心房内圧＜心室内圧のため**房室弁**は閉鎖したままである
- **充満期**
  - 心房内圧＞心室内圧となり**房室弁**が開口する
  - 心房から心室へ3/4の血液が流入する〈第Ⅲ心音〉
- 心房収縮期
  - 心房が収縮する（心房内圧の上昇）
  - 心房から心室へ残り1/4の血液が流入する〈第Ⅳ心音〉

2) 心 音

心音の種類

- **第Ⅰ心音**：**房室弁**が閉じる音で，収縮期の開始時に発現する
- **第Ⅱ心音**：**動脈弁**が閉じる音で，収縮期の終了時に発現する
- 第Ⅲ心音，第Ⅳ心音：拡張期ならびに心房収縮期に心室に血液が流入する際の振動で発現する
  ＊第Ⅲ心音と第Ⅳ心音は過剰心音といい，正常では聴取できない

3) 心拍数と心拍出量

心拍数

- 健常成人の安静時心拍数：65〜80回/min
- 100回/min以上を**頻脈**，60回/min以下を**徐脈**という
- 不整脈：心拍のリズムが乱れているもの（頻脈性と徐脈性）と，心拍異常を伴わないものがある

心拍出量

- 健常成人の安静時1回拍出量：70〜80mℓ
- 毎分心拍出量＝1回拍出量×心拍数：健常成人で約5ℓ（70mℓ×70回/min）

9 内圧と弁の開閉の関係

心周期	房室弁	動脈弁	内圧
①	閉	↓	⑥ < ⑦
②		⑤	⑥ > ⑦
③	↓	閉	⑧ < ⑥
④	⑤	↓	⑧ > ⑥

● 房室弁は ④ に ⑧ が ⑥ よりも高くなると開き，心房内の血液が心室へと流入する．また，動脈弁は ② に ⑥ が ⑦ よりも高くなると開き，心室内の血液が動脈へと駆出される．つまり， ① と ③ は4つの弁すべてが閉じているため，心臓内の血液の移動が起こらない時期でもある．

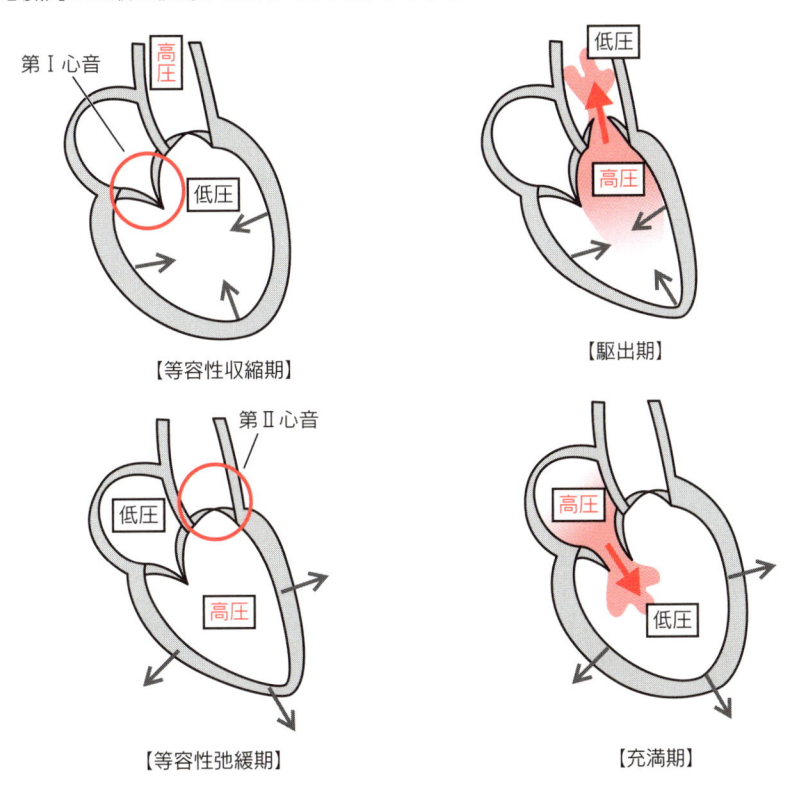

【等容性収縮期】　第Ⅰ心音　高圧　低圧

【駆出期】　低圧　高圧

【等容性弛緩期】　第Ⅱ心音　低圧　高圧

【充満期】　高圧　低圧

10 心拍数と不整脈

種類		疾患
⑨ 不整脈	洞刺激生成異常	洞頻脈
	異所性興奮生成	期外収縮，心房細・粗動，心室細・粗動
⑩ 不整脈	洞刺激生成異常	洞徐脈，洞不全症候群
	興奮伝導異常	洞房ブロック，房室ブロック
心拍異常を伴わない不整脈		脚ブロック，WPW症候群

● 心拍数に異常が現れない不整脈もあるため，不整脈の診断には心電図検査が必要である．

2. 血管・血圧

1 血管とリンパ管

- 体液は末梢へと送り出される場合は動脈を，心臓へ戻される場合は静脈やリンパ管を通って体内を循環している．

1）血　管
分類と機能
- 弾性血管系：大動脈と太い動脈
  - 弾性線維に富み，心臓の補助ポンプとして働く（心臓の拡張期に血液を末梢に送る）
  - 脈波（周期的な圧変化）を脈拍として触知できる
- 抵抗血管系：細動脈
  - 平滑筋が発達している
  - 血液流入量や血圧の調節を行う
- 交換血管系：毛細血管
  - 内皮細胞のみで，総断面積が最大である
  - 物質やガス交換，血漿のろ過と組織液の吸収に働く
- 容量血管系：静脈
  - 壁が薄く，弁がある
  - 全血液量の約75％を貯蔵する
- 動静脈吻合：毛細血管を介さない動脈と静脈の吻合のことで，皮膚表面では，体温上昇時に開通し，体熱の放散に働く

2）リンパ管
機能
- 過剰な間質液（組織液）を吸収する
- 体外から侵入した異物を除去する（リンパ節におけるリンパ球の働き）
- 過剰な蛋白質を取り込むことで，間質液の膠質浸透圧を調節する
- 小腸で吸収された脂肪（カイロミクロン）を運搬する

リンパ輸送の促進
- 平滑筋の運動による自発性の収縮
- 弁による逆流防止
- 動脈拍動，呼吸運動，消化管運動に伴うポンプ作用

2. 血管・血圧

1 血管の分類

- 中膜は輪走する平滑筋と弾性線維からなるが，□①□（大動脈）では弾性線維に富み，□②□（細動脈）では平滑筋の発達が顕著である．一方，□③□（静脈）では中膜が薄く，□④□（毛細血管）では内膜のみで構成される特徴を持つ．

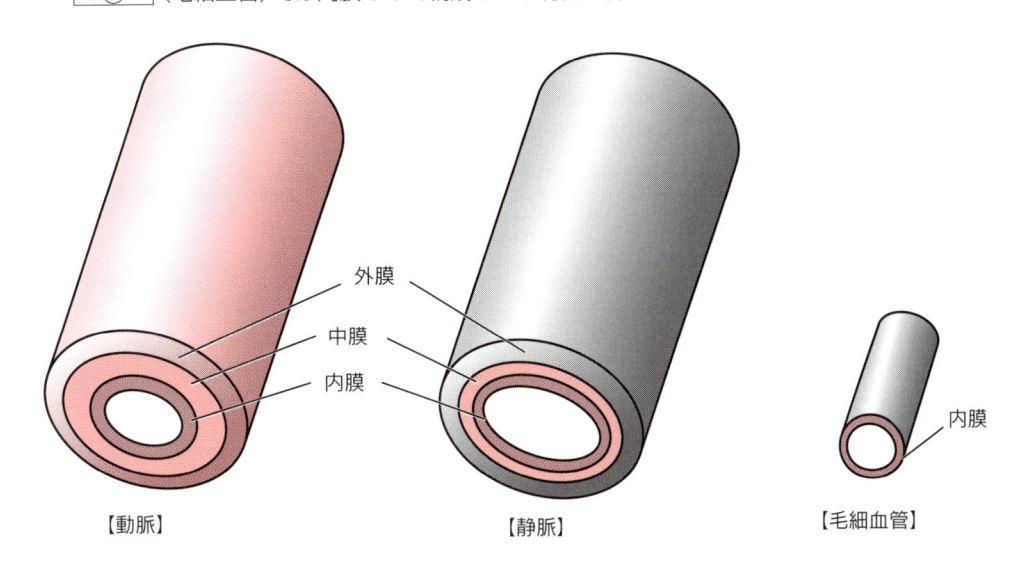

【動脈】　外膜／中膜／内膜
【静脈】
【毛細血管】　内膜

2 リンパ管の働き

- 細胞と毛細血管の間では血液から□⑤□を介して物質の交換が行われるが，毛細血管に吸収しきれなかった□⑤□はリンパ管へと入りリンパとなる．同じく，間質中の過剰な□⑥□は□⑤□の膠質浸透圧を上昇させ浮腫の原因となるため，リンパ管へと吸収することで浸透圧を調節する．また，体外からの□⑦□をリンパ節内の□⑧□により除去する作用や，小腸で吸収された□⑨□の通り道としての役割も担っている．

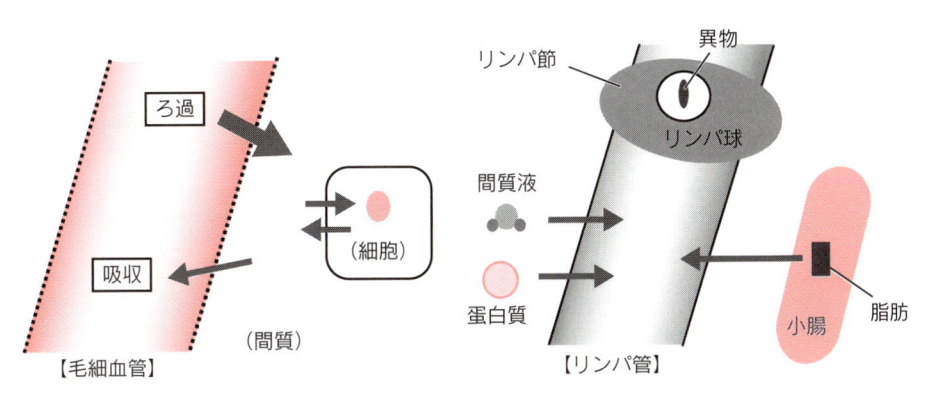

【毛細血管】ろ過／吸収／（細胞）／（間質）
【リンパ管】リンパ節／異物／リンパ球／間質液／蛋白質／小腸／脂肪

2 血圧

- 血圧には心臓の収縮時に生じる収縮期血圧と拡張時に生じる拡張期血圧があり，どちらかでも高血圧領域に達していれば高血圧と診断される．また，触診法では収縮期血圧のみを，聴診法では両方を測定することができる．

血圧の特徴

表し方
- 収縮期血圧（最大血圧）：心臓の収縮時に発生する血圧
- 拡張期血圧（最小血圧）：心臓の拡張時に発生する血圧
- 脈圧：収縮期血圧と拡張期血圧の差を示す
  - ＊平均血圧＝拡張期血圧＋脈圧×1/3

分類

	収縮期血圧（mmHg）	拡張期血圧（mmHg）
至適血圧	〜120	〜80
正常血圧	〜130	〜85
正常高値血圧	130〜139	85〜89
軽症高血圧	140〜159	90〜99
中等度高血圧	160〜179	100〜109
重症高血圧	180〜	110〜

測定法（間接法）
- 触診法
  - 上腕にマンシェットを巻き，橈骨動脈の拍動を触知する
  - 収縮期血圧のみ測定できる
  - 聴診法よりも約10mmHg低い
- 聴診法
  - 上腕にマンシェットを巻き，上腕動脈の拍動を聴診する
  - コロトコフ音：スワン第1点が収縮期血圧，スワン第4・5点が拡張期血圧を示す

理解を深めるワンステップ 3　高血圧の原因と疾患

- 本態性高血圧：原因疾患（基礎疾患）が明らかでないもので，高血圧患者の約90%を占めるといわれる．塩分の過剰摂取，肥満，ストレス，アルコールの過飲などが原因となる．
- 二次性高血圧（続発性高血圧）：原因疾患が明らかなもの
  - 腎性：腎炎，糖尿病性腎症（糸球体でのろ過障害→尿量低下）など
  - 内分泌性：褐色細胞腫（カテコールアミンによる血管収縮作用）
    クッシング症候群，原発性アルドステロン症（アルドステロンによる高Na血症）など
  - 心臓血管性：大動脈弁閉鎖不全症（拡張期に血圧が十分に低下しない）など

3 全身の血圧の変化

- 血圧は大動脈で最も高く，細動脈→毛細血管→静脈と進むにつれて低下する．また，① は ② に ③（④ と ② の差）の1/3を加えた値に近くなる．

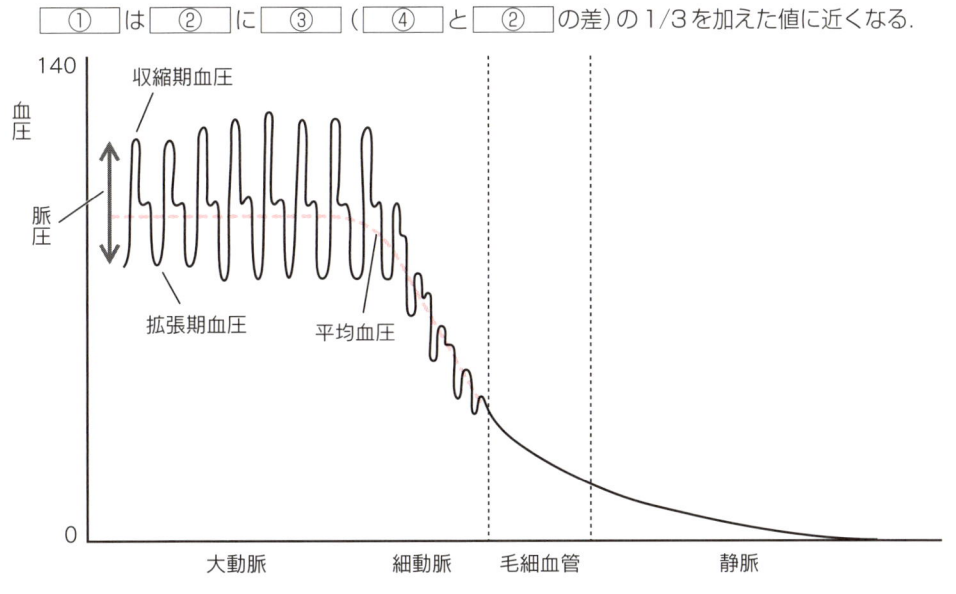

4 聴診法による血圧の測定とコロトコフ音

- マンシェットに空気を入れて上腕部を圧迫すると ⑤ の血流が阻止されて音が聞こえなくなるが，そこから圧を徐々に下げていくことで血液が流れ始めて音が聞こえ出す点（第1点）と音が消失する点（第5点）での血圧値を読み取る．

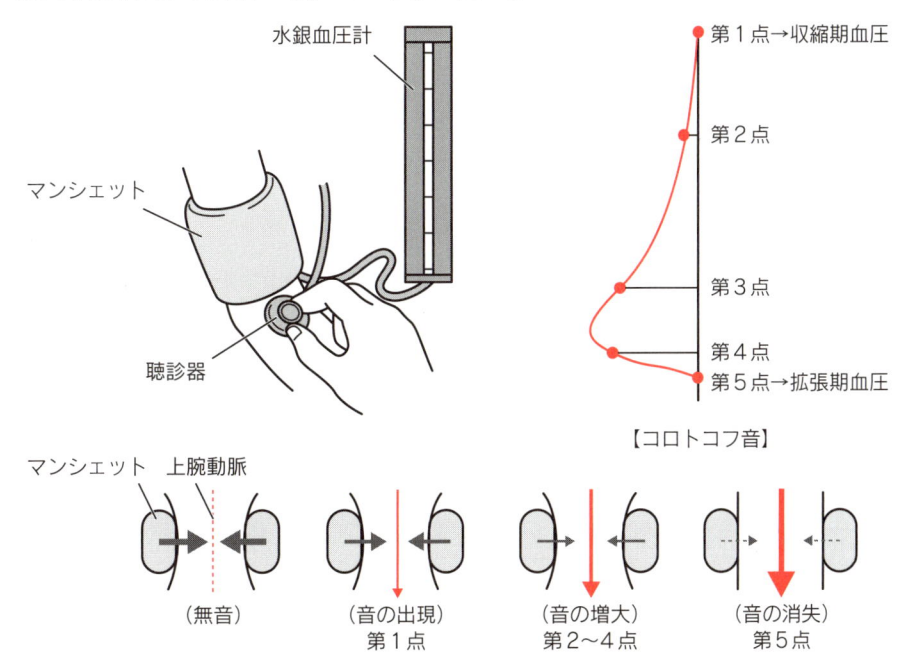

3. 循環の調節

● 心臓や血管に対する自律神経やホルモンの作用により血圧や血流量が調節されている．

1 神経性調節

受容器
- 高圧受容器（頚動脈洞，大動脈弓）：伸展受容器で血圧の上昇を感受する
- 低圧受容器または容量受容器（心房壁，肺）：伸展受容器で血液量の増加を感受する
- 化学受容器（頚動脈体，大動脈体）：O_2分圧の低下やCO_2分圧の上昇を感受する

循環中枢：延髄
- 孤束核：受容器からのインパルスを受け取る
- 心臓抑制中枢（迷走神経背側核，疑核）：迷走神経を介して心臓の活動を抑制する
- 血管運動中枢
  - 降圧中枢：脊髄の交感神経核へ抑制性インパルスを送る
  - 昇圧中枢：脊髄の交感神経核へ促進性インパルスを送る

遠心性自律神経
- 交感神経
  - アドレナリン作動性：心臓の活動を促進し，全身の多くの血管を収縮する（血管収縮性）
  - コリン作動性：特定部位の血管を拡張する（血管拡張性）
- 副交感神経（迷走神経）：心臓の活動を抑制する

2 体液性調節

内分泌の種類
- カテコールアミン
  - ノルアドレナリン：血管を収縮する
  - アドレナリン：心機能を亢進する
- レニン-アンジオテンシン系（RA系）
  - アンジオテンシン：血管を収縮する，交感神経を亢進する，アルドステロン分泌を刺激する
  - アルドステロン：腎尿細管でのNa^+の再吸収を促進する
- バゾプレッシン：腎集合管での水の再吸収を促進する，血管を収縮する
- 心房性Na利尿ペプチド（ANP）：腎でのNa^+の利尿を促進する，血管を拡張する

3. 循環の調節

1 心臓・血管（血圧，血流量）の調節

- 心機能亢進と血管収縮作用（血圧上昇，血流量増大） ─────▶
- 心機能抑制と血管拡張作用（血圧低下，血流量減少） ----▶

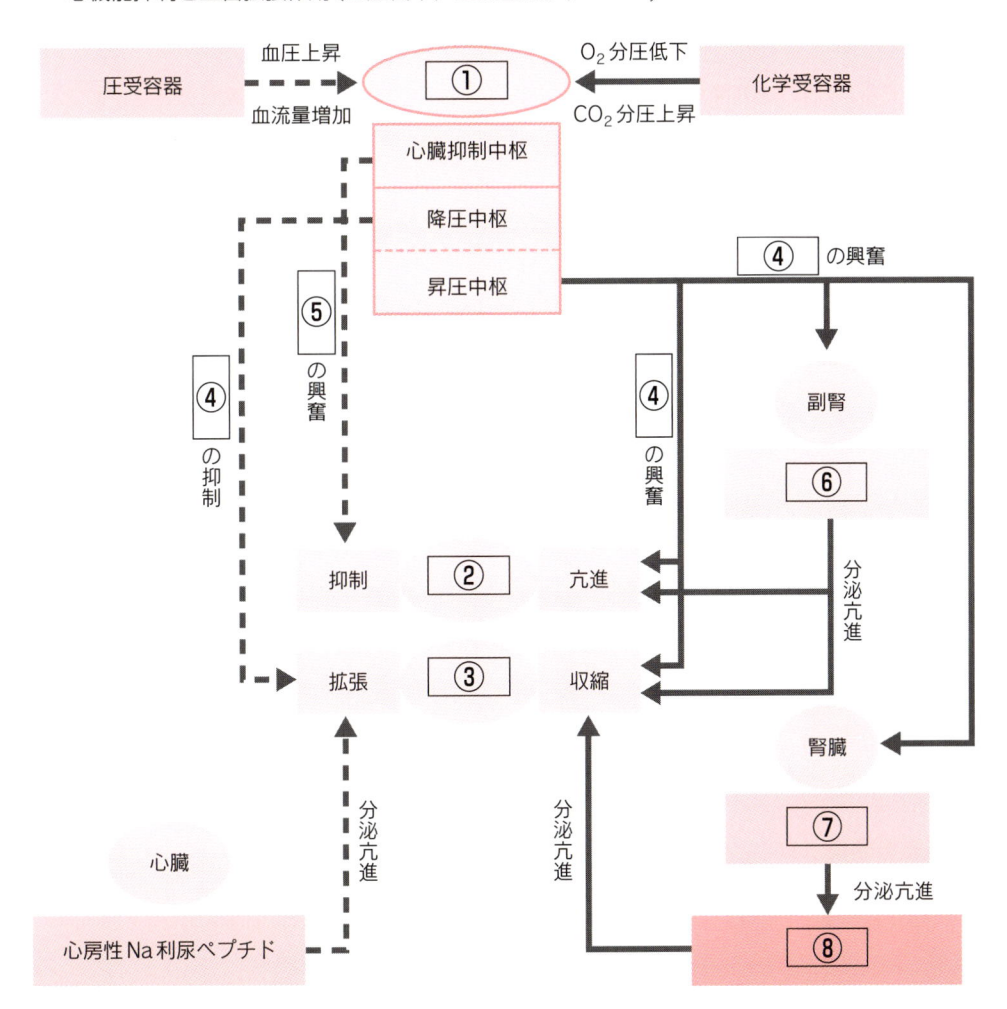

圧受容器 --血圧上昇／血流量増加--▶ ① ◀── O₂分圧低下／CO₂分圧上昇 ── 化学受容器

心臓抑制中枢
降圧中枢
昇圧中枢

⑤ の興奮
④ の抑制
④ の興奮 → 副腎 → ⑥
④ の興奮

抑制　② 亢進
拡張　③ 収縮

分泌亢進

腎臓 → ⑦ → 分泌亢進 → ⑧

心臓
心房性Na利尿ペプチド
分泌亢進

2 2種類の交感神経の機能

- ほぼ全身の血管に分布する ⑨ の交感神経は血管収縮性の機能を持ち血圧の調節に働いている．一方で， ⑩ の交感神経や副交感神経の一部はある特定部位の血管（骨格筋，汗腺，脳など）を支配し興奮することで血管を拡張させ血流量を増大させる働きを担っている．

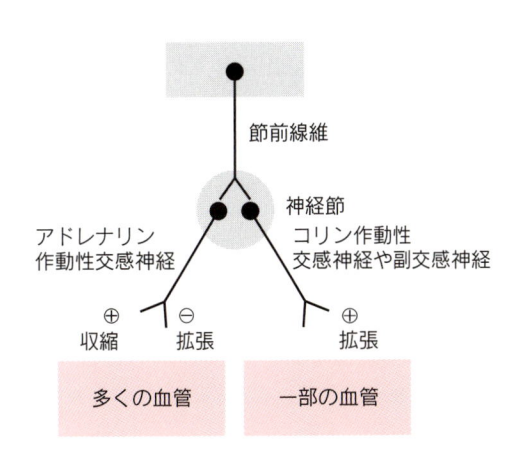

節前線維
神経節
アドレナリン作動性交感神経　コリン作動性交感神経や副交感神経
⊕収縮　⊖拡張　⊕拡張
多くの血管　一部の血管

3 局所性調節と局所循環

- 局所性調節とは心筋や血管平滑筋の持つ性質や代謝産物による循環調節のことで，神経性や体液性調節とともに各器官への局所循環の調節に働く．

1）局所性調節
特徴
- ベイリス効果：血圧変動に対し血管平滑筋自体が反応し，組織への血流量を一定に保つよう調節する働き
- 代謝産物（乳酸，CO_2，リン酸，アデノシン，K^+ など）は血管を拡張させる

2）局所循環
冠循環
- 心臓の拡張期に血流が増加し，収縮期に減少する
- 血流量：約 250 mℓ/min（約 5％），酸素消費量：約 25 mℓ/min（約 10％）

脳循環
- 血流量：約 750 mℓ/min（約 15％），酸素消費量：約 50 mℓ/min（約 20％）
- 全身血圧の変動に対して脳血流量を一定に保つ自己調節能に優れる

肺循環
- 血流量は体循環の約 10％を占める

皮膚循環
- 指，手掌，耳たぶなどには動静脈吻合（短絡路）がある
- 体温上昇時に吻合部が開通することで熱放散の促進に働く

骨格筋の循環
- 筋運動時には，局所での血管拡張作用（代謝産物，温度，pH などによる）と，心拍出量の増加（交感神経，アドレナリン，静脈還流量の増加による）が，血流量を増大させる

理解を深める ワンステップ 4　全身の血液分布

- 心臓の毎分心拍出量を 100％（約 5ℓ）とすると…，
  肝臓（門脈系）と腎臓に，合わせて約 50％（約 2.5ℓ）の血液が流れている．次いで，
  - 頭部（脳循環）：約 15％
  - 肺：約 10％
  - 体幹と上肢：約 10％
  - 骨盤と下肢：約 10％
  - 心臓（冠循環）：約 5％，分布している．

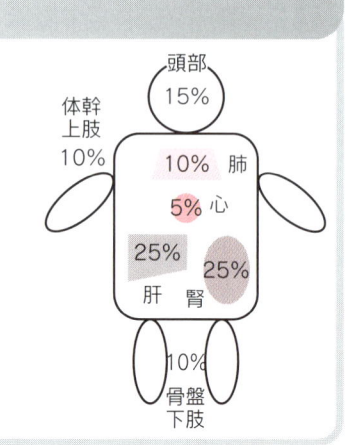

頭部 15％
体幹上肢 10％
肺 10％
心 5％
肝 25％
腎 25％
骨盤下肢 10％

3 筋運動時の血液供給

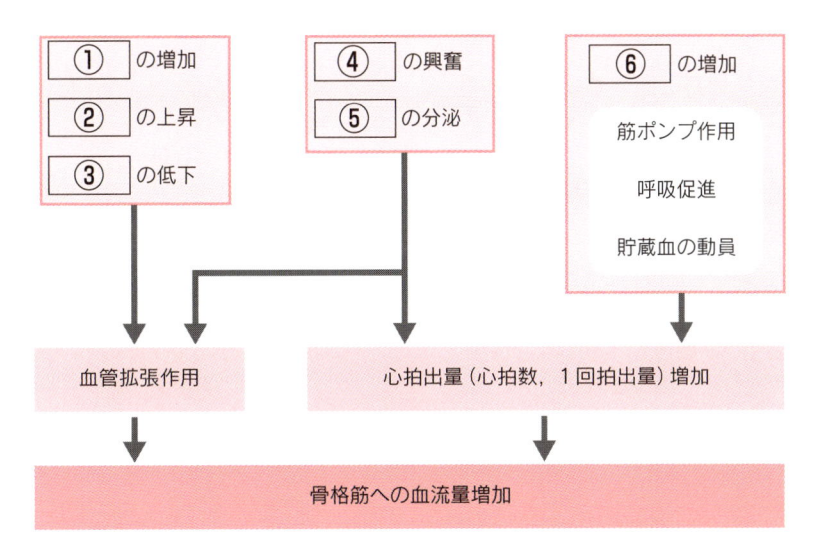

```
┌─────────────┐   ┌─────────────┐   ┌─────────────┐
│ ① の増加    │   │ ④ の興奮    │   │ ⑥ の増加    │
│ ② の上昇    │   │ ⑤ の分泌    │   │ 筋ポンプ作用 │
│ ③ の低下    │   │             │   │ 呼吸促進     │
│             │   │             │   │ 貯蔵血の動員 │
└─────────────┘   └─────────────┘   └─────────────┘
       │                │                  │
       ▼                ▼                  ▼
 ┌──────────┐   ┌──────────────────────────┐
 │血管拡張作用│   │心拍出量(心拍数,1回拍出量)増加│
 └──────────┘   └──────────────────────────┘
       │                │
       └────────┬───────┘
                ▼
        ┌───────────────────┐
        │ 骨格筋への血流量増加 │
        └───────────────────┘
```

4 脳脊髄液循環

- 各脳室内にある脈絡叢からの分泌液と脳細胞外液とが合わさって脳脊髄液は作られ，くも膜下腔を循環しながら硬膜静脈洞へと吸収される．

1) 脳脊髄液

生成
- 側脳室，第三脳室，第四脳室にある<u>脈絡叢上衣細胞</u>で生成される（約 50〜70%）
- 脳細胞外液からの由来もある（約 30〜50%）

吸収
- 第四脳室正中口→くも膜下腔→くも膜絨毛（くも膜顆粒）→<u>硬膜静脈洞</u>へと吸収される

機能
- 脳への衝撃を緩和する
- 脳細胞外液の排出路となる

2) 血液-脳関門

脳毛細血管の構造
- 脳毛細血管は内皮細胞間の密着結合＋基底膜＋星状膠細胞の足突起（終足）により被覆される

機能
- 毛細血管壁の物質透過が遅く，脳脊髄内への<u>有害物質</u>の侵入を防止する

演習問題

1) 心臓の興奮伝導系に属さないのはどれか.
   1. 洞房結節
   2. 腱索
   3. ヒス束
   4. 右脚・左脚

2) 心筋細胞について誤っているのはどれか.
   1. ギャップ結合により連絡する.
   2. 活動電位の持続時間が長い.
   3. 洞房結節や房室結節で歩調とり電位がみられる.
   4. 活動電位のプラトーはCa^{2+}の細胞外への流出により起こる.

3) 心電図に関して誤っている組合せはどれか.
   1. P波 − 心房の興奮回復
   2. QRS幅 − 心室全体への興奮の拡がり
   3. PR間隔 − 房室間興奮伝導時間
   4. ST − 心室全体の興奮時間

4) 心電図の判読について誤っている組合せはどれか.
   1. RR間隔 − 心拍数
   2. 平均電気軸 − 右軸偏位
   3. PR延長 − WPW症候群
   4. QRS延長 − 心室性期外収縮

5) 心周期においてすべての弁が閉じている時期はどれか. 2つ選べ.
   1. 等容性収縮期
   2. 駆出期
   3. 等容性弛緩期
   4. 充満期

6) 血管の機能について正しい組合せはどれか.
   1. 大動脈 − 弾性血管
   2. 細動脈 − 容量血管
   3. 大静脈 − 交換血管
   4. 毛細血管 − 抵抗血管

7) 血圧について正しいのはどれか.
   1. 心臓の収縮時に発生するのが最小血圧である.
   2. 脈圧は最大血圧と最小血圧の和である.
   3. 聴診法では最大血圧しか測定できない.
   4. コロトコフ音におけるスワン第1点が最大血圧を表している.

8) 血圧上昇時にみられる圧受容器反射で誤っているのはどれか.
   1. 迷走神経の興奮
   2. 血管の拡張
   3. カテコールアミン分泌の促進
   4. 降圧中枢による交感神経の抑制

9) 骨格筋への血流量が増大する要因として誤っているのはどれか.
   1. アドレナリン分泌の促進
   2. コリン作動性交感神経の抑制
   3. 代謝産物の増加
   4. 局所のpH低下

10) 脳循環の特徴について正しいのはどれか. 2つ選べ.
    1. 心拍出量の約25%を占める.
    2. 脳血流量を一定に保つ自己調節能に優れる.
    3. 脳脊髄液の多くは動脈から供給される.
    4. 毛細血管は有害物質の侵入を防ぐ構造を有している.

第4章　呼吸の生理学

学習のポイントとキーワード

1. 呼吸器と換気（★★★）

- 呼吸に働く筋とそれによる胸郭の変動を理解する．
- 肺容積の区分とその意義を理解する．
- 肺胞換気量と呼吸障害の原因を理解する．

> **キーワード▶** 横隔膜，外肋間筋，内肋間筋，腹壁筋，肺胞内圧，胸膜腔内圧，1回換気量，予備呼気量，予備吸気量，残気量，機能的残気量，肺活量，肺胞換気量，死腔量，コンプライアンス，表面活性剤

2. ガス交換と運搬（★★）

- 身体各部位におけるガス分圧を理解する．
- ヘモグロビンと酸素の結合に関する要因を理解する．
- 二酸化炭素運搬の仕組みを理解する．

> **キーワード▶** 吸気，肺胞気，動脈血，静脈血，呼気，二酸化炭素分圧，温度，pH，水素イオン，2,3-ジホスホグリセリン酸（DPG），ボーア効果，重炭酸イオン，炭酸脱水酵素，カルバミノ化合物，ヘモグロビン

3. 呼吸調節と呼吸の異常（★）

- 呼吸の反射性調節の仕組みを理解する．

> **キーワード▶** 延髄，中枢性化学受容器，頸動脈体，大動脈体，ヘーリング-ブロイエル反射，チェーン-ストークス呼吸，ビオー呼吸，クスマウル呼吸

1. 呼吸器と換気

1 呼吸器

- 呼吸器系は気道（鼻腔，咽頭，喉頭，気管，気管支）と肺および胸郭から構成される．

  肺の構造
  - 右肺（3葉→10区域）と左肺（2葉→9区域）に分かれる
  - 肺胞（肺胞嚢）：血液と空気との間でガス交換を行う
  - 肺門：気管支，肺動静脈，リンパ管，神経が出入りする
  - 胸膜：臓側胸膜（肺胸膜）と壁側胸膜（肋骨胸膜，縦隔胸膜，横隔胸膜）がある

2 呼　吸

- 胸郭内容積を変動させることで肺胞内の内圧を変化させて呼吸運動を行っている．

1）呼吸運動

呼吸の型
- 腹式呼吸：主に横隔膜の運動による呼吸
- 胸式呼吸：主に肋間筋の運動による呼吸

呼吸筋の働き

吸息	安静時	主吸息筋（横隔膜，外肋間筋）の収縮
	努力性	補助吸息筋（斜角筋，胸鎖乳突筋，鎖骨下筋，大胸筋など）
呼息	安静時	主吸息筋の弛緩
	努力性	内肋間筋，腹壁筋（内・外腹斜筋，腹横筋，腹直筋）

胸郭内容積の変動と換気
- 吸息：横隔膜の下制＋肋骨，胸骨の挙上→胸郭内容積を拡大させる
- 呼息：横隔膜の挙上＋肋骨，胸骨の下制→胸郭内容積を縮小させる

2）肺胞内圧と胸膜腔内圧

	肺胞内圧	胸膜腔内圧
吸息	陰圧へ	陰圧が増加
呼息	陽圧へ	陰圧が減少

- 気胸：肺胞や胸壁に穴があき，空気が胸腔内に流入すると，肺胞が縮み，呼吸困難に陥る

1. 呼吸器と換気

1 呼吸に働く筋

- 図は左側が吸息に働く筋，右側が呼息に働く筋を表している．吸息時には ① が収縮することで下制し，② やその他の補助吸息筋により肋骨，胸骨が挙上することで胸郭内容積は拡大される．また，通常の呼息は主吸息筋が弛緩することで起こるが，③ や ④ の作用により，さらに強い呼息運動も可能である．

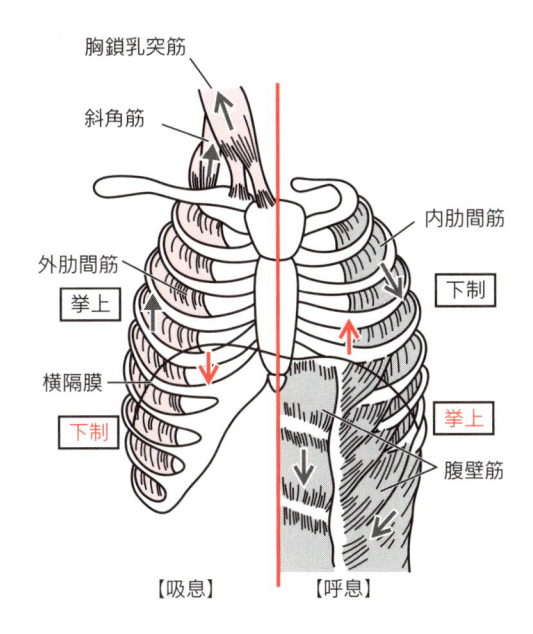

2 内圧と呼吸の関係

- 吸息時に胸郭内容積が ⑤ すると肺胞内圧は ⑥ （大気圧よりも低圧）となり外気から肺内へ空気が流れ込む．また，呼気時には胸郭容積の ⑦ により肺胞内圧が ⑧ （大気圧よりも高圧）となって肺内の空気が流れ出す．また，胸膜腔内圧は肺のふくらみを維持するために ⑥ が保たれ肺胞内よりも常に ⑨ となっている．

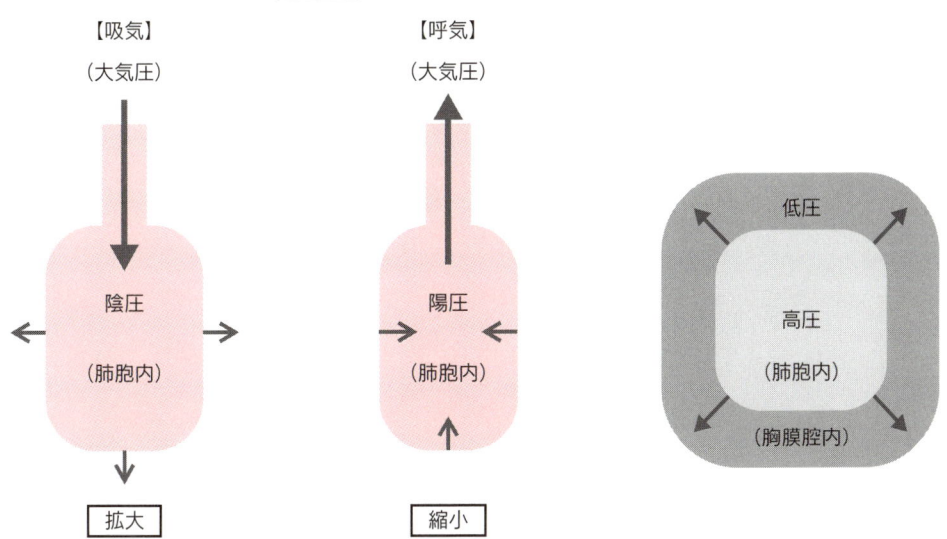

テキスト & ワーク

3 換　気

- 肺機能が低下したり気道が狭くなったりすることは，換気障害の発生する原因となる．

1) 肺機能
換気量と残気量
- 1回換気量（1回呼吸量）：平静時1回あたりの換気量（約450mℓ）
  * 分時換気量＝1回換気量×1分間の呼吸数
- 予備呼気量：平静呼気位からさらに吐き出せる最大呼気量
- 予備吸気量：平静吸気位からさらに吸い込める最大吸気量
- 残気量：最大呼息後に気道や肺内に残っている気体量（約1200mℓ）
  * 機能的残気量＝予備呼気量＋残気量
- 肺活量：最大吸気位から最大まで吐き出した呼気量（男性で約3.8ℓ，女性で約2.6ℓ）
  * 肺活量＝1回換気量＋予備吸気量＋予備呼気量
  * 1秒率（時間肺活量）＝1秒量（1秒間で最大に呼出できる空気量）÷肺活量×100

換気障害

	肺活量	時間肺活量
閉塞性換気障害（気管支喘息など）	正常	低下
拘束性換気障害（肺線維症など）	低下	正常

肺胞換気量と死腔
- 肺胞換気量：肺胞内で実際にガス交換される空気量
- 死腔量：ガス交換が行われない空気量（約150mℓ）
  * 肺胞換気量＝1回換気量−死腔量

2) 呼吸のための仕事
肺のコンプライアンスと気道抵抗
- コンプライアンス：肺と胸郭のふくらみやすさを表す
- 影響因子：肺胞の弾性線維，肺胞内面での液体の表面張力
  * 新生児呼吸困難症候群（肺硝子膜症）
    未熟児などで，表面活性剤（肺胞内面の液体の表面張力を減少させる）を分泌する細胞が未発達により肺胞がつぶれてしまい，呼吸困難を呈する
- 気道抵抗：気管支の収縮や気道内分泌物の増加により気道抵抗は増加する

3 肺気量分画

- 全肺気量は，①　と　②　の和である最大吸気量と　③　と　④　の和である　⑤　に分画できる．また，全肺気量から　④　を除いたのが　⑥　である．

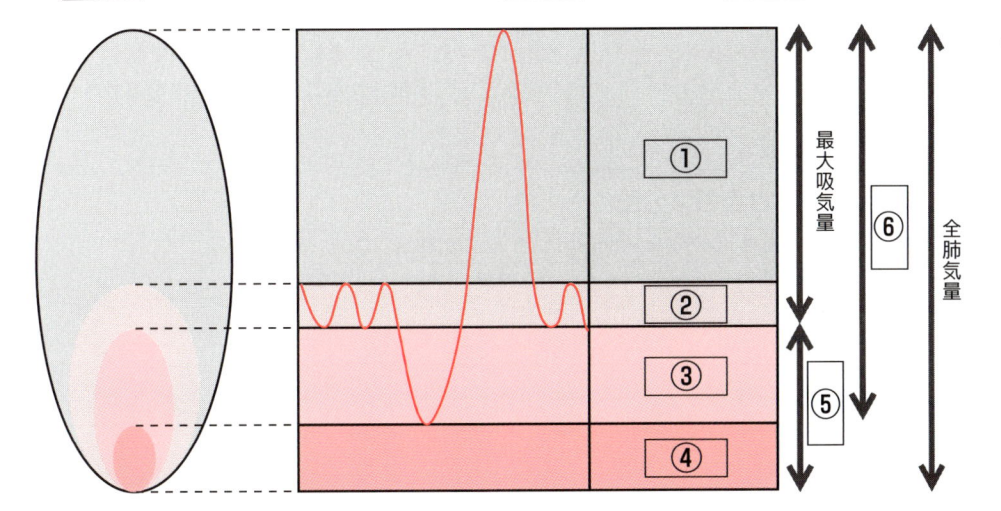

4 肺胞換気量と死腔の関係

- ⑦　が変化しない場合，⑧　が増大すると　⑨　が減少するため呼吸障害の原因となる．

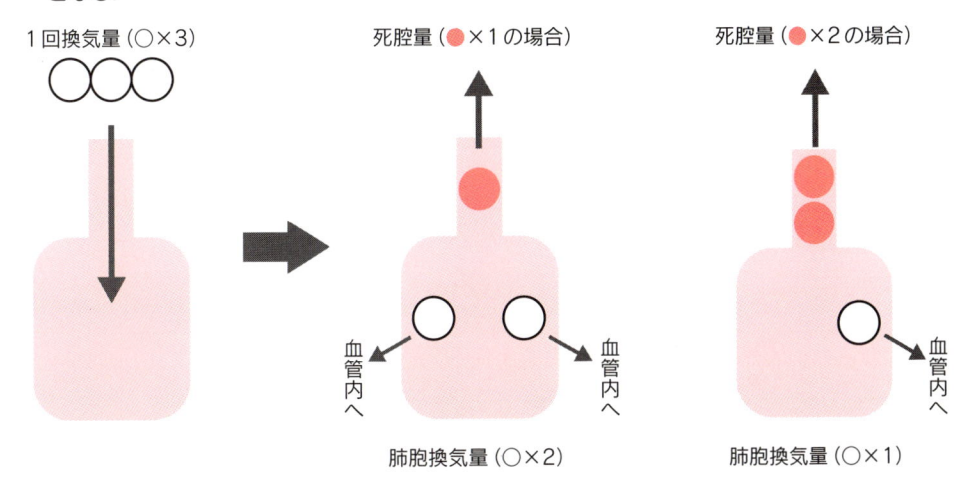

1回換気量（○×3）

死腔量（●×1の場合）
肺胞換気量（○×2）

死腔量（●×2の場合）
肺胞換気量（○×1）

5 肺胞内面での液体の表面張力と肺のコンプライアンス

- 肺胞の上皮細胞から分泌される　⑩　は，肺胞内面での液体の表面張力を減少させることで肺の　⑪　を高めている．

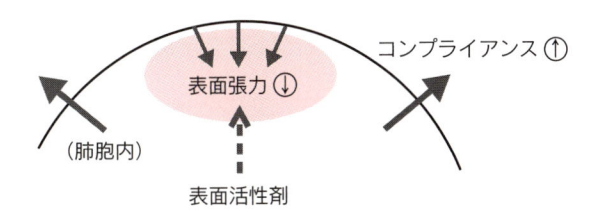

（肺胞内）　表面張力↓　コンプライアンス↑
表面活性剤

2. ガス交換と運搬

1 肺でのガス交換と運搬

- 肺で取り込まれた酸素は主にヘモグロビンと結びつくことで，また細胞から排出された二酸化炭素は他の物質（重炭酸イオンやカルバミノ化合物など）に変換されることで，血液中を運搬される．

2 ガス分圧と運搬

1) 身体各部位におけるガス分圧

	酸素（O_2）分圧（mmHg）	二酸化炭素（CO_2）分圧（mmHg）
吸気	155	0.2
肺胞気	100	40
動脈血	97	40
静脈血	40	46
呼気	120	30

2) 酸素の運搬

形式
- 物理的に溶解される（約1.5％）
- ヘモグロビンと化学的に結合される（約98.5％）

酸素解離曲線
- 酸素分圧とヘモグロビンの酸素飽和度との関係を示す
- 酸素分圧が上昇するとヘモグロビンの酸素飽和度も上昇する（結合度の増加）
- 酸素分圧が低下するとヘモグロビンの酸素飽和度も低下する（結合度の減少）

酸素解離曲線に対する各因子の影響

	右方シフト（結合度の減少）	左方シフト（結合度の増加）
CO_2分圧	上昇	低下
温度	上昇	低下
pH	低下	上昇
2,3-ジホスホグリセリン酸（DPG）	増加	減少

＊ボーア効果：pHの低下によって酸素が解離しやすくなること

理解を深めるワンステップ 1　還元ヘモグロビンとチアノーゼ

- 酸素を離してしまったヘモグロビンを還元ヘモグロビンといい，通常は肺で再び酸素と結びつくことで酸化ヘモグロビンとなる．ところが，呼吸器疾患（肺気腫，肺線維症など）や循環器疾患（心不全，動脈閉塞など）などが原因となり，還元ヘモグロビンの数が異常に増加すると，皮膚や粘膜の色が暗紫赤色（チアノーゼ）となって現れる．

2. ガス交換と運搬

1 身体各部のガス分圧と拡散の仕組み

- 赤字は酸素分圧，黒字は二酸化炭素分圧を示す（単位はすべて mmHg）．
- 吸気では ① mmHg ある酸素分圧は，肺胞内では静脈血側の酸素と混合するため ② mmHg まで低下する．次に，動脈血内に入った酸素は毛細血管を経る途中で ③ mmHg から ④ mmHg まで減少しながら静脈血として再び肺胞に戻ってくる．また，肺胞内の空気が呼息により体外に排出される際には，気道内にある空気（酸素分圧の高い吸気の一部）と混ざるため呼気の酸素分圧は ⑤ mmHg まで増加する．

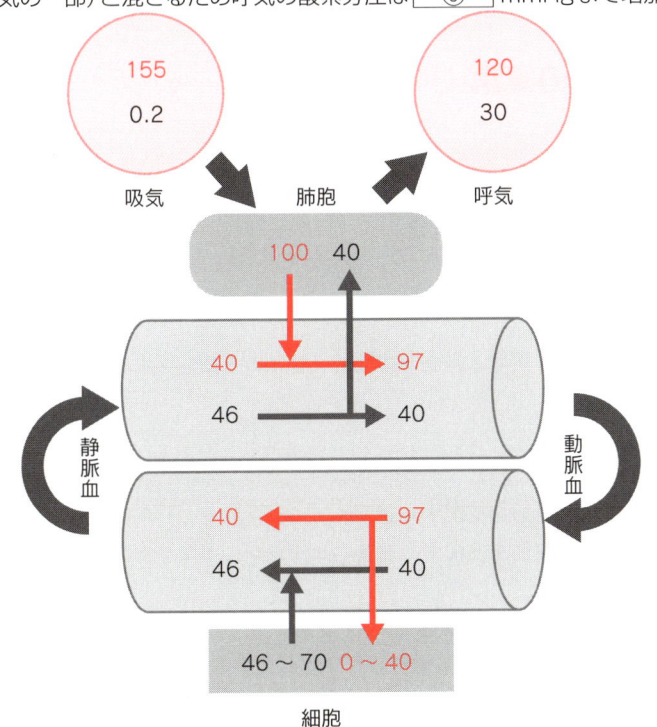

2 酸素解離曲線の右方シフトの意味

- 代謝（グルコースと酸素からエネルギーを生成すること）が亢進している部位では…，

  ⎡ ⑥ ↑ = H⁺ ↑（ ⑥ は水に溶けると H⁺ と HCO₃⁻ に解離するため）
  ｜ H⁺が増加することで体液は酸性となるため ⑦ ↓（ ⑧ という）
  ｜ 代謝熱により ⑨ ↑
  ⎣ ⑩ ↑（赤血球内の解糖過程で産生される）

酸素解離曲線が右方にシフトすることは，ヘモグロビンと酸素の結合度が低下し，結果的に酸素を離しやすくなっていることを意味している．

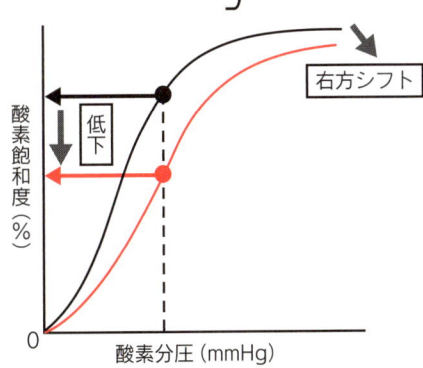

3) 二酸化炭素の運搬
形式
- 物理的に溶解される（約8％）
- 重炭酸イオン（HCO_3^-）として運搬される（約67％）
  - $CO_2 + H_2O \rightarrow H_2CO_3 \rightarrow H^+ + HCO_3^-$
  - 炭酸脱水酵素（赤血球内に存在）の働きにより反応が促進される
  - H^+：血漿蛋白やヘモグロビン（イミダゾール基）の緩衝作用により中和される
- カルバミノ化合物（$R-NHCOO^-$）として運搬される（約25％）
  - $CO_2 +$ 血漿蛋白（$R-NH_2$）$\rightarrow R-NHCOO^- + H^+$
  - 一部はヘモグロビンと直接結合する

3. 呼吸調節と呼吸の異常

1 周期性の形成と化学受容器による反射性調節

- 呼吸は常に律動的な運動として行われているが、血液中のO_2, CO_2, H^+の濃度や肺の伸展度などにより反射性の調節も受けている．

1）呼吸の周期性
吸息ニューロンの周期的な興奮と抑制が律動的な呼吸の自動性を生み出している

呼吸中枢
- 延髄にある（上位中枢：橋）
- 吸息ニューロン：吸息筋を支配する運動ニューロンにインパルスを送る
- 呼息ニューロン：呼息筋を支配する運動ニューロンにインパルスを送る

ヘーリング-ブロイエル反射（肺迷走神経反射）
- ヘーリング-ブロイエル反射：吸息を呼息に切り換える反射作用

2）肺換気量の調節
化学受容器（酸素受容器、二酸化炭素受容器）
- 頸動脈体、大動脈体：O_2分圧の低下、CO_2分圧の上昇を感受する
- 中枢性化学受容器（延髄の腹側表面）：CO_2分圧の上昇を最も敏感に感受する
  - ＊CO_2ナルコーシス：血中の二酸化炭素濃度が極度に高まると、中枢神経に麻酔作用を起こし呼吸中枢の活動が抑えられる（死に至ることもある）．

化学受容器反射
- O_2分圧の低下、CO_2分圧やH^+濃度の上昇が呼吸中枢に伝わると呼吸運動が促進される

呼吸に影響を及ぼすその他の因子
- 皮膚や筋への刺激、体温や血圧の上昇、アドレナリンの分泌などにより呼吸運動は促進される
- 大脳による意識的または無意識的な調節も受ける

3 二酸化炭素の運搬と肺胞への拡散

- 細胞から排出された二酸化炭素は血管内に入ると，その大部分は水分子と結合すると ① の作用により ② として運搬される．さらに，血漿蛋白質（一部は ③ ）と結びついた二酸化炭素は ④ としても運搬される．また，それぞれの過程で発生した水素イオン（H^+）は ② や血漿蛋白質， ③ などによって吸収される（緩衝作用）．

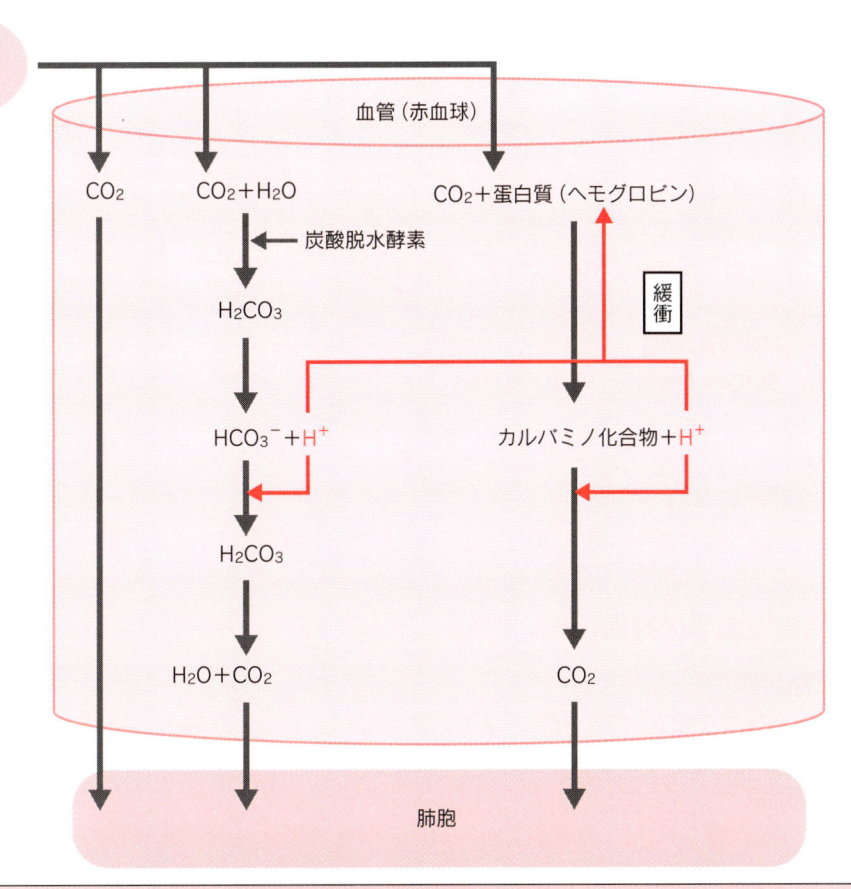

細胞 → 血管（赤血球）

- CO_2
- $CO_2 + H_2O$ ← 炭酸脱水酵素 → H_2CO_3 → $HCO_3^- + H^+$ → H_2CO_3 → $H_2O + CO_2$
- $CO_2 +$ 蛋白質（ヘモグロビン） → カルバミノ化合物 $+ H^+$ → CO_2

緩衝

→ 肺胞

3. 呼吸調節と呼吸の異常

1 ヘーリング-ブロイエル反射（肺迷走神経反射）

- 肺が吸息により伸展されると ① から ② を介してその情報が呼吸中枢に伝えられ， ③ からの ④ インパルスが吸息を抑制して呼息へと切り換える．

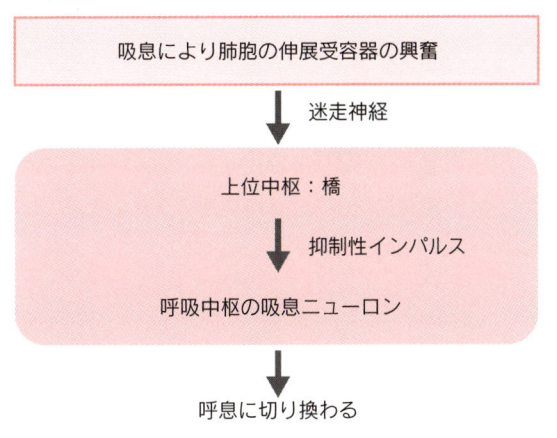

吸息により肺胞の伸展受容器の興奮
↓ 迷走神経
上位中枢：橋
↓ 抑制性インパルス
呼吸中枢の吸息ニューロン
↓
呼息に切り換わる

2 呼吸の異常

1) 呼吸頻度と呼吸の深さ（正常では 12 〜 20 回/min，約 450 mℓ）
   - 呼吸頻度の異常：㊟頻呼吸（多呼吸）⇔㊟徐呼吸
   - 呼吸の深さの異常：㊟過呼吸⇔㊟減呼吸（呼吸低下）

2) チェーン-ストークス呼吸
   - 無呼吸の状態と，次第に深くなり再び浅くなる呼吸の状態を繰り返す異常呼吸
     原因）心不全，腎疾患，脳疾患など

3) ビオー呼吸
   - 無呼吸期と過呼吸期を不定期に繰り返す異常呼吸
     原因）頭蓋内圧亢進，髄膜炎，脳腫瘍など

4) クスマウル呼吸
   - 深い呼吸が規則正しく続く異常呼吸
     原因）代謝性アシドーシス（尿毒症，糖尿病性昏睡）など

5) 浅速呼吸
   - 浅くて速い異常呼吸
     原因）肺水腫，肺塞栓症など

3 特殊環境下の呼吸

1) 高山病
   - O_2 分圧の低下が呼吸中枢に伝わり，呼吸の促進，息切れ，頭痛，悪心などが起こる

2) 潜函病
   - 高圧環境下で血液内の窒素（N_2）分圧が上昇した後で，急速に減圧すると N_2 が気泡化し，関節痛，血管の閉塞などを引き起こす

4 人工呼吸

1) 口から口への人工呼吸法
   - 気道の確保：頭部後屈あご先挙上法（舌根沈下の除去）
   - 人工呼吸：患者の鼻をつまみ，口-口で呼気を吹き込む（500 〜 800 mℓ/回，12 回/min）

2) 機械的人工呼吸装置
   - 間欠加圧式人工呼吸装置：顔面にマスクをかぶせ，陽圧で空気を肺に送り込む
   - 機械的陰圧人工呼吸装置：全身を陰圧にしたタンクに入れ，胸郭を膨らませる

2 呼吸に影響を及ぼす因子

- ① からの情報（O_2分圧の低下，CO_2分圧やH^+濃度の上昇）により呼吸は反射性に促進される．また，大脳，皮膚や筋への刺激，体温や血圧の上昇，アドレナリン分泌などの因子によっても呼吸は影響を受ける．

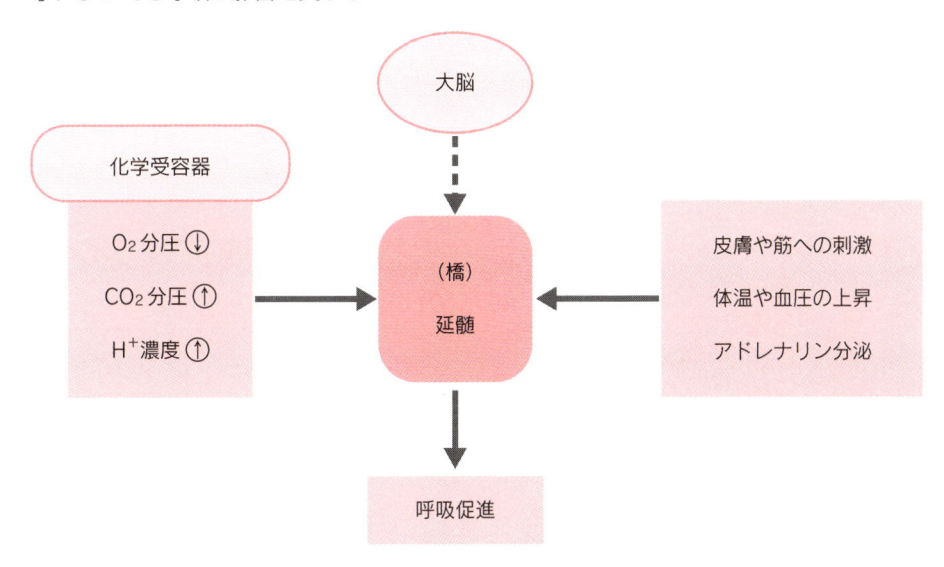

3 異常呼吸

- ② ：小さい呼吸からしだいに大きな呼吸となり，また徐々に小さくなって最後には無呼吸となるリズムを規則的に繰り返す異常呼吸である．心不全や脳疾患などにより呼吸中枢の感受性が低下したことや，脳内の低酸素状態により上位中枢からの抑制が弱まり中枢性化学受容器の感度が高まったことが原因と考えられる．
- ③ ：この呼吸は ② の異型であり，律動性がなく突然の開始と終了が特徴的である．
- ④ ：異常に深い呼吸が規則正しく続く異常呼吸のことで，代謝性アシドーシスや糖尿病性昏睡などでみられる．

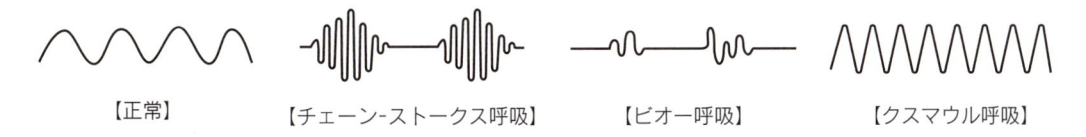

【正常】　【チェーン-ストークス呼吸】　【ビオー呼吸】　【クスマウル呼吸】

理解を深めるワンステップ 2 　代謝性アシドーシス

- 正常よりも体液のpHが低下（酸性の方向にシフト）した状態をアシドーシスといい，その中でも呼吸以外の原因によるものを代謝性アシドーシスと呼ぶ．
- **酸性物質の蓄積**：1型糖尿病ではインスリンの欠乏により細胞内にグルコースが取り込めないため，脂肪酸の利用が増えるが，その際にケトン体（酸性物質）が増加する．
- **HCO_3^-の減少**：腎不全により腎臓から血管内に分泌されるHCO_3^-が減少すると，体液の緩衝作用が低下してH^+濃度が上昇するため，体液のpHは低下する．

演習問題

1) 呼息時にみられないのはどれか．
   1. 内肋間筋の収縮
   2. 横隔膜の弛緩
   3. 胸骨の下制
   4. 胸郭内容積の拡大

2) 肺胞内圧と胸膜腔内圧について誤っている組合せはどれか．
   1. 吸　息 － 肺胞内圧の陰圧
   2. 吸　息 － 胸膜腔内圧の陰圧増加
   3. 呼　息 － 肺胞内圧の陽圧
   4. 呼　息 － 胸膜腔内圧の陽圧

3) 誤っているのはどれか．
   1. 機能的残気量は予備吸気量と残気量との和である．
   2. 肺活量とは最大吸気位から最大まで吐き出した呼気量のことである．
   3. 閉塞性換気障害では時間肺活量が低下する．
   4. 肺胞換気量は1回換気量から死腔量を引いた差である．

4) 呼吸障害の原因とならないのはどれか．2つ選べ．
   1. コンプライアンスの減少
   2. 死腔量の減少
   3. 肺胞表面活性剤の分泌増加
   4. 気道抵抗の増加

5) 身体各部位における酸素分圧を比較したもので正しいのはどれか．2つ選べ．
   1. 右心室　＞　吸　気
   2. 肺　胞　＞　肺静脈
   3. 呼　気　＞　左心室
   4. 肺動脈　＞　大動脈

6) 酸素とヘモグロビンの結合を低下させる要因はどれか．
   1. 二酸化炭素分圧の低下
   2. 温度の低下
   3. pHの低下
   4. DPGの減少

7) 血液のガス運搬について誤っているのはどれか．
   1. 酸素の大部分はヘモグロビンと化学的に結合する．
   2. 赤血球内の炭酸脱水酵素は酸素の運搬を促進する．
   3. 二酸化炭素の一部はヘモグロビンと直接結合する．
   4. 二酸化炭素は重炭酸イオンとして運搬される割合が最も多い．

8) 血液中の二酸化炭素分圧の低下を感受するのはどれか．2つ選べ．
   1. 頚動脈洞
   2. 頚動脈体
   3. 大動脈弓
   4. 中枢性化学受容器

9) ヘーリング-ブロイエル反射について誤っているのはどれか．
   1. 受容器は肺胞の伸展受容器である．
   2. 迷走神経を介した反射である．
   3. 上位中枢である橋が延髄の呼息ニューロンを促進する．
   4. 吸息から呼息へと切り換わる反射である．

10) 呼吸運動を促進しないのはどれか．
    1. 酸素分圧の低下
    2. 二酸化炭素分圧の上昇
    3. 水素イオン濃度の低下
    4. 化学受容器の興奮

第5章　消化と吸収

学習のポイントとキーワード

1. 消化器の働き（★）

- 消化管の構造とその神経支配について理解する．

> **キーワード** ▶ 筋層（輪走筋，縦走筋）粘膜下神経叢，筋層間神経叢，自律神経

2. 消化管運動と消化液の分泌機序（★）

- 各消化管における律動的運動の違いを理解する．
- 唾液分泌機序に関する神経性調節の仕組みを理解する．
- 胃液分泌機序に関する3相の特徴を理解する．
- 排便反射に働く神経や筋の作用を理解する．

> **キーワード** ▶ 分節運動，振子運動，蠕動運動，延髄，神経性調節，交感神経，副交感神経，胃腺（主細胞，壁細胞，副細胞，ガストリン細胞），脳相，胃相，腸相，条件反射，無条件反射，迷走神経，骨盤神経，陰部神経，内肛門括約筋，外肛門括約筋

3. 消化と吸収（★★★）

- 消化液の種類と消化酵素の作用を理解する．
- 小腸における栄養素の吸収過程を理解する．
- 消化管ホルモンの種類と作用を理解する．

> **キーワード** ▶ 糖質，アミラーゼ（プチアリン，アミロプシン），マルターゼ，ラクターゼ，スクラーゼ，蛋白質，ペプシン，トリプシン，キモトリプシン，アミノペプチダーゼ，脂肪，リパーゼ（ステアプシン），小腸上皮細胞，細胞内消化，二次性能動輸送，拡散，担体，脂肪酸，ミセル，カイロミクロン，毛細血管，リンパ管，ガストリン，セクレチン，コレシストキニン，胃（塩酸），膵液，胆嚢

4. 肝臓と胆道（★★）

- 肝臓の主な働きを理解する．
- 胆汁の成分とビリルビンの腸肝循環の仕組みを理解する．

> **キーワード** ▶ グリコーゲン，血漿蛋白質，尿素，脂肪，胆汁，解毒作用，血液凝固因子，ヘパリン，星細胞，胆汁色素，ビリルビン（直接型・間接型），腸肝循環，グルクロン酸抱合

1. 消化器の働き

- 消化器系は食物の栄養素を吸収可能な形に分解し吸収する働きを担っていて，消化管と副器官とからなっている．また，その運動は内在性神経や外来性自律神経，内分泌の調節を受けている．

1 役　割

- 食物や水分を摂取し，固形老廃物を排泄する
- 食物を分解し消化する
  - 化学的消化：消化酵素による異化作用
  - 物理的消化：消化管の運動による撹拌
- 消化された栄養素を吸収する

2 消化器系の構成と神経支配

構成

- 消化管：口腔→咽頭→食道→胃→小腸→大腸→肛門
- 副器官：唾液腺，胃腺，小腸腺，膵臓，肝臓，胆嚢など
- 基本構造
  - 粘膜：粘膜上皮，粘膜固有層，粘膜筋板，粘膜下組織
  - 筋層：輪走筋，縦走筋
  - 漿膜

神経支配

- 内在性神経（壁内神経叢）→腸内反射に関与する
  - 粘膜下神経叢（マイスネル神経叢）：消化液や内分泌液の分泌を調節する
  - 筋層間神経叢（アウエルバッハ神経叢）：消化管平滑筋を支配する
- 外来性自律神経→腸外反射に関与する
  - 交感神経：消化液分泌と消化管運動を抑制する
  - 副交感神経（迷走神経）：消化液分泌と消化管運動を促進する

理解を深める ワンステップ 1　胃の筋層と胃癌の分類

- 胃の筋層は3層（斜走筋，輪走筋，縦走筋）であるが，胃癌の浸潤が粘膜ないし粘膜下層までの場合を早期癌，筋層以下に進行したものを進行癌と分類する．

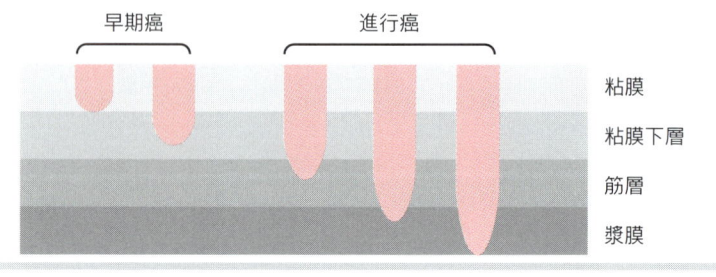

テキスト ＆ ワーク

1. 消化器の働き

1 消化管の3層構造（横断面）

- 消化管は一般的に内側から ① ， ② ， ③ の順に3層構造となっている． ① は粘膜上皮，粘膜固有層，粘膜筋板，粘膜下組織からなり，消化液を分泌する消化腺が開口している．また， ② は通常，内層の ④ と外層の ⑤ からなるが，胃ではさらに内側に斜走筋がある．さらに，最も外側にあり消化管の表面を覆う ③ は結合組織の膜で，腹膜とも呼ばれる．

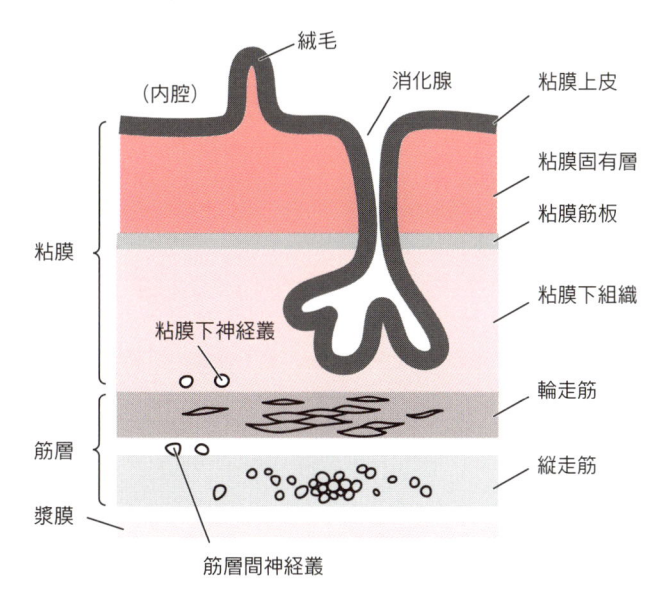

2 消化管の神経分布

- 粘膜下組織内にある ⑥ や筋層内にある ⑦ は，内在性神経（壁内神経叢）とも呼ばれており，消化液や内分泌液の分泌と消化管の運動に関して中枢（脳や脊髄）からの命令を受けずに，消化管自らが調節する腸内反射に働いている．一方，中枢からの調節は ⑧ である交感神経と副交感神経が関与している．

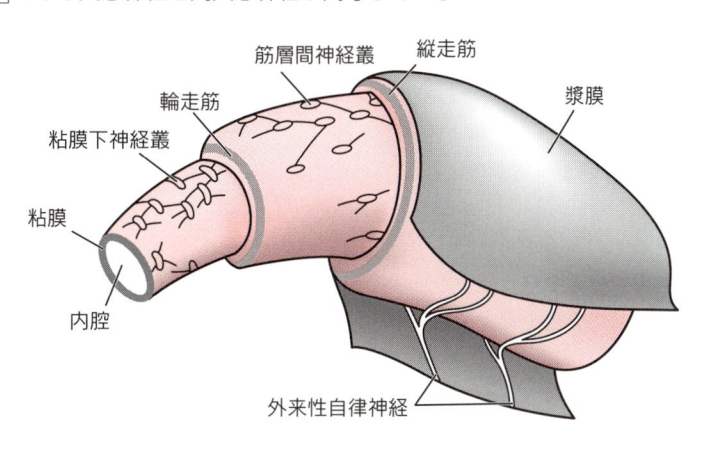

2. 消化管運動と消化液の分泌機序

1 消化管運動と消化液の分泌機序

- 消化管の律動的運動と消化液の分泌には神経性と体液性の機序が関連している．

1）律動的運動

種類
- 分節運動：輪走筋の収縮により，内容物を混和する
- 振子運動：縦走筋の収縮により，内容物を混和する
- 蠕動運動：輪走筋と縦走筋の収縮により，内容物を移送する

各消化管の運動
- 口腔：咀嚼運動（開口反射，閉口反射）
- 咽頭と食道：嚥下運動（嚥下反射，蠕動運動）
- 胃：蠕動運動
- 小腸：蠕動運動，分節運動
- 大腸：蠕動運動（大蠕動，逆蠕動），分節運動，振子運動，排便反射

2）消化液の分泌機序

種類
- 神経性調節
  - 無条件反射：消化管粘膜の刺激で起こる
  - 条件反射：感覚器（眼，耳，鼻など）からの刺激や食物の連想などで起こる
- 体液性調節：消化管ホルモンの作用で起こる

2 口腔内消化

- 唾液の分泌機序には体液性調節がなく，神経性調節のみを受けている．

1）消化運動

嚥下運動
- 第1相（口腔相）：随意運動
- 第2相（咽頭相）：嚥下反射（嚥下中枢：延髄）
- 第3相（食道相）：食道〜胃への蠕動運動

唾液の分泌機序
- 神経性調節（唾液分泌中枢：延髄）
  - 交感神経：粘液の分泌を促進する
  - 副交感神経（顔面神経，舌咽神経）：漿液や消化酵素の分泌を促進する

2. 消化管運動と消化液の分泌機序

1 消化管の律動的運動

- ① は輪走筋の収縮，② は縦走筋の収縮により起こる律動的運動で，③ は2つの筋の複合的な収縮によるものである．

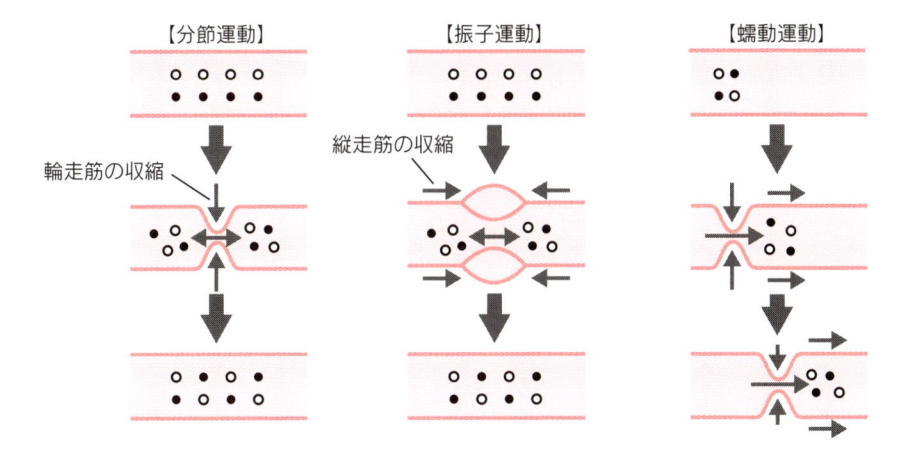

【分節運動】　【振子運動】　【蠕動運動】

2 嚥下運動の各相

- 第1相（口腔相）は舌で食塊を咽頭に送る ④ である．第2相（咽頭相）で ⑤ により咽頭の食塊は食道へと送られ，第3相（食道相）で食道の ⑥ で胃に向かって移送される．

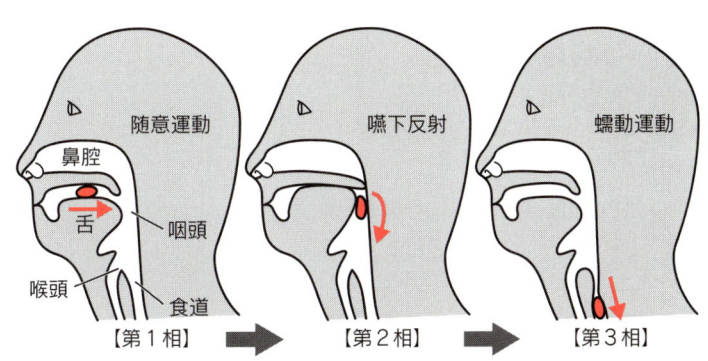

【第1相】随意運動　【第2相】嚥下反射　【第3相】蠕動運動

3 唾液分泌の仕組み

- 口腔内刺激や感覚器からの刺激を受けて，⑦ にある唾液分泌中枢は唾液を分泌するが，その分泌機序は ⑧ のみである．自律神経の二重支配は受けているが，⑨ では粘液性，⑩ では漿液性の分泌促進に働く．

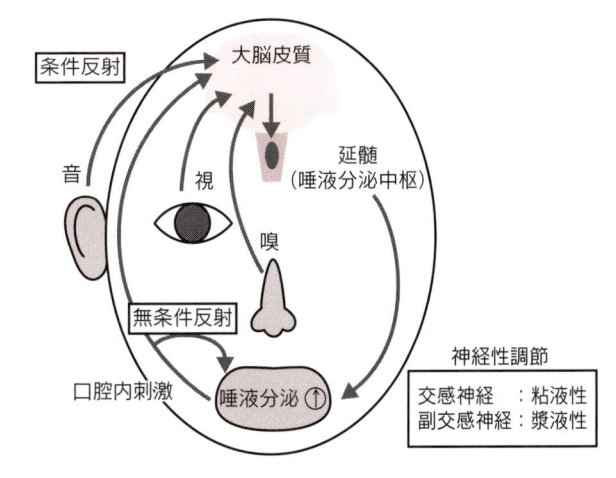

神経性調節
交感神経　：粘液性
副交感神経：漿液性

3 胃内消化

- 胃における消化運動は自律神経による「脳相」や壁内神経反射や消化管ホルモンの作用による「胃相」「腸相」の仕組みで調節されている．

消化運動

胃の反射機序
- 受け入れ弛緩：胃に食物が入り胃壁が伸展すると，反射性に胃壁の緊張が弛緩する
- 胃-回腸反射：胃が食塊で満たされると，回腸の蠕動運動が盛んになり回盲弁が開く
- 小腸-胃反射：十二指腸～空腸に食塊が移動すると，胃の蠕動運動が抑制される
- 胃-大腸反射：胃が食塊で満たされると，横行結腸～直腸にかけて大蠕動が起こる
- 嘔吐：胃の内容物が吐出される反射運動（嘔吐中枢：延髄）

胃腺と成分
- 主細胞：ペプシノゲンを分泌する
- 壁細胞：塩酸や内因子を分泌する
- 副細胞：粘液を分泌する
- ガストリン細胞（G細胞）：ガストリンを分泌する

胃液の分泌機序
胃液の分泌には，食物の消化に関係なく空腹時でも分泌されている基礎相と，食物の消化と吸収時に分泌される次の3相がある．

＜脳相＞（約15％）
- 神経性調節（無条件反射，条件反射）
  - 交感神経→胃液の分泌を抑制する
  - 副交感神経（迷走神経）→胃液の分泌を促進する

＜胃相＞（約80％）
- 神経性調節：壁内神経反射→胃液の分泌を促進する
- 体液性調節：ガストリン→胃液の分泌を促進する

＜腸相＞
- 神経性調節：壁内神経反射→胃液の分泌を抑制する
- 体液性調節：セクレチン，胃抑制ペプチド（GIP）→胃液の分泌を抑制する

理解を深めるワンステップ 2　胃液と胃潰瘍

- 胃液はpHが1～2と非常に強い酸性であるため，食物を分解することができるが，時には胃壁自身をも溶かしてしまうことがある．つまり，攻撃因子（胃酸，ガストリンなど）が防御因子（粘液，重炭酸イオンなど）よりも優位に傾くことで発生するのが胃潰瘍である．その原因としては，ストレスやアルコール多飲，ヘリコバクター-ピロリ菌の感染などが挙げられる．

4 胃腺の構造

● 胃の筋層は内層から ① , ② , ③ の順で3層となっている．また，胃粘膜には外分泌細胞（ ④ , ⑤ , ⑥ ）と内分泌細胞（ ⑦ ）がある．

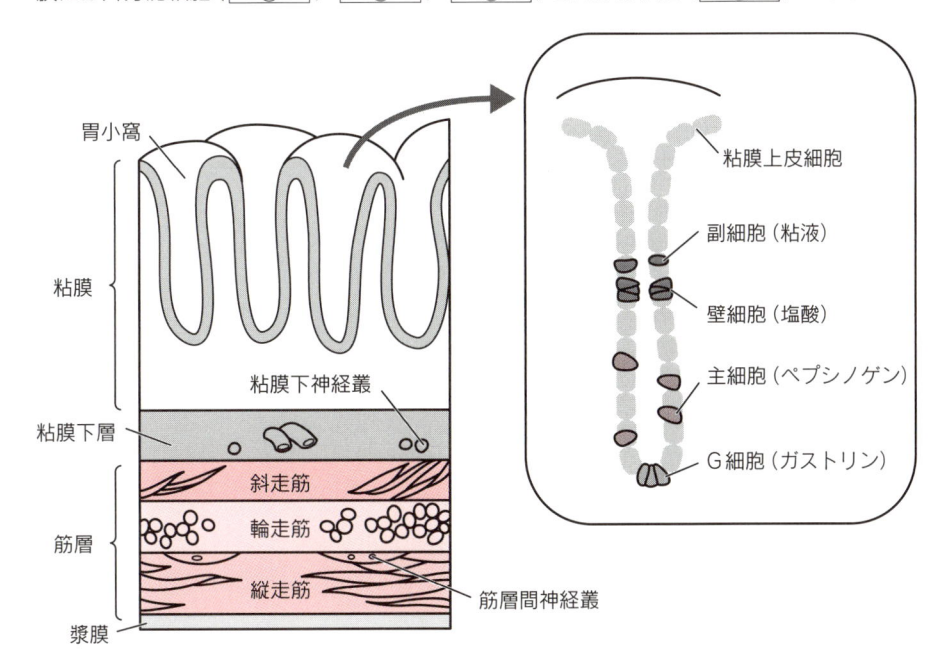

5 胃液の分泌に関する3相

● 胃液には消化に関する3つの分泌相がある． ⑧ は神経性調整のみで，副交感神経を含む ⑨ により分泌は促進され，交感神経によって抑制される． ⑩ と ⑪ はともに神経性，体液性の調節によるものであるが， ⑩ では ⑫ などの作用により分泌は促進されるが， ⑪ においては ⑬ などの働きで胃液の分泌は抑制される．

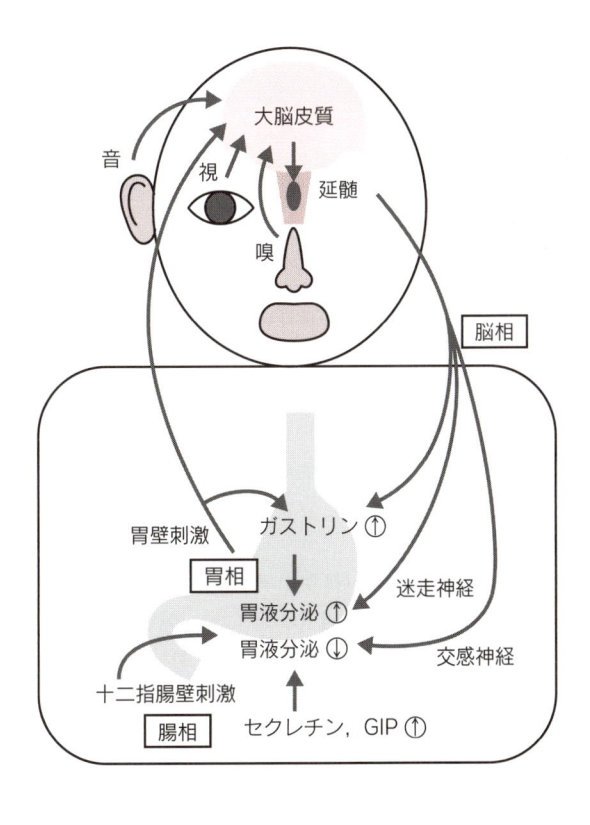

4 小腸内消化

- 小腸内に分泌される消化液は自律神経による神経性と消化管ホルモンによる体液性の両方によって調節されている．

消化運動

膵液の分泌機序
- 神経性調節
  - 交感神経：膵液の分泌を抑制する
  - 副交感神経（迷走神経）：膵液の分泌を促進する
- 体液性調節
  - セクレチン→膵液（重炭酸塩を含む）の分泌を促進する
  - コレシストキニン→膵液（消化酵素を含む）の分泌を促進する

胆汁の分泌機序
- 神経性調節
  - 交感神経：胆嚢を弛緩し，胆汁の排出を抑制する
  - 副交感神経（迷走神経）：胆嚢を収縮し，胆汁の排出を促進する
- 体液性調節
  - セクレチン→肝細胞からの胆汁の分泌を促進する
  - コレシストキニン→胆嚢を収縮し，胆汁の排出を促進する

小腸液の分泌機序
- 神経性調節
  - 交感神経：小腸液の分泌を抑制する
  - 副交感神経（迷走神経）：小腸液の分泌を促進する
- 体液性調節：血管作動性小腸ペプチド（VIP）→小腸液の分泌を促進する

5 大腸内消化と排便

- 排便反射は副交感神経を介した脊髄反射であるが，橋や大脳による調節も受けている．

1）大腸の蠕動運動
- 逆蠕動：盲腸〜上行結腸で内容物を1〜2時間停滞させ，水分吸収と細菌による分解を促す
- 大蠕動：横行結腸〜S状結腸にかけて1日数回，内容物を一気に直腸に運ぶ

2）排　便
- 排便反射（排便中枢：仙髄←上位中枢：橋）
  - 副交感神経（骨盤神経）の興奮：内肛門括約筋を弛緩する
  - 陰部神経の抑制：外肛門括約筋を弛緩する

6 小腸内での体液性調節

- ① の作用により ② を多く含んだ膵液, ③ により ④ を多く含んだ膵液がそれぞれ分泌される. また, 胆汁は ⑤ で生成され分泌されると ⑥ にいったん蓄えられる. ① は ⑤ に, ③ は ⑥ にそれぞれ作用して十二指腸への ⑦ の排出を促進する.

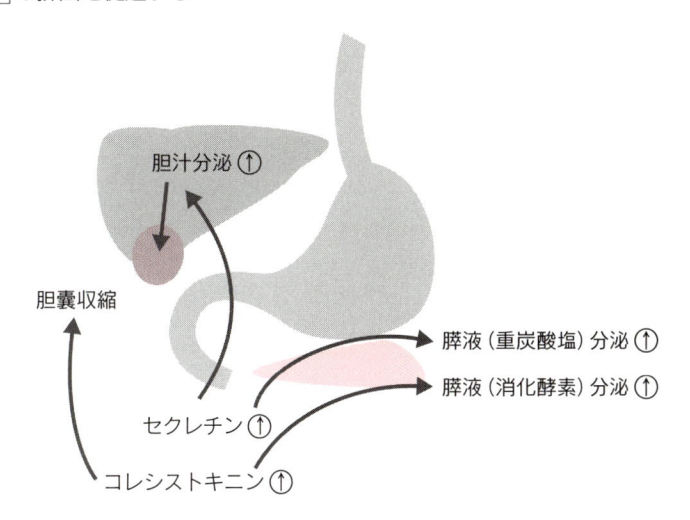

7 排便の仕組み

- 排便反射は自律神経である副交感神経（ ⑧ ）の作用により ⑨ を弛緩させることで起こる. 一方, 随意的に調節できる ⑩ は ⑪ の抑制により弛緩させたり（排便時）, 興奮により収縮させたり（排便の我慢）することで排便をコントロールできる.

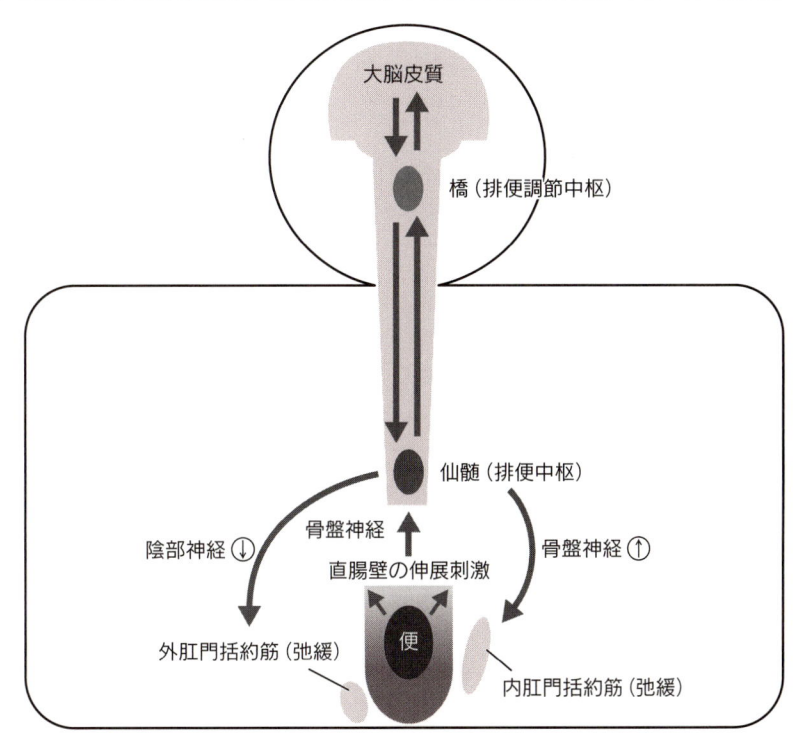

3. 消化と吸収

1 消化液と消化酵素

- 糖質，蛋白質，脂肪などの栄養素は各消化酵素の働きによって単糖類，アミノ酸，脂肪酸とグリセロールといった最終分解産物にまで分解される．また，胆汁は消化酵素を含んでいないが，脂肪の消化に重要な働きを担っている．

種類と作用

	消化酵素	作用
唾液	唾液アミラーゼ（プチアリン）	デンプン→マルトース
胃液	ペプシン （HClによるペプシノゲンの活性）	蛋白質→ペプトン，プロテオース
膵液	膵アミラーゼ（アミロプシン）	デンプン→マルトース
	トリプシン （エンテロキナーゼによるトリプシノゲンの活性）	蛋白質→ペプチド
	キモトリプシン （トリプシンによるキモトリプシノゲンの活性）	
	カルボキシペプチダーゼ （トリプシンによるプロカルボキシペプチダーゼの活性）	蛋白質→アミノ酸
	膵リパーゼ（ステアプシン）	中性脂肪→脂肪酸，グリセロール
胆汁	消化酵素を含まない	脂肪滴の乳化とミセル化
腸上皮細胞	マルターゼ	マルトース→グルコース
	ラクターゼ	ラクトース→グルコース，ガラクトース
	スクラーゼ	スクロース→グルコース，フルクトース
	アミノペプチダーゼ	ペプチド→アミノ酸
	腸リパーゼ	中性脂肪→脂肪酸，グリセロール
大腸	消化酵素を含まない	糞塊の形成と粘膜の保護

＊アミノ酸の最終的消化は刷子縁および上皮細胞の細胞質で行われる（細胞内消化）

理解を深める ワンステップ 3　小腸内の消化酵素

- 小腸内の消化酵素の大部分は上皮細胞の微絨毛膜（刷子縁）に存在するが，一部は腸液内にも含まれている．各栄養素は腸管腔内を移動しながら徐々に分解されてくるが，刷子縁を通って上皮細胞内に吸収される際に最終消化を受けることとなる．特に，ペプチドを分解する消化酵素（アミノペプチダーゼの一部）は上皮細胞内にも存在し，最終消化を行っていることから，これを細胞内消化と呼ぶ．

3. 消化と吸収

1 各栄養素の消化過程

- 糖質のうち ① は，唾液と膵液に含まれる ② によりマルトース（麦芽糖）に分解され，その後，小腸で ③ によりグルコース（ブドウ糖）に分解される．また，スクロース（ショ糖）は小腸で ④ によりフルクトース（果糖）とグルコースに，ラクトース（乳糖）は ⑤ によりガラクトースとグルコースに分解される．
- ⑥ は，胃液に含まれる ⑦ や膵液内の ⑧ ， ⑨ などによりペプチドに分解され，その後，小腸の ⑩ 内において ⑪ により ⑫ されてアミノ酸となる．
- ⑬ は，膵液や小腸内の ⑭ により脂肪酸とグリセロールに分解される．

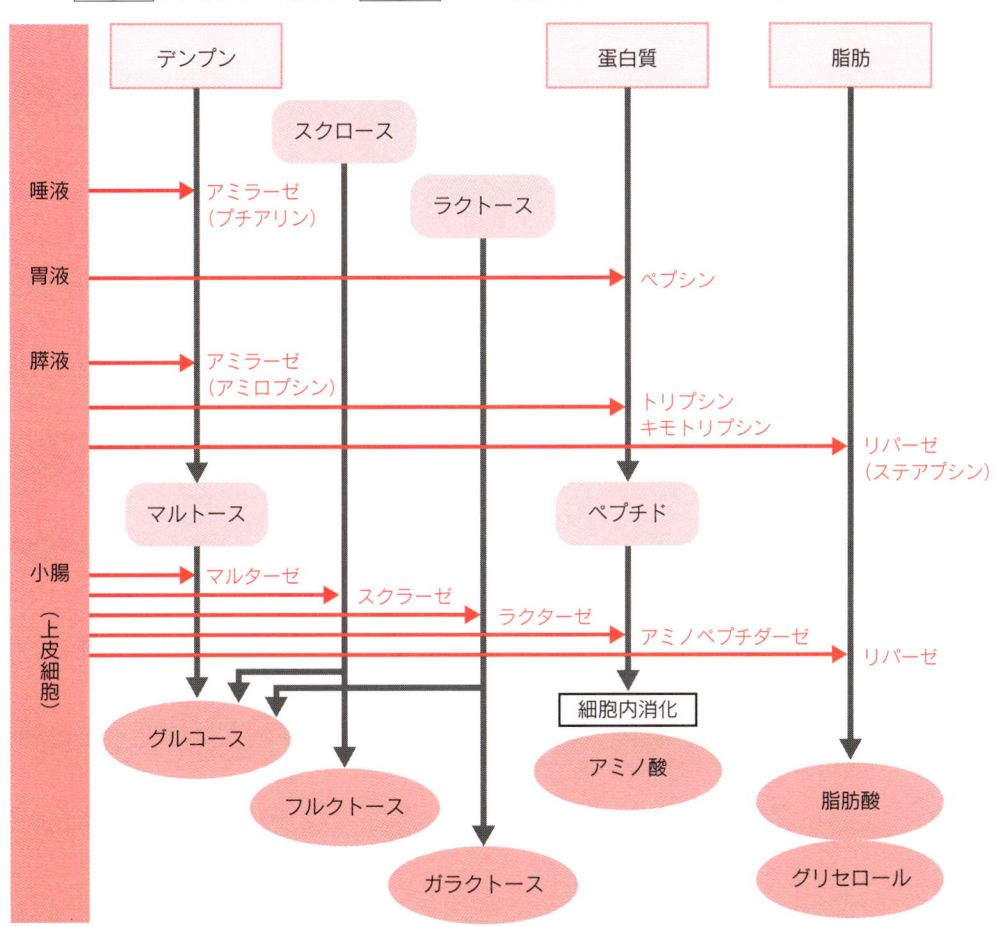

2 吸 収

- 分解された栄養素は小腸の上皮細胞に吸収された後，糖質と蛋白質は毛細血管に，脂肪はリンパ管に入って運ばれる．

糖質の吸収
- グルコース，ガラクトース（二次性能動輸送，p10 参照）
  - 担体による能動輸送（Na^+ との共輸送）により腸上皮細胞に吸収される
  - →促通拡散により毛細血管に入る
- フルクトース
  促通拡散により腸上皮細胞に吸収される→毛細血管に入る

蛋白質の吸収
- アミノ酸（二次性能動輸送）
  - 担体による能動輸送（Na^+ との共輸送）により腸上皮細胞に吸収される
  - →促通拡散により毛細血管に入る

脂肪の吸収
- 脂肪酸，モノグリセリド
  胆汁酸塩により乳化され，ミセルとなって腸上皮細胞に吸収される
- グリセロール
  拡散により腸上皮細胞に吸収される
  ＊腸上皮細胞内でトリグリセリドに再合成された後，カイロミクロンを形成してリンパ管に入る

その他の吸収
- 電解質の吸収
  Na^+ など大部分は能動輸送により吸収される
- ビタミンの吸収
  - 脂溶性ビタミン：脂肪と同様，ミセルとなって吸収される
  - 水溶性ビタミン：そのまま吸収される
- 水の吸収
  主に Na^+ の吸収に伴う受動輸送により吸収される

理解を深めるワンステップ 4　リポ蛋白質

- リポ蛋白質とは，疎水性の脂質をリン脂質で取り囲み，さらに蛋白質と結合した複合体である．脂質を輸送する際の構造で，リン脂質の頭部（親水性）が表面を覆っているため体液と馴染みやすい．比重の違いから，カイロミクロン，超低比重リポ蛋白（VLDL），低比重リポ蛋白（LDL），高比重リポ蛋白（HDL）に分類される．

テキスト ＆ ワーク

2 小腸での栄養素の吸収過程

- グルコースとガラクトース，アミノ酸はNa⁺とともに ① を通過する ② によって上皮細胞内に取り込まれ，その後， ③ によって ④ に吸収される．
- グリセロールはそのまま拡散により上皮細胞内に取り込まれるが， ⑤ とモノグリセリド（グリセロールに脂肪酸が1分子結合したもの）は ⑥ を形成してから取り込まれる．その後，上皮細胞内で再びトリグリセリドに合成されると， ⑦ となって ⑧ に吸収される．

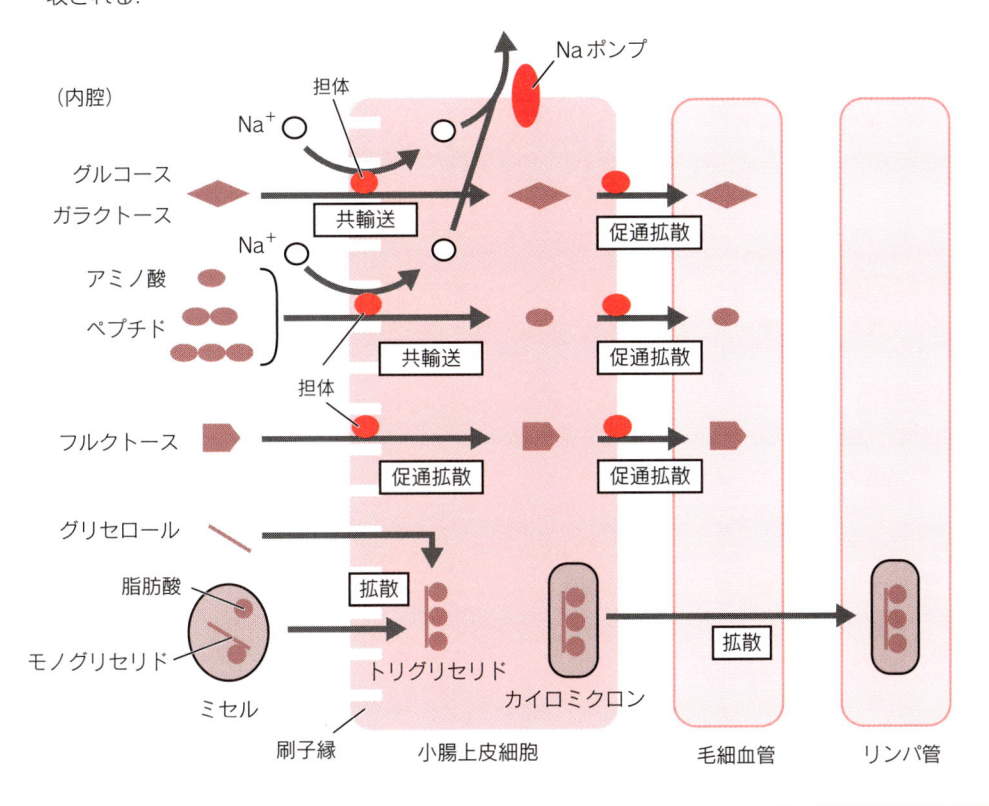

3 消化管ホルモン

- 消化管ホルモンは消化器（胃，小腸）にある内分泌細胞から分泌され，消化管の運動や消化液の分泌を調節する作用を持つ．

種類と作用

	分泌部	作用
ガストリン	胃幽門部	ペプシン，HClの分泌促進 胃液の分泌促進
セクレチン	十二指腸 小腸上部	胃液の分泌抑制 膵液（重炭酸塩）の分泌促進 肝細胞からの胆汁の分泌促進
コレシストキニン		膵液（消化酵素）の分泌促進 胆嚢収縮（胆汁の排出促進）

5 消化と吸収

4. 肝臓と胆道

1 肝臓の脈管と胆道系

肝臓の脈管

- 門　脈→小葉間静脈┐
- 　　　　　　　　　├→洞様毛細血管→中心静脈→肝静脈→下大静脈
- 肝動脈→小葉間動脈┘
　　　　　　　　　　肝小葉

胆道系

　　　　肝小葉
- 毛細胆管→小葉間胆管→肝管→総肝管┐
　　　　　　　　　　　　　　　　　├→総胆管┐
　　　　　　　　　　　　　　胆嚢管┘　　　├→大十二指腸乳頭筋
　　　　　　　　　　　　　　　　　　　膵管┘　（オッディー括約筋）

2 肝臓の機能

● 肝臓は栄養素の代謝作用，胆汁の生成，解毒作用，血液凝固作用，生体防御作用などの機能を持つ．

主な作用

- 糖代謝：グリコーゲンの合成と分解を行う
    - ＊糖新生：アミノ酸やグリセロールからグルコースを生成する
- 蛋白質代謝
    - 血漿蛋白質（アルブミン，α・βグロブリン）を生成する
    - アミノ酸の酸化物を尿素に転換する（オルニチン回路）
- 脂質代謝：脂肪の合成と分解を行う，コレステロールを生成する
- 胆汁を生成し分泌する
- 解毒作用：毒物やアルコールを分解する
- 血液凝固作用
    - 血液凝固因子（フィブリノゲン，プロトロンビン）を生成する
    - 抗血液凝固因子（ヘパリン）を生成する
- 血液を貯蔵する
- 造血作用を持つ（胎生期のみ）
- 生体防御作用：クッパーの星細胞による貪食作用

3 胆汁の組成と胆道の働き

● 胆汁は胆汁酸塩，胆汁色素，脂質などからなり，消化酵素を含まない消化液である．

1）胆　汁

組成

- 胆汁酸塩：コール酸，ケノデオキシコール酸などからなる
- 胆汁色素：ビリルビン（直接型）を含む
- その他：脂肪酸，コレステロール，中性脂肪など
    - ＊黄疸：血中ビリルビンの増加により皮膚や粘膜が黄色に染まった状態

テキスト & ワーク

4. 肝臓と胆道

1 ビリルビン代謝

細網内皮：赤血球→ヘモグロビン→ヘム→ ①

↓ アルブミンと結合

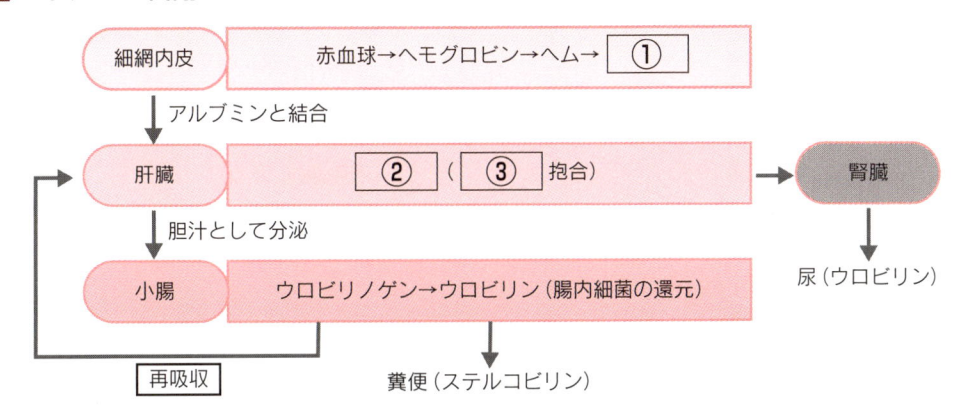

肝臓： ② （ ③ 抱合） → 腎臓 → 尿（ウロビリン）

↓ 胆汁として分泌

小腸：ウロビリノゲン→ウロビリン（腸内細菌の還元）

再吸収 → 肝臓へ

糞便（ステルコビリン）

2 肝臓の機能

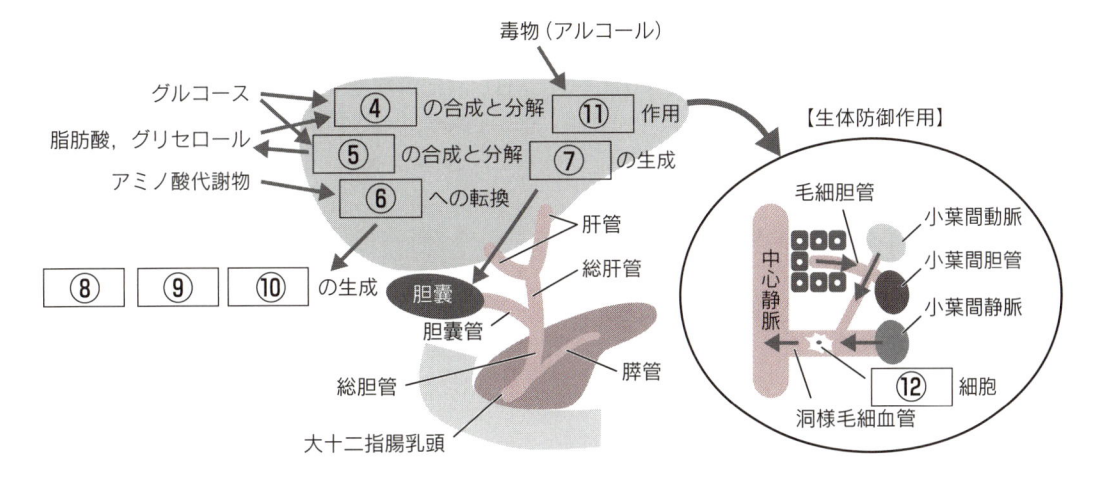

- グルコース → ④ の合成と分解
- 脂肪酸，グリセロール → ⑤ の合成と分解
- アミノ酸代謝物 → ⑥ への転換
- 毒物（アルコール）→ ⑪ 作用
- ⑦ の生成
- ⑧ ⑨ ⑩ の生成

肝管／総肝管／胆嚢／胆嚢管／総胆管／膵管／大十二指腸乳頭

【生体防御作用】
毛細胆管／小葉間動脈／小葉間胆管／小葉間静脈／中心静脈／洞様毛細血管／ ⑫ 細胞

2）胆道の働き
ビリルビンの腸肝循環
・肝臓に運ばれてきた間接型ビリルビンは，グルクロン酸抱合され直接型ビリルビンとなると，胆汁色素として小腸に分泌されるが，そのうち約85％は再吸収され再び肝臓へ戻ってくる

演習問題

1) 消化管の運動について誤っている組合せはどれか．
   1. 食 道 － 振子運動
   2. 胃 － 蠕動運動
   3. 小 腸 － 分節運動
   4. 大 腸 － 大蠕動

2) 唾液分泌について誤っているのはどれか．
   1. 分泌中枢は延髄にある．
   2. 交感神経の作用で粘液性分泌が起こる．
   3. 副交感神経の作用で漿液性分泌が起こる．
   4. 体液性調節で分泌が抑制される．

3) 胃液の分泌機序で正しい組合せはどれか．
   1. 基礎相 － 食物消化
   2. 脳 相 － 壁内神経反射
   3. 胃 相 － ガストリン
   4. 腸 相 － 胃液の分泌促進

4) 胃の反射について誤っているのはどれか．
   1. 胃が食塊で満たされると回盲弁が閉じることを胃-回腸反射という．
   2. 胃が食塊で満たされると結腸で大蠕動が起こることを胃-大腸反射という．
   3. 十二指腸に食塊が移動すると胃の蠕動運動が抑制されることを小腸-胃反射という．
   4. 嘔吐中枢は延髄にある

5) 小腸内消化について正しいのはどれか．
   1. セクレチンは膵液（消化酵素を含む）の分泌を促進する．
   2. コレシストキニンは肝臓での胆汁産生を促進する．
   3. 迷走神経が興奮すると胆嚢が収縮する．
   4. VIPは小腸液の分泌を抑制する．

6) 排便について誤っているのはどれか．
   1. 中枢は仙髄にある．
   2. 直腸壁の伸展刺激により誘発される．
   3. 骨盤神経の抑制により内肛門括約筋が弛緩する．
   4. 陰部神経の抑制により外肛門括約筋が弛緩する．

7) 誤っている組合せはどれか．2つ選べ．
   1. 唾 液 － アミロプシン
   2. 胃 液 － ペプシン
   3. 膵 液 － トリプシン
   4. 小腸上皮細胞 － ステアプシン

8) 消化酵素を含まないのはどれか．2つ選べ．
   1. 唾 液
   2. 膵 液
   3. 胆 汁
   4. 大腸液

9) 栄養素の吸収について誤っている組合せはどれか．
   1. グルコース － 担体輸送
   2. アミノ酸 － 逆輸送
   3. 脂肪酸 － ミセル
   4. グリセロール － 拡 散

10) 肝臓の機能について誤っている組合せはどれか．
    1. 抗血液凝固因子 － ヘパリン
    2. アミノ酸 － 尿 素
    3. ビリルビン － グルクロン酸抱合
    4. 血漿蛋白質 － γグロブリン

第6章 栄養と代謝

学習のポイントとキーワード

1. 栄養素の種類と作用（★）

- 三大栄養素の種類とその働きを理解する．
- ビタミン類の種類とその作用，欠乏症を理解する．

> **キーワード▶** 単糖類，二糖類，脱水縮合，加水分解，アミノ基，カルボキシル基，リン脂質，視紅（ロドプシン），夜盲症，低カルシウム，くる病，脚気，ペラグラ，赤血球，悪性貧血，コラーゲン，壊血病，脂溶性・水溶性ビタミン

2. 物質代謝（★★★）

- 吸収期と空腹期における各栄養素の代謝過程を理解する．

> **キーワード▶** グルコース，解糖系（エムデン-マイヤーホフ経路），クエン酸回路（クレブス回路，TCA回路），電子伝達系，グリコーゲン，トリグリセリド，糖新生，グリセロール，脂肪酸，アセチルCoA，ケトン体

3. エネルギー代謝（★★）

- エネルギー代謝量の算出に必要な測定値について理解する．
- 基礎代謝量とその影響因子による変化を理解する．

> **キーワード▶** 酸素消費量，二酸化炭素排出量，尿中窒素量，呼吸商，アトウォーターの係数，環境温度（季節），性別，年齢，体表面積，栄養状態，ホルモン，食事誘発性産熱反応（特異動的作用）

1. 栄養素の種類と作用

1 三大栄養素

- エネルギー源となる糖質，蛋白質，脂質を三大栄養素という．

1）糖質（炭水化物）

種類
- 単糖類：糖質の最小単位
    - 例）グルコース（ブドウ糖），フルクトース（果糖），ガラクトース
    - ＊構造異性体：分子式は同じであるが結合の仕方に違いがあるため，異なる性質を示すもの（上記の3つの単糖類の分子式はすべて $C_6H_{12}O_6$ である）
- 二糖類：単糖類が2個結合したもの
    - 例）マルトース（麦芽糖），スクロース（ショ糖），ラクトース（乳糖）
- 多糖類：単糖類が多数結合したもの
    - 例）デンプン，グリコーゲン，セルロースなど

2）蛋白質

種類
- アミノ酸：アミノ基（$-NH_2$）＋カルボキシル基（$-COOH$）＋側鎖からなる
- 蛋白質：50個以上のアミノ酸が結合したポリペプチドの鎖である
    - 単純蛋白質：アミノ酸のみからなる
    - 複合蛋白質：ペプチド以外の成分を含む（糖蛋白質，リポ蛋白質など）

機能
- 酵素，免疫抗体，受容体，チャネルやトランスポーター（担体）などに働く

3）脂　質

種類
- トリグリセリド（中性脂肪）：グリセロール1分子＋脂肪酸3分子からなる
- ケトン体：カルボニル基＋炭化水素2分子からなる
    - アセト酢酸，アセトン，β-ヒドロキシ酪酸の総称
- リン脂質：グリセロール1分子＋脂肪酸2分子＋リン酸からなる
- ステロイド：6炭素環3分子＋5炭素環1分子の基本骨格に，異なる官能基が結合する
    - 例）コレステロール，副腎皮質ホルモン，生殖腺ホルモンなど

1. 栄養素の種類と作用

1 単糖類と二糖類（脱水縮合と加水分解）

- 2つの ① が結合して ② をつくる際には水分子が1つ失われ（ ③ という），② に水分子を加えることで ① に分解する（ ④ という）．

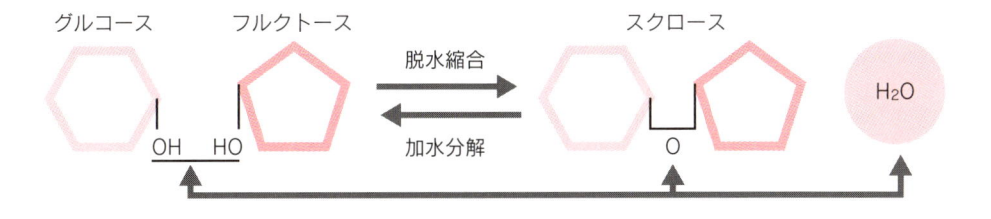

2 アミノ酸の構造

- アミノ酸はその基本構造において ⑤ と ⑥ が共通しており，側鎖の構造の違いにより20種類に分類できる．また，⑤ と ⑥ が ③ により結合（ペプチド結合という）することでポリペプチドの鎖（蛋白質）ができる．

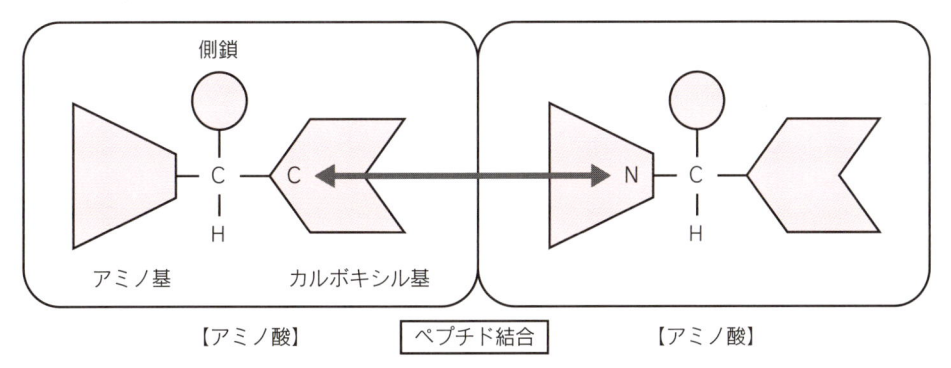

3 リン脂質と細胞膜

- リン脂質は細胞膜などの生体膜を構成する要素となっているが，リン酸基には極性（⊖）があるため頭部では水分子となじみやすく ⑦ を示す．一方，尾部を構成する脂肪酸の炭化水素鎖には極性がないため ⑧ の性質を持つ．

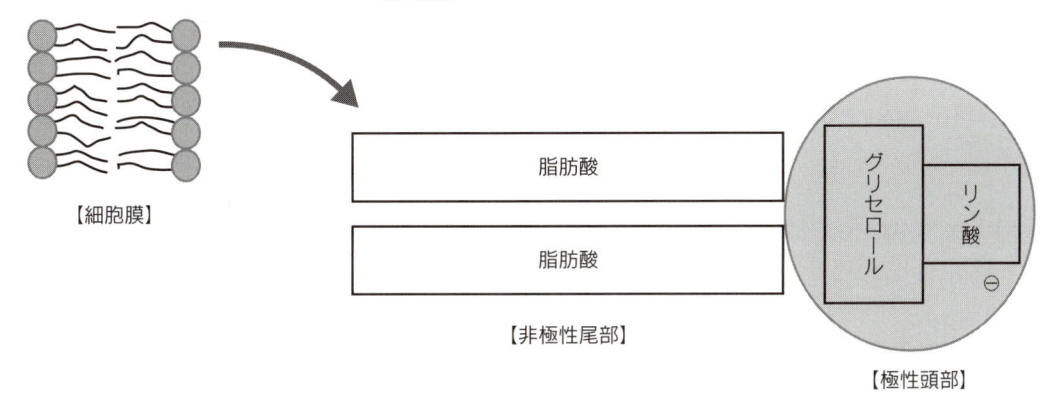

2 ビタミン・無機塩類

1) ビタミン類

酵素作用を発揮させる上で必要な物質であるが，体内では合成できないため栄養素として摂取しなければならない．

作用と欠乏症

	名称	作用	欠乏症
脂溶性	A（プロビタミンA）（α・β・γ カロチン）	視紅（ロドプシン）の成分 上皮細胞の機能保持	夜盲症 皮膚角化症
	D	Ca^{2+} 吸収の促進	くる病 骨軟化症
	E	抗酸化作用 精子や胎盤形成に関与	不妊症 貧血
	K	血液凝固因子生成の促進	出血性素因
水溶性	B_1（チアミン）	糖代謝に関与 末梢神経機能の保持	脚気 神経炎
	B_2（リボフラビン）	フラビン蛋白の成分	皮膚炎 口角炎
	ナイアシン（ニコチン酸, ニコチン酸アミド）	糖質, 脂質, 蛋白質代謝に関与	ペラグラ
	B_6（ピリドキシン）	蛋白質代謝に関与	痙攣 刺激過敏症
	葉酸	核酸, アミノ酸代謝に関与	貧血
	B_{12}（コバラミン）	赤血球造成を刺激	悪性貧血
	C（アスコルビン酸）	コラーゲン生成に関与	壊血病

2) 無機塩類

作用と異常症状

名称	作用	異常症状
ナトリウム	体液浸透圧調節	高 Na 血症…高血圧, 浮腫
カリウム	活動電位の発生	高 K 血症…不整脈, 心停止
カルシウム	骨の成分 血液凝固に関与	欠乏…骨粗鬆症, テタニー 過剰…尿毒症
鉄	ヘモグロビンの構成要素	欠乏…鉄欠乏性貧血 過剰…ヘモクロマトーシス
銅	ヘモグロビンの合成	過剰…ウィルソン病

理解を深めるワンステップ 1　ビタミンDの体内合成

・体内で必要なビタミンDの約70%は，皮膚面において紫外線刺激により脂質（コレステロールの一種）から合成されている．つまり，ビタミンの中でDだけは体内で合成され，Ca代謝に関与することから，内分泌（ホルモン）の一つとして捉えることもできる．

テキスト & ワーク

4 ビタミン欠乏症

- ビタミンA欠乏症：　①　，皮膚角化症
  ビタミンAの欠乏により網膜にある杆状体細胞での視物質（　②　）が合成できなくなり夜間視力の低下がみられる．また，上皮細胞の機能も障害され，皮膚の乾燥や角化も起こる．

- ビタミンB_1欠乏症：　③　
  ビタミンB_1の欠乏により心不全と末梢神経障害をきたす疾患で，アルコール依存症患者や偏食傾向の若者に多くみられる．

- ナイアシン欠乏症：　④　
  ナイアシン（ビタミンB_3）の欠乏により皮膚炎（四肢，顔面など）や消化器症状（吐き気，嘔吐，下痢など）がみられる．　④　とはイタリア語で"皮膚の痛み"を意味する．

- 葉酸，ビタミンB_{12}欠乏症：巨赤芽球性貧血
  　⑤　の分化に関するDNAが障害されたことで異常な巨赤芽球が産生される貧血である．かつて，ビタミンB_{12}の欠乏（吸収障害）によるものは治療法もなく死に至る病であったことから特に"　⑥　"という名で呼ばれていた．

- ビタミンC欠乏症：　⑦　
  ビタミンCの欠乏により　⑧　の生成が障害され，身体の各器官で出血性の症状（皮膚や粘膜の出血，創傷治癒の遅延など）を引き起こす．

- ビタミンD欠乏症：　⑨　，　⑩　
  ビタミンDの欠乏（代謝障害など）が原因となり，小児期にみられる骨格の変形（脊柱後弯，X脚など）を主症状としたものを　⑨　，成人以後で易骨折性や　⑪　血症（テタニー）をきたすものを　⑩　という．

- ビタミンK欠乏症：　⑫　
  プロトロンビンなど，一部の血液凝固因子はビタミンKを材料として生成されているため，腸管でのビタミンKの吸収障害が起きると血液凝固に異常をきたす．

5 無機塩類の異常症

- 鉄の欠乏症：　⑬　
  鉄の欠乏により赤血球のヘモグロビン合成が低下して起こる貧血である．貧血の中では最も頻度が高く，子宮筋腫による月経過多や出産，消化管出血などが原因となる．頭痛やめまい，動悸，息切れなどの一般的な貧血症状に加えて，爪の中央部がくぼむスプーン状爪や異食症といった鉄欠乏による症状もみられる．

- 鉄の過剰症：　⑭　
  鉄が全身に沈着する疾患で，肝腫大，糖尿病，青銅色皮膚の症状を呈する．

- 銅の過剰症：　⑮　
  銅代謝に異常が生じる先天性疾患で，特に肝臓，脳，角膜などに過剰に沈着し，肝硬変，不随意運動，カイザー-フラッシャー角膜輪などの病態を引き起こす．

2. 物質代謝

1 代謝と高エネルギーリン酸化合物

● 細胞はその内部で絶えず新しい物質を合成（同化）する一方で，エネルギーを取り出すために物質の分解（異化）も盛んに行っている．

代謝の種類
- 中間代謝：栄養素の代謝過程での化学的変化
  - 異化作用：栄養素を分解しエネルギーを作り，分解産物を体外に排泄する過程をいう
  - 同化作用：必要な物質を体内に取り入れ，生体固有の成分を合成する過程をいう
- エネルギー代謝：栄養素の代謝過程でのエネルギー出納

高エネルギーリン酸化合物
- アデノシン三リン酸（ATP）：アデニン＋リボース＋リン酸（3分子）からなる
  ATP → ADP ＋ P ＋エネルギー
- クレアチンリン酸（CP）：クレアチン＋リン酸（1分子）からなる
  クレアチン＋ ATP ⇔ クレアチンリン酸＋ ADP（ローマン反応）

2 吸収期の中間代謝

● 吸収期の細胞は主に同化作用を行いながら，グルコースを分解することでエネルギーを産生している．

1）糖質の代謝

同化作用
- グルコース ─────────→ グリコーゲンとして肝臓や筋に貯蔵する
- フルクトース，ガラクトース ─┘ トリグリセリドとして脂肪組織に貯蔵する

異化作用　$C_6H_{12}O_6$（グルコース）＋ $6H_2O$ ＋ $6O_2$ → $6CO_2$ ＋ $12H_2O$ ＋ 38ATP　を産生する

2）蛋白質の代謝

同化作用
- アミノ酸 → 各組織固有の蛋白質を合成する

異化作用　$2 C_6H_{13}O_2N$ ＋ $15O_2$ → $12CO_2$ ＋ $10H_2O$ ＋ $2NH_3$
- アミノ酸 ┬ ケト酸 → グルコースに変換する（糖新生）
  　　　　 └ NH_3 ── 尿素に変換する（腎臓へ）

2. 物質代謝

1 グルコースの代謝

- ① が ② まで代謝される過程を ③ （エムデン-マイヤーホフ経路）といい，無酸素下においても ④ を合成することができるが， ② は疲労物質である ⑤ として蓄積されていく．
- 有酸素下において， ② はミトコンドリアの中に取り込まれて ⑥ となり ⑦ （クレブス回路/TCA回路）から ⑧ （チトクローム系）へと進んでいく間に， ④ や ⑨ が生成される．
- グルコース1モルから6モルの ⑩ と ⑪ を使って，38モルの ④ を合成し，6モルの ⑫ と12モルの ⑩ を排出する．

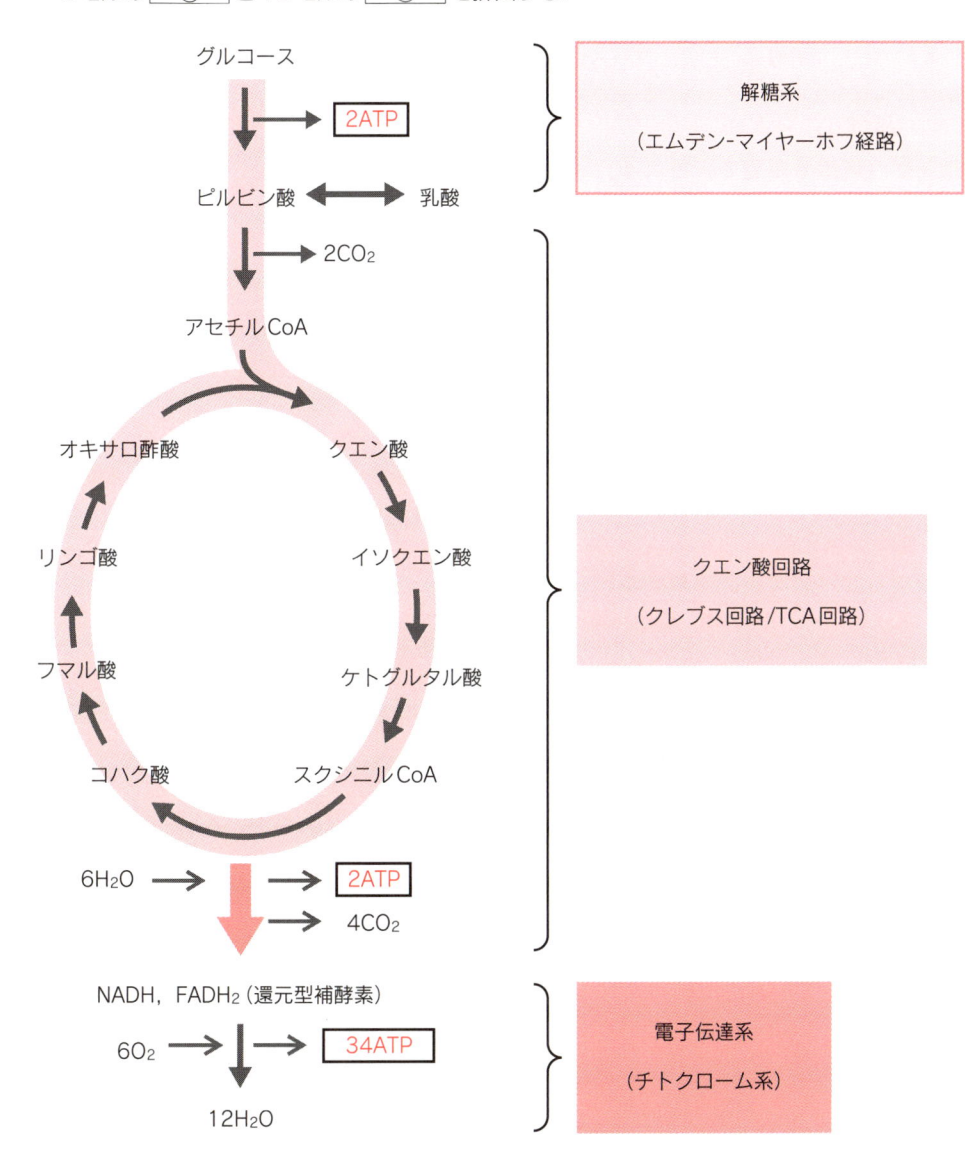

グルコース
↓ → 2ATP
ピルビン酸 ⇄ 乳酸
↓ → 2CO_2
アセチルCoA

クエン酸回路：
オキサロ酢酸 → クエン酸 → イソクエン酸 → ケトグルタル酸 → スクシニルCoA → コハク酸 → フマル酸 → リンゴ酸 → オキサロ酢酸

解糖系（エムデン-マイヤーホフ経路）

クエン酸回路（クレブス回路/TCA回路）

6H_2O → → 2ATP
→ 4CO_2

NADH，$FADH_2$（還元型補酵素）
6O_2 → → 34ATP
12H_2O

電子伝達系（チトクローム系）

3）脂質の代謝

同化作用
- 脂肪酸 ─────┐
- グリセロール ─┴→ トリグリセリドとして肝臓や脂肪組織に貯蔵する

異化作用　　$2\,C_{57}H_{110}O_6 + 163\,O_2 \rightarrow 114\,CO_2 + 110\,H_2O$
- トリグリセリド ┬→ グリセロール → グルコースに変換する（糖新生）
　　　　　　　　└→ 脂肪酸 ──→ アセチル CoA に変換する（クエン酸回路へ）
　　　　　（β酸化）　　└→ ケトン体

＊ケトン体が多く生成されるとアシドーシスとなる（ケトアシドーシス）

3 空腹期の中間代謝

● 空腹期では中枢神経系へのグルコース供給を維持するために，糖新生を促進しながら，それ以外の細胞は脂肪酸を材料としてクエン酸回路に利用する仕組みを働かせる．

糖新生（肝臓や腎臓で行われる）
- アミノ酸やグリセロールなどからグルコースを生成する

脂肪の利用
- 中枢神経系以外はグルコースの使用を停止する
- 脂肪酸 → β酸化 → アセチル CoA → クエン酸回路で使用する

4 中間代謝の調節

● 吸収期では同化作用に働くインスリンが，空腹期では異化作用に働くグルカゴンが代謝機能に関与している．

インスリン（吸収期に作用する）
- グリコーゲン，蛋白質，脂肪合成を促進する ┐
- 糖新生，脂肪分解を抑制する　　　　　　　　┘血糖値低下

グルカゴン（空腹期に作用する）
- グリコーゲン分解を促進する ┐
- 糖新生，脂肪分解を促進する ┘血糖値上昇

テキスト & ワーク

2 吸収期の中間代謝

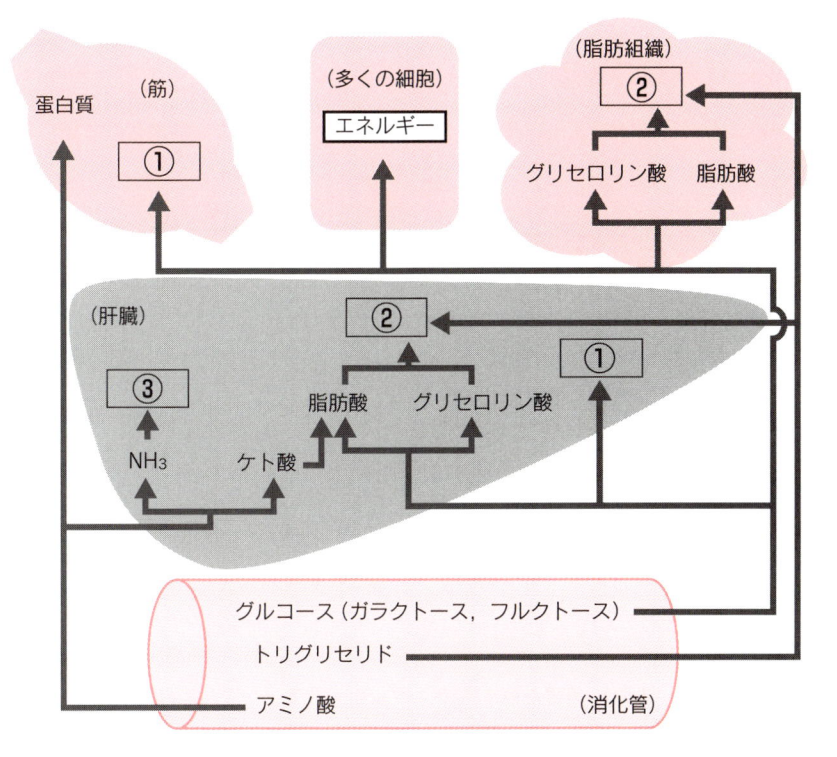

（筋）　蛋白質　①　　（多くの細胞）　エネルギー　　（脂肪組織）　②　グリセロリン酸　脂肪酸

（肝臓）　③　NH₃　ケト酸　脂肪酸　グリセロリン酸　②　①

グルコース（ガラクトース，フルクトース）
トリグリセリド
アミノ酸　　　　　　　　　（消化管）

3 空腹期の中間代謝

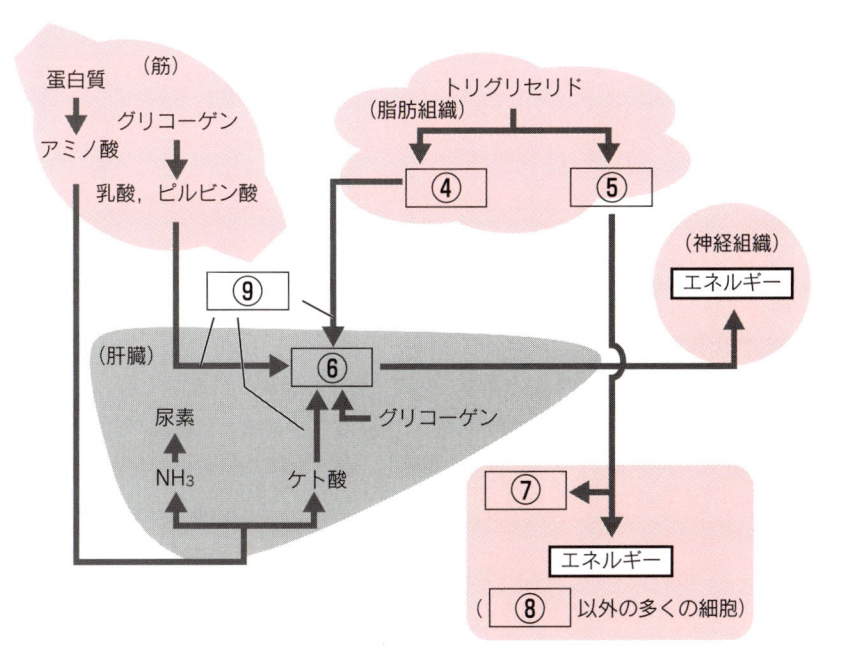

（筋）　蛋白質　アミノ酸　グリコーゲン　乳酸，ピルビン酸　　（脂肪組織）トリグリセリド　④　⑤

（神経組織）エネルギー

（肝臓）　⑨　⑥　グリコーゲン
尿素　NH₃　ケト酸

⑦　エネルギー
（⑧　以外の多くの細胞）

3. エネルギー代謝

1 エネルギー代謝量の測定

- エネルギー代謝量は酸素消費量，二酸化炭素排出量，尿中窒素量より算出される値である．

算出手順
- 呼吸気ガス分析により酸素消費量と二酸化炭素排出量を測定する
- 尿中窒素量より蛋白質酸化量を推定する
- 呼吸商：二酸化炭素排出量と酸素消費量の比（CO_2/O_2）
    糖質（1.0），蛋白質（0.8），脂質（0.7）
- 非蛋白性呼吸商より糖質と脂質酸化量を算出する
- アトウォーター Atwater の係数より栄養素のエネルギー量を算出する
    糖質（4.1 kcal/g），蛋白質（4.2 kcal/g），脂質（9.3 kcal/g）

2 各種のエネルギー代謝

- エネルギー代謝量は周囲の環境，個人の特性，日常の活動状況によって影響を受ける．

1）基礎代謝
覚醒時，生命を維持するのに必要な最小限のエネルギー代謝
- 成人男性：約 1500 kcal/日，成人女性：約 1200 kcal/日

影響因子

因子	影響
環境温度	冬（↑），夏（↓）
性	男性（↑），女性（↓）
年齢	乳児期や思春期（↑），老年期（↓）
体表面積	広い（↑），狭い（↓）（体表面積に比例する）
栄養状態	過食（↑），飢餓（↓）
ホルモン	甲状腺ホルモンや副腎皮質・髄質ホルモン（↑）

2）その他のエネルギー代謝
- 睡眠代謝：睡眠時のエネルギー代謝量は基礎代謝量の約 90％に低下する
- 労作時の代謝：骨格筋や心肺活動が亢進されると，エネルギー代謝量が上昇する
- 運動時の代謝：筋細胞での ATP 産生が増大し，酸素不足となると乳酸を除去するために代謝が亢進される
- 食事誘発性産熱反応
    摂食後，栄養素吸収のためエネルギー代謝量が上昇すること（特異動的作用ともいう）
    全エネルギー所要量の約 10％を占める

3）推定エネルギー必要量

1日の基礎代謝量×身体活動レベル
- エネルギーの出納（摂取量－消費量）が0となると推定される1日当たりのエネルギー摂取量

身体活動レベルとその値

身体活動レベル		代表値
レベルⅠ（低い）	生活の大部分が座位で，静的な活動が中心の場合	1.50 (1.40～1.60)
レベルⅡ（ふつう）	座位中心の仕事だが，職場内での移動や立位での作業，接客等，あるいは通勤，買物，家事，軽いスポーツ等のいずれかを含む場合	1.75 (1.60～1.90)
レベルⅢ（高い）	移動や立位の多い仕事への従事者．あるいはスポーツなど余暇における活発な運動習慣を持っている場合	2.00 (1.90～2.20)

理解を深めるワンステップ 2　運動と酸素負債

- 筋に対してATPを供給する仕組みには，以下の
  ① クレアチンリン酸系（CP系）
  ② 解糖系
  ③ 有酸素系（クエン酸回路～電子伝達系）

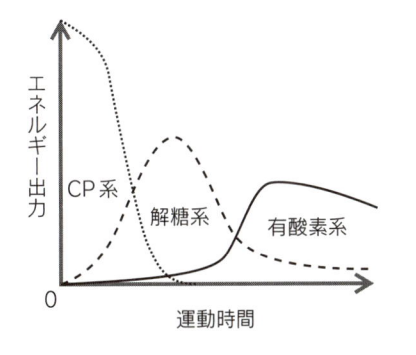

の3種類がある．運動開始に伴い心拍数が上昇し血液によって筋に十分な酸素が運ばれ，③有酸素系でのエネルギー供給状態に至るまでにはある程度の時間が必要となるため，運動初期においては酸素不足となり無酸素性エネルギー産生機構（①や②）からのATP供給で賄われることになる．つまり，運動に必要な酸素を無酸素性エネルギー産生機構から借りてきたと考え，この不足分を"酸素借"と呼んでいる（グラフ内a）．また，運動をやめた後でも安静時より高い酸素摂取状態が続くが，これは運動中の酸素借を運動後に返却していると考え，この状態での酸素摂取量を"酸素負債"と呼んでいる（グラフ内c）．この酸素負債で得た酸素により筋細胞内に蓄積した乳酸が除去されることとなる．

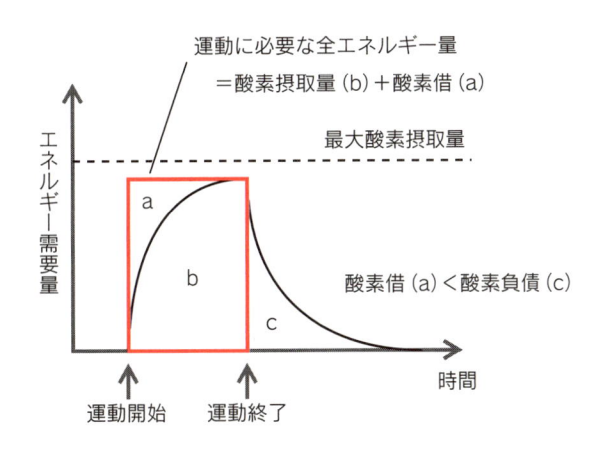

演習問題

1) 三大栄養素について正しいのはどれか.
   1. 二糖類から水分子が1つ失われることで単糖類に分解される.
   2. マルトース,スクロース,ラクトースは多糖類である.
   3. リン脂質の頭部は極性を持たないため疎水性を示す.
   4. アミノ基とカルボキシル基がペプチド結合することで蛋白質が作られる.

2) 水溶性ビタミンでないのはどれか.
   1. βカロチン
   2. ナイアシン
   3. 葉酸
   4. アスコルビン酸

3) ビタミンとその欠乏症について誤っている組合せはどれか.
   1. ビタミンA － 夜盲症
   2. ビタミンB_{12} － 悪性貧血
   3. ビタミンC － ペラグラ
   4. ビタミンD － くる病

4) 低カルシウム血症により起こるのはどれか.
   1. 脚気
   2. テタニー
   3. 貧血
   4. 出血性素因

5) ATPの合成に利用されないのはどれか.
   1. 乳酸
   2. クレアチンリン酸
   3. グリコーゲン
   4. 尿素

6) グルコースの代謝過程について誤っている組合せはどれか.
   1. 解糖系 － 無酸素
   2. クエン酸回路 － アセチルCoA
   3. TCA回路 － $6O_2$
   4. 電子伝達系 － 34ATP

7) 空腹期の中間代謝について正しいのはどれか.
   1. インスリンによる異化作用が中心となる.
   2. 糖新生は抑制される.
   3. 中枢神経系はグルコースの使用を停止する.
   4. β酸化により脂肪酸をアセチルCoAに変換して利用する.

8) エネルギー代謝の算出について誤っているのはどれか.
   1. 呼吸気ガスより酸素消費量と二酸化炭素排出量を測定する.
   2. 尿中窒素量から脂質酸化量を推定する.
   3. 呼吸商とは二酸化炭素排出量と酸素消費量の比である.
   4. 三大栄養素のうち単位あたりのエネルギー量が最も多いは脂質である.

9) 基礎代謝の比較で誤っているのはどれか.
   1. 冬期 ＜ 夏期
   2. 女性 ＜ 男性
   3. 老人 ＜ 乳児
   4. やせ ＜ 肥満

10) 特異動的作用によるエネルギー代謝量の上昇がみられるのはどれか.
    1. 睡眠中
    2. 運動後
    3. 食事後
    4. 入浴中

第7章 体温とその調節

学習のポイントとキーワード

1. 熱産生と熱放散（★★★）

- 熱産生の種類とその特徴を理解する.
- 熱放散の種類とその調節機能について理解する.

> **キーワード▶** ふるえ，褐色脂肪組織，甲状腺ホルモン，アドレナリン，輻射（放射），伝導，対流，蒸発（不感蒸泄，発汗），対向流熱交換系，エクリン腺，アポクリン腺，温熱性発汗

2. 体温の調節と気候馴化（★★）

- 環境温度の変化に対する体温調節の仕組みを理解する.

> **キーワード▶** 視床下部，暑熱馴化，寒冷馴化，発汗量，皮膚血管，代謝量，立毛筋

3. うつ熱と発熱（★）

- 発熱が起こる過程を理解する.

> **キーワード▶** 外因性発熱物質，内因性発熱物質（インターロイキン1），マクロファージ，プロスタグランジン，温ニューロン，冷ニューロン，交感神経，アドレナリン

4. 体 温（★）

- 体温の種類と生理的変動の特徴を理解する.

> **キーワード▶** 深部体温，皮膚体温，直腸温，口腔温，腋窩温，変動（日周期，性周期，年齢）

1. 熱産生と熱放散

1 体熱の産生

- 体内で必要なエネルギーを作ったり利用したりする過程で熱が発生するが，代謝能力の高い骨格筋や肝臓では熱産生能力も特に高い．

種類
- **ふるえ熱産生**：骨格筋の不随意で律動的な収縮により発生する
  ＊拮抗筋どうしが同時に収縮するため，関節運動は起こらない
- **非ふるえ熱産生**
  - **交感神経**の興奮：肝臓での代謝亢進や**褐色脂肪組織**での代謝（新生児に著明）により発生する
  - **ホルモン**の作用：**甲状腺ホルモン**（サイロキシン，トリヨードサイロニン） ┐ 代謝亢進作用
    副腎皮質ホルモン，副腎髄質ホルモン（**アドレナリン**） ┘ により発生する

2 体熱の放散

- 熱放散の機序は環境温によって異なり，常温環境（25℃）では輻射によるものが最も多いが，高温環境（体温と同程度）になるとほとんどが発汗の作用となる．

1）熱放散の物理的仕組み

種類
- **輻射（放射）**：人体と接触していない物体に体熱が赤外線として伝導される放熱
- **伝導**と**対流**：熱が皮膚や気道と接する空気や物に直接伝わって放熱
- **蒸発**：体表から水分が蒸発する際の気化熱による放熱
  - **不感蒸泄**：無意識下での皮膚表面や気道からの水分蒸発
  - **発汗**：汗として意識される汗腺からの水分蒸発

割合

常温環境下	**輻射（放射）**：約60% 伝導・対流：約25% 蒸発：約15%
高温環境下	**発汗**による熱放散量が増大する

理解を深める ワンステップ 1　褐色脂肪組織

- 皆さんは「やせの大食い」をご存じだろうか．うらやましい…と，思う人も多いのでは？「やせの大食い」には褐色脂肪組織の食事誘発性産熱反応が関係している．脂肪は褐色脂肪組織（熱産生作用）と白色脂肪組織（皮下脂肪）に分けられる．褐色脂肪組織は肩部や胸椎周辺に確認することができ，その量が多い人ほど，皮下脂肪は体内に蓄積されにくい．しかし，前者は残念なことに加齢とともに退縮してしまう．今後，細胞の活性を維持できれば肥満治療に大いに有望と思われる．

1. 熱産生と熱放散

1 熱放散の機序

- 皮膚表面と接していない物体に体熱が伝わることを ① といい，常温環境下ではこの割合が最も大きい．それ以外の熱放散には，皮膚と接している空気や物体（椅子や衣類など）に体熱が放散される ② ・ ③ ，発汗などの気化熱による ④ がある．ただし，通常，皮膚表面にはそこを覆う空気の層（境界層）があり，皮膚温とほぼ同じ温度であるため，大気中への体熱の伝導は大変小さくなっている．

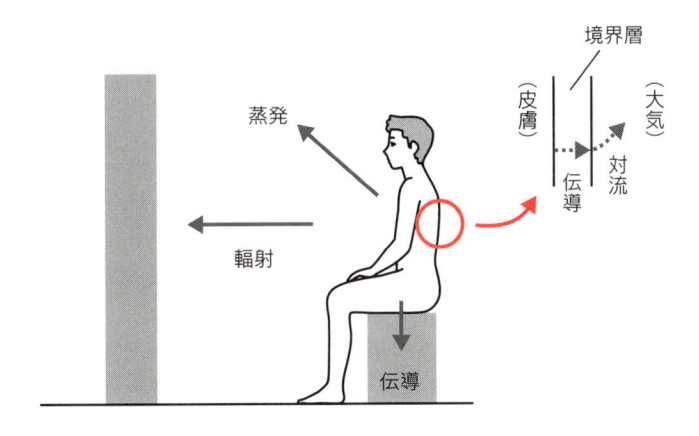

2 環境温に対する熱放散量の変化

- 環境温が27～32℃の間では ⑤ も ⑥ も起こらず体温は皮膚血管によってのみ調節されている（温熱的中性域）．しかし，これより高い環境温下になると熱放散は発汗による ④ の割合が急増し， ① や ② ・ ③ は激減する．

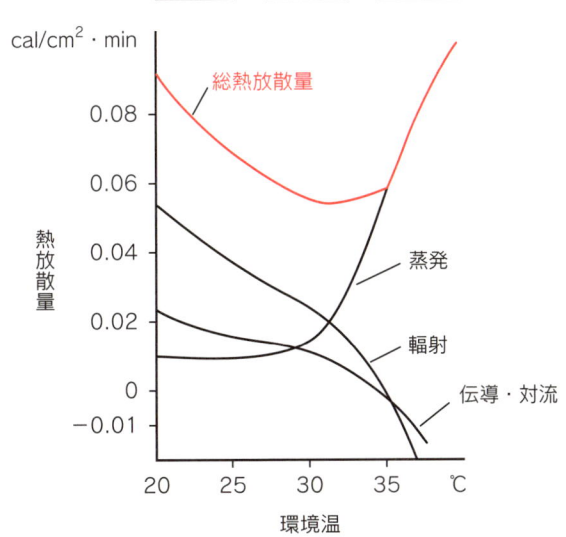

2）熱放散の調節

皮膚血管の調節
- 高温環境
  - アドレナリン作動性交感神経が抑制し，皮膚血管が拡張（血流量増加）されると熱放散が促進する
- 低温環境
  - アドレナリン作動性交感神経が興奮し，皮膚血管が収縮（血流量減少）されると熱放散が抑制する

対向流熱交換系
- 表在性静脈の血管が収縮して皮膚血流を減少させると同時に，動脈血により深在静脈が温められることで体表からの熱放散量を抑制する仕組み

3）発　汗

汗腺の種類
- エクリン腺（小汗腺）：全身に分布し，コリン作動性交感神経により支配される（体温調節に関与する）
- アポクリン腺（大汗腺）：腋窩，乳暈，会陰部などに分布する（体温調節には関与しない）

発汗の種類
- 温熱性発汗：高温環境下での手掌と足底を除く全身の発汗
- 精神性発汗：緊張状態での手掌，足底，腋窩の発汗
- 味覚性発汗：辛味や酸味の強い食事でかく顔面の発汗

発汗の神経調節
- コリン作動性交感神経が興奮し，発汗が促進されると熱放散が促進する
- コリン作動性交感神経が抑制し，発汗が抑制されると熱放散が抑制する

理解を深めるワンステップ 2　血管収縮と発汗に働く2種類の交感神経

- もし，血管収縮に作用する交感神経と発汗に働く交感神経がともにアドレナリン作動性の交感神経だとすると，高温環境下で発汗のために交感神経末端から放出されたノルアドレナリンが，周辺の皮膚血管にも作用して血管を収縮させ，血流量を減少させてしまうことになる．これを防ぐために，汗腺はコリン作動性の交感神経の支配となっており，末端からはアセチルコリンが放出されている．このことは，発汗と同時に周囲の血管には拡張作用が働くため，生体にとっては大変都合が良い仕組みといえる．

3 対向流熱交換系の仕組み

- 低温環境下においては，皮膚表面に向かう動脈の血管を収縮させることで[①]への血流量を減少させ，皮膚からの熱放散を抑えて皮膚体温の低下を抑制している．同時に，動脈血からの熱伝導を受けながら[②]への血流量を増大させることで，深部体温を維持するよう努めている．このような仕組みを[③]という．

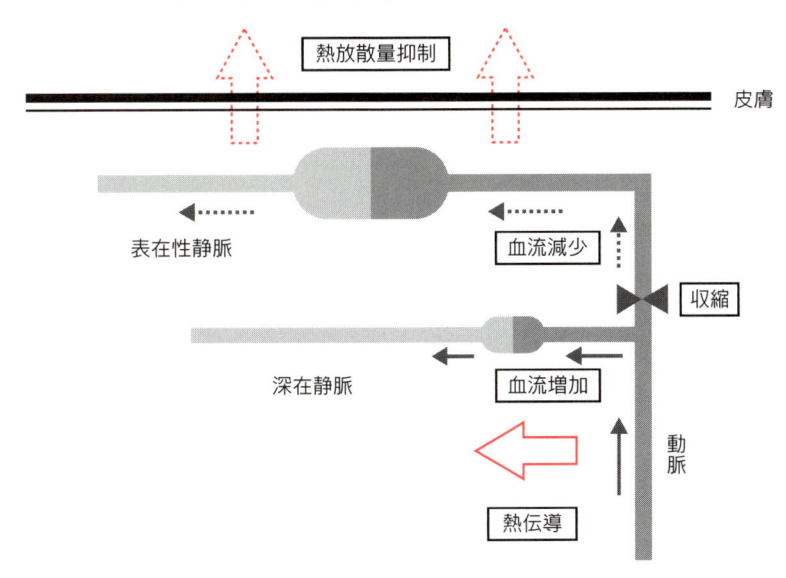

4 皮膚に存在する腺

- 皮脂腺：腺は真皮に存在し毛包または直接皮膚表面に開口する．手掌と足底には存在しない．
- [④]（小汗腺）：腺は真皮に存在し導管が皮膚表面の汗孔に開口する．ここから分泌される液の99％は水で[⑤]に作用する．
- [⑥]（大汗腺）：腺は真皮に存在し毛包に開口する．ここからは脂質や蛋白質などを含んだ液を分泌し，皮膚上の常在細菌により分解されにおいを発することで，動物では社会的または性的な関係を結ぶフェロモンとして機能する．

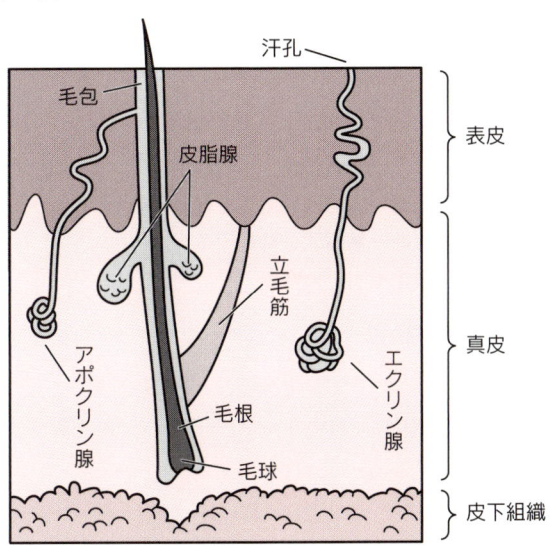

2. 体温の調節と気候馴化

1 体温の調節

- 外気温の変化は皮膚の温度受容器で，血液の温度変化は視床下部の温度感受性ニューロンで感受されて体温調節中枢（視床下部）に情報が送られる．

1）温度受容器
深部体温の受容器
- 視床下部の温度感受性ニューロン
  - 温ニューロン：温度の上昇を感受する
  - 冷ニューロン：温度の下降を感受する

皮膚体温の受容器
- 温覚受容器と冷覚受容器がある

2）体温調節中枢
- 視床下部にある
- 設定温度（セットポイント）により体温を調節する

2 気候馴化

- 外気温上昇時には熱放散を促進し熱産生を抑制することで体温の上昇を抑える機能が働く．逆に，外気温低下時には熱産生を促進し熱放散を抑制することで体温を一定に保とうとする．

1）暑熱馴化
機能
- 発汗量の増大，皮膚血管の拡張→熱放散を促進する
- 代謝量の低下→熱産生を抑制する
- アルドステロンの分泌促進，汗中のNaCl濃度低下→Na$^+$濃度を維持する
- バソプレッシンの分泌促進（尿量減少）→体液量を維持する

2）寒冷馴化
機能
- ふるえ熱産生や非ふるえ熱産生（交感神経，甲状腺ホルモン，副腎皮質ホルモン，副腎髄質ホルモンによる）の増大，基礎代謝の亢進→熱産生を促進する
- 皮膚血管の収縮，立毛筋の収縮→熱放散を抑制する
- その他：皮下脂肪の増大，体毛や羽毛の密生

2. 体温の調節と気候馴化

1 暑熱馴化の機序

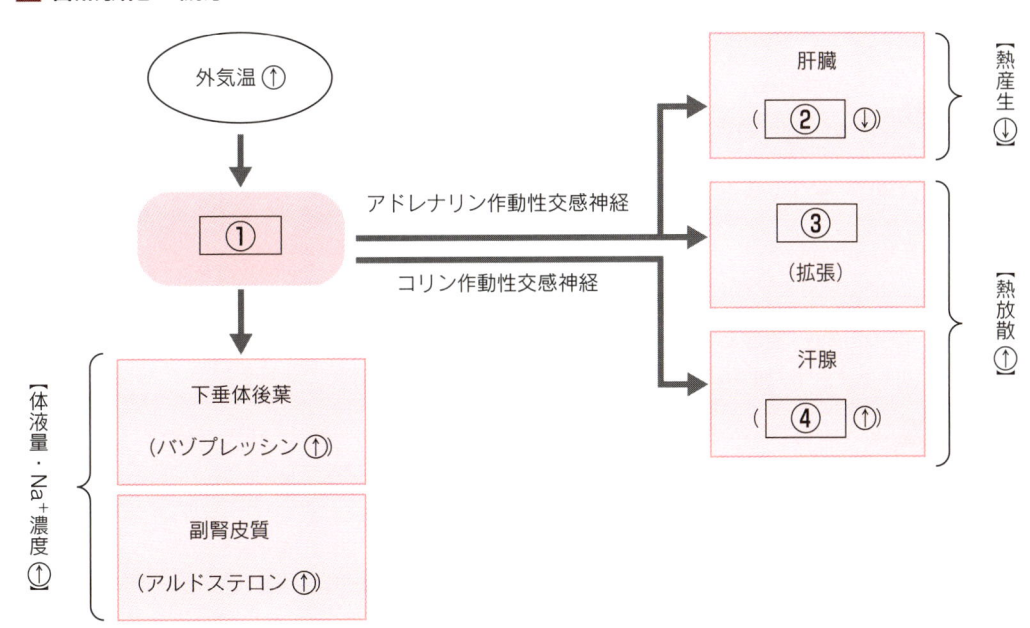

```
外気温(↑)
  ↓
[ ① ] ──アドレナリン作動性交感神経──→ 肝臓（ ② ↓）  【熱産生↓】
  │                                    ③（拡張）    ┐
  │  ──コリン作動性交感神経──→                     │【熱放散↑】
  ↓                                    汗腺（ ④ ↑）┘
下垂体後葉（バゾプレッシン↑）  ┐
                                │【体液量・Na⁺濃度↑】
副腎皮質（アルドステロン↑）    ┘
```

2 寒冷馴化の機序

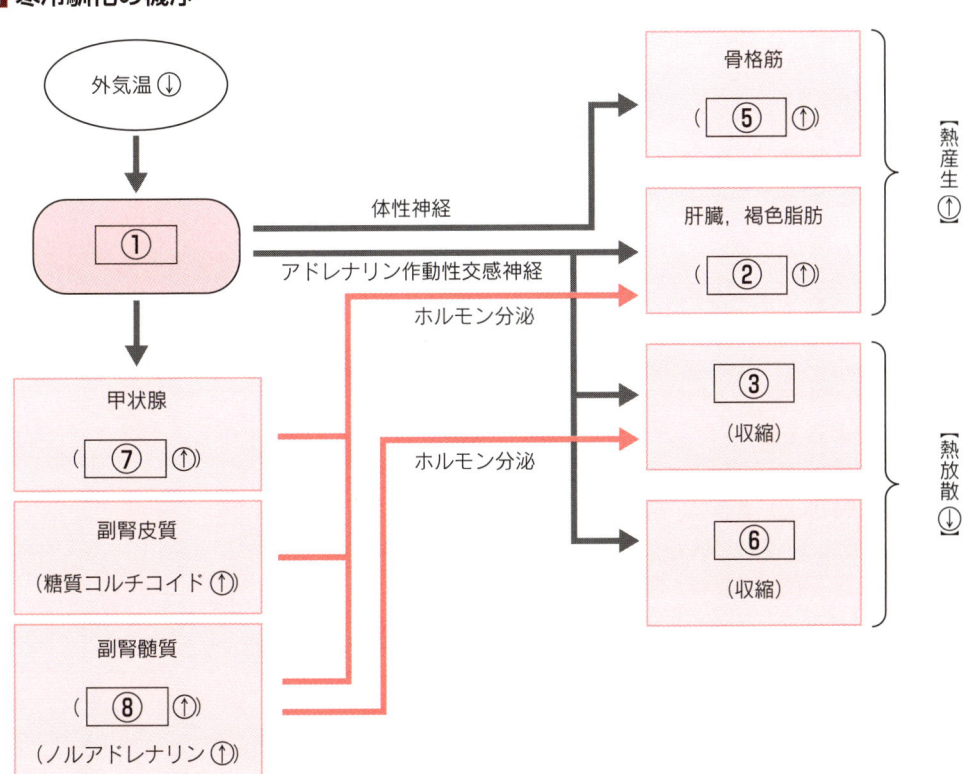

```
外気温(↓)
  ↓
[ ① ] ──体性神経──→ 骨格筋（ ⑤ ↑）         ┐
       ──アドレナリン作動性交感神経──→       │【熱産生↑】
                      肝臓，褐色脂肪（ ② ↑）┘
       ──ホルモン分泌──→

甲状腺（ ⑦ ↑）
副腎皮質（糖質コルチコイド↑）      ③（収縮）  ┐
副腎髄質（ ⑧ ↑）（ノルアドレナリン↑）         │【熱放散↓】
                                    ⑥（収縮）┘
```

3. うつ熱と発熱

- 体温調節中枢における設定温度（セットポイント）が正常よりも高く設定されることで体温が上昇するのが「発熱」で，設定温度に異常はないが，調節機能を超える体温上昇がみられるのが「うつ熱」である．

1 うつ熱
- 体温調節機能の能力以上に体内の熱保有量が増加している状態をいう
  * 体温調節中枢は正常に作用している

2 発熱と解熱

発熱

解熱（熱の分利）：急激な体温の低下
- セットポイントが正常に戻ると，皮膚血管の拡張や発汗の作用で解熱する

4. 体 温

- 体の表面の体温を皮膚体温といい，深部体温よりも環境温の影響を受けやすい．また，深部体温においても日内リズム，女性の性周期，年齢の違いなどによって変動する．

1 体 温

種類
- 深部体温（核心温）：環境温が変化しても，一定の温度（約 37℃）で保たれる
- 皮膚体温（外殻温）：環境温により変化し，部位によっても異なる

測定方法
- 直腸温：最も信頼性が高い
- 口腔温：直腸温よりも約 0.5℃ 低い
- 腋窩温：直腸温よりも約 0.8℃ 低い

2 体温の生理的変動

日周期リズム（サーカディアンリズム）
- 夜間や早朝に低く，日中（夕方）に高い
  * 0.7〜1.2℃ の変動幅がある

性周期による変動
- 基礎体温：早朝起床直後の安静状態で測定した口腔温
- 卵胞期に低く，黄体期に高い（プロゲステロンの作用）
- 排卵時には一過性に低下する
  * 0.2〜0.4℃ の変動幅がある

年齢による変動
- 老年期＜成人期＜乳児期
  * 新生児は体温が上がりやすく下がりやすい

その他の変動
- 運動時：筋運動による代謝亢進で体温は上昇する
- 食後 30〜90 分での体温上昇：食事誘発性産熱反応（特異動的作用）

3. うつ熱と発熱

■ 発熱の機序

- ① は細菌やウイルスなどの ② 発熱物質を貪食すると，③ 発熱物質となる ④ を分泌する．このサイトカインは視床下部に到達すると ⑤ を生成させるが，その結果，⑥ が抑制されると体温調節中枢の設定温度が上昇する．それによって，⑦ の興奮や ⑧ の分泌が促進されて発熱が起こる．

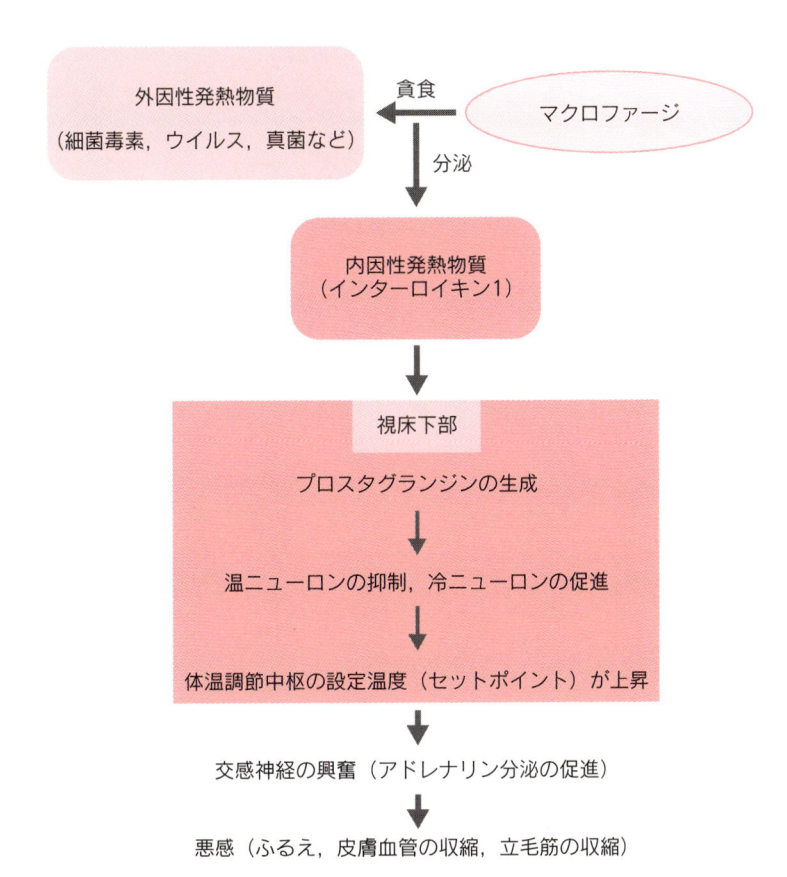

```
外因性発熱物質           ← 貪食 ─ マクロファージ
（細菌毒素，ウイルス，真菌など）
        ↓ 分泌

内因性発熱物質
（インターロイキン1）
        ↓

    視床下部
  プロスタグランジンの生成
        ↓
  温ニューロンの抑制，冷ニューロンの促進
        ↓
  体温調節中枢の設定温度（セットポイント）が上昇
        ↓
  交感神経の興奮（アドレナリン分泌の促進）
        ↓
  悪感（ふるえ，皮膚血管の収縮，立毛筋の収縮）
```

演習問題

1) 体熱の産生に関与しないのはどれか．
   1. 褐色脂肪細胞
   2. サイロキシン
   3. アポクリン腺
   4. ふるえ

2) 体熱が空気中に伝わることで放熱するのはどれか．
   1. 輻射
   2. 伝導と対流
   3. 不感蒸泄
   4. 発汗

3) 気温35℃で体熱放散の割合が最も多いのはどれか．
   1. 輻射
   2. 伝導と対流
   3. 不感蒸泄
   4. 発汗

4) 発汗について正しいのはどれか．
   1. 汗腺にはアドレナリン作動性交感神経が分布する．
   2. 交感神経の興奮により発汗が促進される．
   3. 温熱性発汗は全身で起こる．
   4. アポクリン腺は精神性発汗に作用する．

5) 精神性発汗が起こらないのはどれか．
   1. 腋窩
   2. 手掌
   3. 背部
   4. 足底

6) 暑熱馴化について誤っているのはどれか．
   1. 発汗量の増大
   2. 対向流熱交換系
   3. 代謝量の低下
   4. アルドステロンの分泌促進

7) 寒冷馴化について誤っているのはどれか．
   1. 代謝の亢進
   2. 皮膚血管の拡張
   3. 立毛筋の収縮
   4. ふるえ

8) 発熱について正しいのはどれか．
   1. 外因性発熱物質の一つにインターロイキン1がある．
   2. マクロファージがプロスタグランジンを分泌する．
   3. 温ニューロンの働きが抑制される．
   4. 副交感神経の興奮により悪寒が起こる．

9) 解熱時の変化で誤っているのはどれか．
   1. セットポイントの上昇
   2. 皮膚血管の拡張
   3. 発汗の増大
   4. 筋緊張の低下

10) 体温について誤っているのはどれか．
    1. 深部体温は環境温の影響を受けにくい．
    2. 口腔温は直腸温よりも低い．
    3. 1日のうちでは夕方に高くなる．
    4. 女性は卵胞期に高くなる．

第8章 尿の生成とその排泄

学習のポイントとキーワード

1. 腎　臓（★）

- 腎臓の構造とその機能について理解する．

> **キーワード** 皮質，髄質，糸球体毛細血管，尿細管周囲毛細血管，腎小体（糸球体，ボーマン嚢），尿細管（近位，ヘンレ係蹄，遠位），集合管，クリアランス

2. 糸球体ろ過（★★）

- 糸球体ろ過の仕組みとそれに影響を与える因子の関係を理解する．

> **キーワード** 糸球体血圧，血漿膠質浸透圧，ボーマン嚢内圧，有効ろ過圧，糸球体ろ過量

3. 尿細管における再吸収と分泌（★★★）

- 尿細管で再吸収ならびに分泌される物質について理解する．

> **キーワード** 能動輸送，受動輸送，ナトリウムイオン，水，塩素イオン，グルコース，アミノ酸，アルドステロン，バゾプレッシン，水素イオン，重炭酸イオン，炭酸脱水酵素，アンモニア，カリウムイオン

4. 尿の成分と生成調節（★）

- 尿に含まれる成分とその生成に影響を与える因子について理解する．

> **キーワード** グルコース，クレアチニン，アルドステロン，バゾプレッシン（抗利尿ホルモン），尿崩症，水利尿，浸透圧利尿，マンニトール

5. 排　尿（★）

- 排尿反射の機序について理解する．

> **キーワード** 膀胱伸展受容器，排尿中枢（延髄，橋），膀胱平滑筋（排尿筋），内尿道括約筋（膀胱括約筋），外尿道括約筋（尿道括約筋），骨盤神経，下腹神経，陰部神経，腹筋，横隔膜

1. 腎　臓

- 腎臓の機能には不要物の排泄や体液恒常性の維持などがあり，クリアランス値がその能力を示す指標となる．

1 腎臓の構造

特徴
- 外側：皮質がある
- 内側：髄質（腎錐体），腎盂（腎盤）がある

血液路
- 腎動脈→葉間動脈→弓状動脈→小葉間動脈→輸入細動脈→糸球体（毛細血管）┐
  腎静脈←葉間静脈←弓状静脈←小葉間静脈←尿細管周囲毛細血管←輸出細動脈←┘

尿路とネフロン
- 腎小体（糸球体＋ボーマン嚢）→近位尿細管→ヘンレ係蹄（下行脚）┐
  尿管←腎盂(腎盤)←腎乳頭・腎杯←集合管←遠位尿細管←（上行脚）←┘
- ネフロン（腎単位）＝腎小体（マルピギー小体）＋尿細管

2 腎臓の機能

主な役割
- 不要物質の排泄
  - 蛋白質(尿酸，尿素，クレアチニン)や糖質や脂質(乳酸など)の代謝産物を排泄する
  - 解毒作用により生じた物質やその他の異物を排泄する
- 体液恒常性（浸透圧，体液量，pH，電解質組成）を維持する
- レニンやエリスロポエチンを分泌する
- 活性型ビタミンDを合成する

クリアランス
クリアランス（浄化値）＝1分間の尿中排泄量（尿中濃度×1分間の尿量）÷血漿中濃度

クリアランスの種類
- ろ過されるが，すべて再吸収されてしまう物質：グルコース
- ろ過のみ行われ，再吸収されない物質：イヌリン
- ろ過と分泌が行われ，再吸収されない物質：パラアミノ馬尿酸
- 血漿中にはほとんど含まれず，分泌のみされる物質：アンモニア（NH_3）

1. 腎臓

1 腎臓の尿路とネフロン

- 腎臓を流れる血液は，[①]毛細血管（輸入細動脈と輸出細動脈の間）と[②]毛細血管（輸出細動脈と小葉間静脈の間）の2か所の毛細血管を通過する．
- 腎小体（[①]+[③]）でこしとられた原尿は，尿細管（[④]→[⑤]→[⑥]）での様々な物質の再吸収と分泌過程を経て[⑦]に集められ，腎杯から腎盂を通って尿管へと入る．

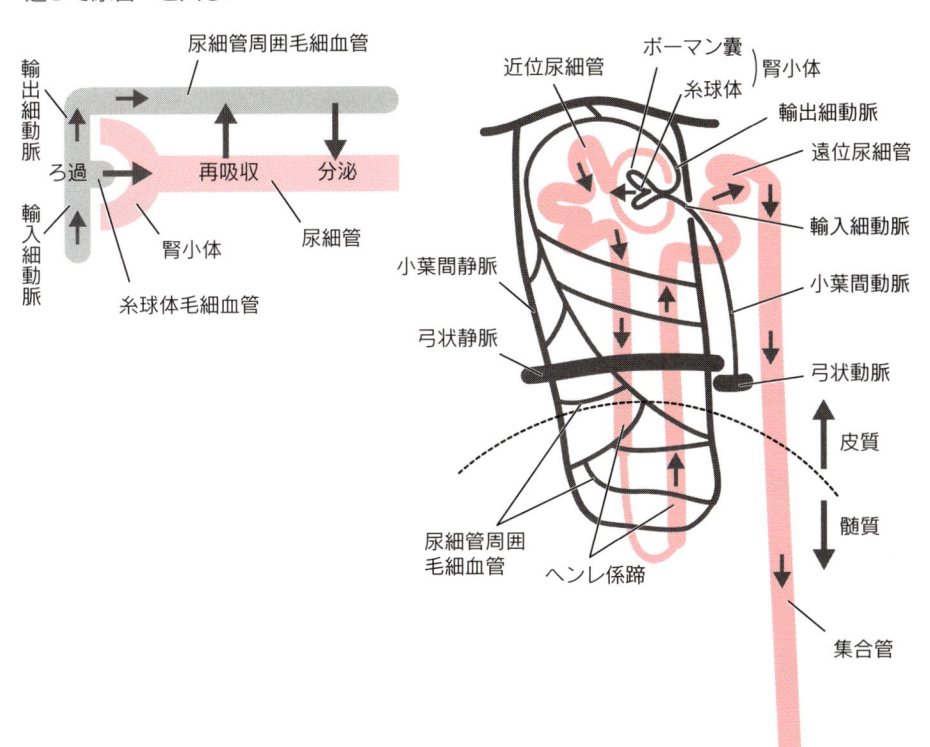

2 クリアランスの種類

- [⑧]はある物質の血漿中濃度に対する1分間の尿中排泄量の割合で表されるが，尿細管ですべて再吸収される物質（[⑨]など）では排泄量が0であるためクリアランス値も0となる．

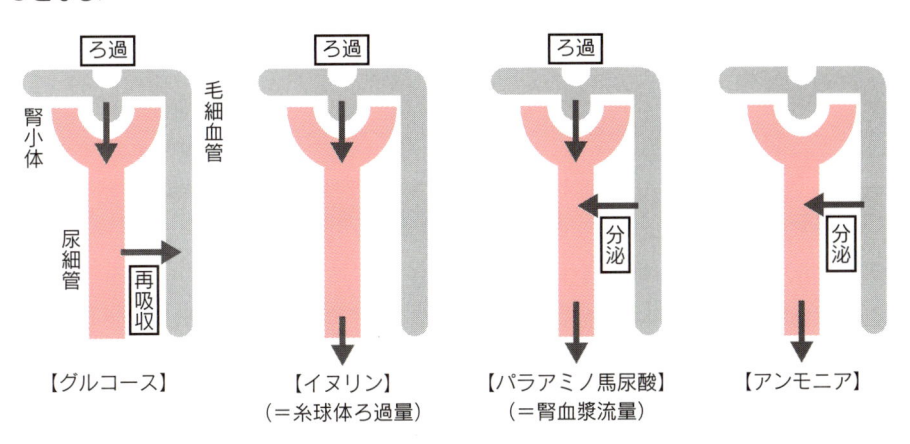

2. 糸球体ろ過

- 糸球体におけるろ過圧は糸球体血圧，血漿膠質浸透圧，ボーマン嚢内圧の関係から決定されるが，その変動はろ過量にも影響を与える．

1 腎循環

種類

- 腎血流量（RBF）：糸球体に流入する血液量で，心拍出量の約25％を占める（1.2～1.3 ℓ/min）
  * 一定量が維持されるよう自己調節される
- 腎血漿流量（RPF）：RBFから血球成分を除いたものである（約625mℓ/min）
  * パラアミノ馬尿酸のクリアランスより測定される
- 糸球体ろ過量（GFR）：糸球体でこし出される量で原尿と呼ばれる（約125mℓ/min＝約180ℓ/日）
  * イヌリンのクリアランスに相当する
- 尿量：GFRの1％以下で，原尿の99％以上は再吸収される（約1.5ℓ/日）

2 糸球体ろ過

仕組み

- 糸球体血圧（約45mmHg）：毛細血管内から血漿を押し出す力
- 血漿膠質浸透圧（約20mmHg）：毛細血管内の大分子が水分を引き戻す力
- ボーマン嚢内圧（約10mmHg）：ろ過された水分を毛細血管内に押し戻す力
  * 有効ろ過圧（約15mmHg）＝糸球体血圧－血漿膠質浸透圧－ボーマン嚢内圧

影響因子

因子		糸球体ろ過量
腎血流量	増加	増加
全身血圧	上昇	
糸球体血圧	上昇	
糸球体毛細血管透過性	上昇	
血漿膠質浸透圧	上昇	減少
ボーマン嚢内圧	上昇	

理解を深めるワンステップ 1　尿量低下を起こす疾患

- 乏尿（400mℓ以下/日），無尿（100mℓ以下/日）
  - 腎前性（循環血流量の減少が原因）：脱水，出血，嘔吐，下痢など
  - 腎性（腎臓自体の障害が原因）：急性糸球体腎炎，急性尿細管壊死など
  - 腎後性（尿路の閉塞が原因）：尿路結石，腫瘍，前立腺肥大症など

2. 糸球体ろ過

1 糸球体ろ過の仕組みと影響因子

- 有効ろ過圧（＝ ① － ② － ③ ）に関する3つの因子のうち， ① が上昇すると有効ろ過圧も上昇する．一方， ② や ③ が上昇すると有効ろ過圧は減少する．このようなろ過圧の変動は ④ の増減にも影響を与える．

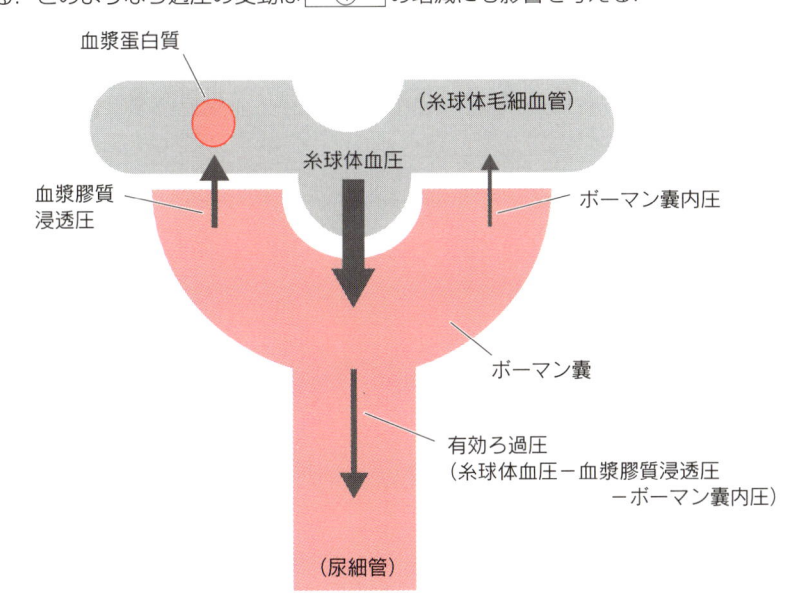

2 腎臓の自己調節機能

- 腎臓は自律神経などの調節とは別に，独自に糸球体に流入する血流量（血圧）を一定に保つ機能を持つ．たとえば， ⑤ が減少（血圧低下）し，血管壁の弛緩→糸球体近傍装置（糸球体傍細胞）から ⑥ の分泌→平滑筋収縮→血圧を上昇させ，血流量を維持する．また，糸球体近傍装置のうち緻密斑は，遠位尿細管内のCl⁻（またはNa⁺）濃度も測定しており，低下した場合は ⑥ を分泌してレニン-アンジオテンシン-アルドステロン系を促進させることで，電解質濃度の維持にも働いている．

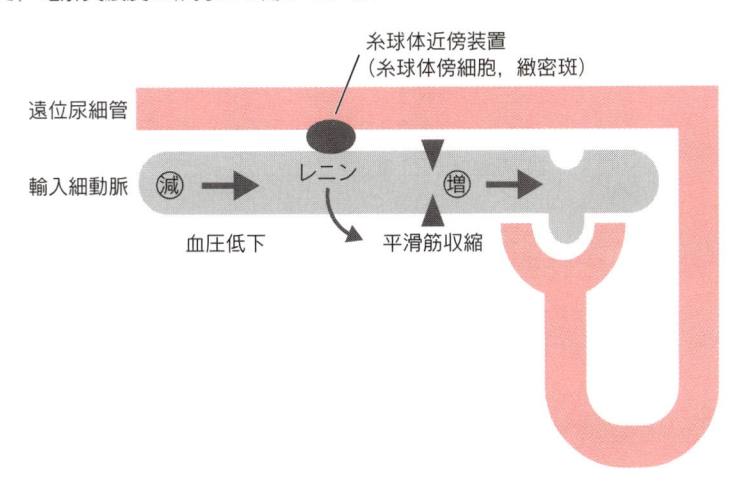

3. 尿細管における再吸収と分泌

1 尿細管の再吸収

- 尿細管では身体にとって有用な物質を電位勾配や濃度勾配に従った受動輸送と逆らった能動輸送の双方によって再吸収している．

各物質と再吸収過程
ナトリウムイオン（Na⁺），水（H₂O），塩素イオン（Cl⁻）の再吸収

	Na^+	H_2O	Cl^-
近位尿細管 [等張]	能動的再吸収（ろ過量の80％）	受動的再吸収（ろ過量の80％）	受動的再吸収（ろ過量の80％）
ヘンレ係蹄（下行脚） [高張]	透過性低下	透過性上昇	—
ヘンレ係蹄（上行脚） [低張]	透過性上昇 ↓ 能動的再吸収	不透過性	能動的再吸収
遠位尿細管 集合管	能動的再吸収（アルドステロン依存性）	受動的再吸収 受動的再吸収（ADH依存性）	—

グルコースの再吸収
- 大部分は近位尿細管で能動的に再吸収され，尿中には排泄されない
- 最大輸送量（Tm）：ある物質の尿細管での最大再吸収量または最大分泌量
  * グルコースのTmは375 mg/min である

グルコースの尿中排泄量の変化　　グルコース排泄量＝ろ過量 − Tm
- 血中グルコース濃度が正常値（100 mg/dℓ）の2倍を超えると，尿糖が出現する
  - 食事性糖尿：糖分の一時的大量摂取による血中グルコース濃度の上昇が原因となる
  - 腎性糖尿：グルコースの再吸収異常によるTmの低下が原因となる

アミノ酸の再吸収
- 大部分は近位尿細管で能動的に再吸収され，尿中には排泄されない

理解を深めるワンステップ 2　糖尿病

- 1型糖尿病：膵島のB細胞の破壊によるインスリン欠乏が原因で，やせた若年者に多く，インスリン投与による治療効果が高いのが特徴である．
- 2型糖尿病：主に生活習慣（肥満，運動不足など）によって膵島からのインスリン分泌反応や組織のインスリンに対する反応性の低下が原因で，40歳以上の肥満者に多い．
以上の場合では血糖値が正常よりも高く（随時血糖値：200 mg/dℓ以上，早朝空腹時血糖値：126 mg/dℓ以上），尿糖もみられる．しかし，血糖値が正常であっても腎臓でのグルコースの再吸収に異常があると尿糖がみられる場合もあり（腎性糖尿），一般の糖尿病とは区別される．

3. 尿細管における再吸収と分泌

1 尿細管・集合管での再吸収と分泌

- Na⁺はヘンレ係蹄の下行脚を除いた場所で主として[①]に再吸収される（[②]と[③]での再吸収は[④]の作用による）．
- H₂Oはヘンレ係蹄の上行脚を除いた場所で[⑤]に再吸収される（[③]での再吸収は[⑥]の作用による）．
- Cl⁻は大部分が[⑦]において[⑤]に再吸収される．
- K⁺は[⑦]で再吸収され，[②]で[④]の作用により分泌される．
- グルコースやアミノ酸の大部分は[⑦]において[①]に再吸収される．
- ヘンレ係蹄の下行脚ではNa⁺の透過性が低下するため，髄質を下がるにつれ尿細管内は[⑧]となるが，上行脚ではH₂Oが不透過となるため，皮質に上がるにしたがって[⑨]となる．

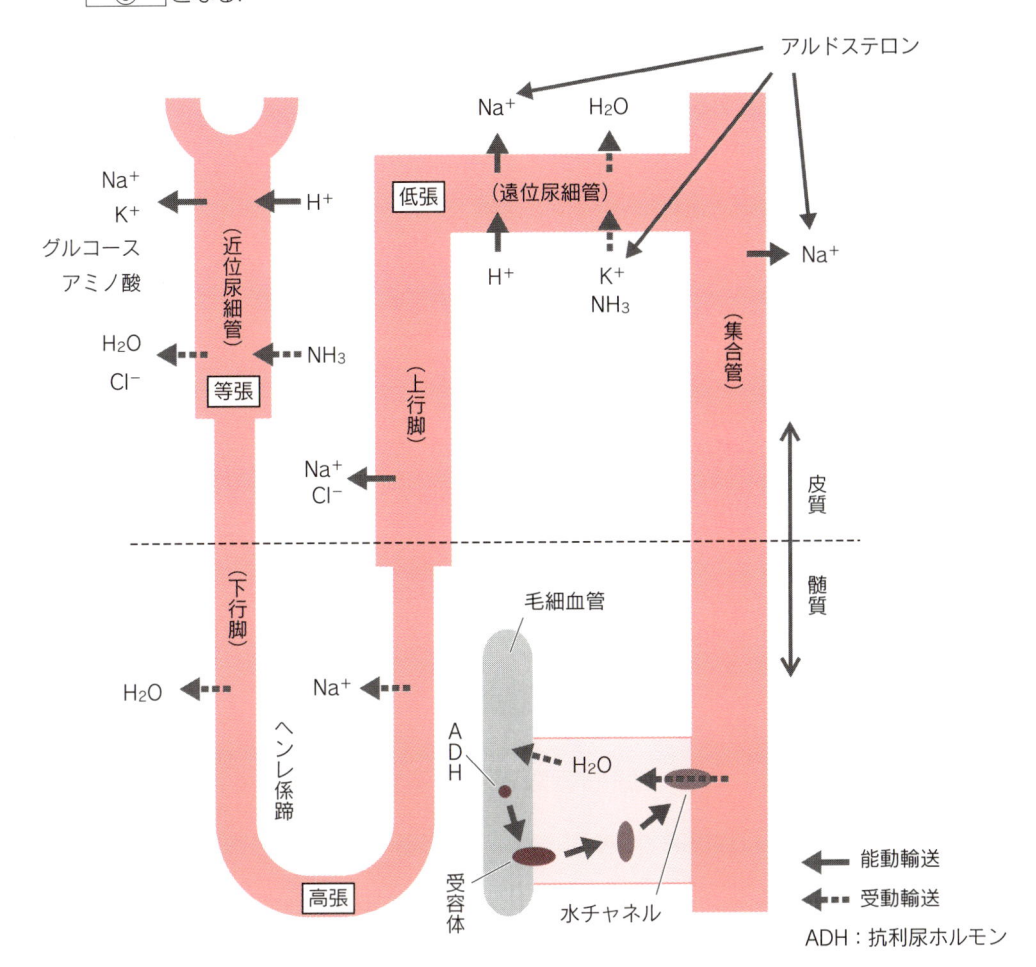

2 尿細管の分泌

- 体内で作られた不要な物質（水素イオンやアンモニアなど）や外来物質（パラアミノ馬尿酸など）は尿細管で分泌されることでさらに効率的に尿中に排泄される．

1）水素イオン（H^+）の分泌

分泌目的
- H^+ を分泌することで重炭酸イオン（HCO_3^-）を血管内へ輸送し，血液の緩衝作用（pHの維持）に働く

分泌過程（尿細管壁細胞）
- $H_2O + CO_2 \rightarrow H_2CO_3 \rightarrow H^+ + HCO_3^-$ （炭酸脱水酵素の働き）

  ↓

- Na^+ が壁細胞内へ吸収され，H^+ が尿細管腔へ分泌される（Na^+/H^+ 交換輸送体の働き）

  ↓

- Na^+ はナトリウムポンプにより能動的に，HCO_3^- は受動的に毛細血管へ吸収される

排泄過程（尿細管腔）
- HCO_3^-，リン酸イオン（HPO_4^{2-}），アンモニア（NH_3）により緩衝される

2）カリウムイオン（K^+）の分泌

特徴
- 近位尿細管で再吸収され，遠位尿細管で再び分泌される
  * アルドステロンにより分泌が促進される

理解を深める ワンステップ 3　尿細管障害と腎不全

- 急性尿細管壊死などにより尿細管での機能に障害が起きると…，
  - Na^+ の吸収障害→低ナトリウム血症
  - K^+ の分泌障害→高カリウム血症
  - H^+ の分泌障害（HCO_3^- 供給低下）→血中 H^+ 濃度の上昇（代謝性アシドーシス）

  といった異常が起きる．
  この他，腎不全では糸球体のろ過障害による尿毒症（乏尿，血液尿素窒素や血清クレアチニンの上昇など）や糸球体の透過性亢進によるネフローゼ症候群（蛋白尿，低アルブミン血症，高コレステロール血症，浮腫など）の症状もみられる．

2 H⁺の分泌とNa⁺の再吸収

- 尿細管の壁細胞内で ① の働きにより作られた ② は ③ との逆輸送により尿細管腔へ分泌されるが，それと同時に， ④ は毛細血管内へと拡散される．

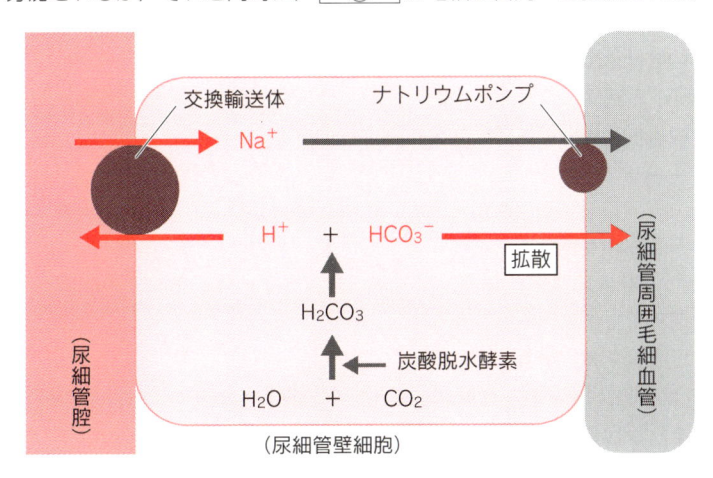

交換輸送体　ナトリウムポンプ

Na⁺

H⁺ ＋ HCO₃⁻　拡散

H₂CO₃

↑　炭酸脱水酵素

H₂O ＋ CO₂

（尿細管腔）　（尿細管壁細胞）　（尿細管周囲毛細血管）

3 分泌されたH⁺の排泄過程

- 尿細管内へ分泌された ② は，血管内よりろ過された ④ やリン酸イオン（HPO_4^{2-}），壁細胞から分泌された ⑤ によって緩衝される．

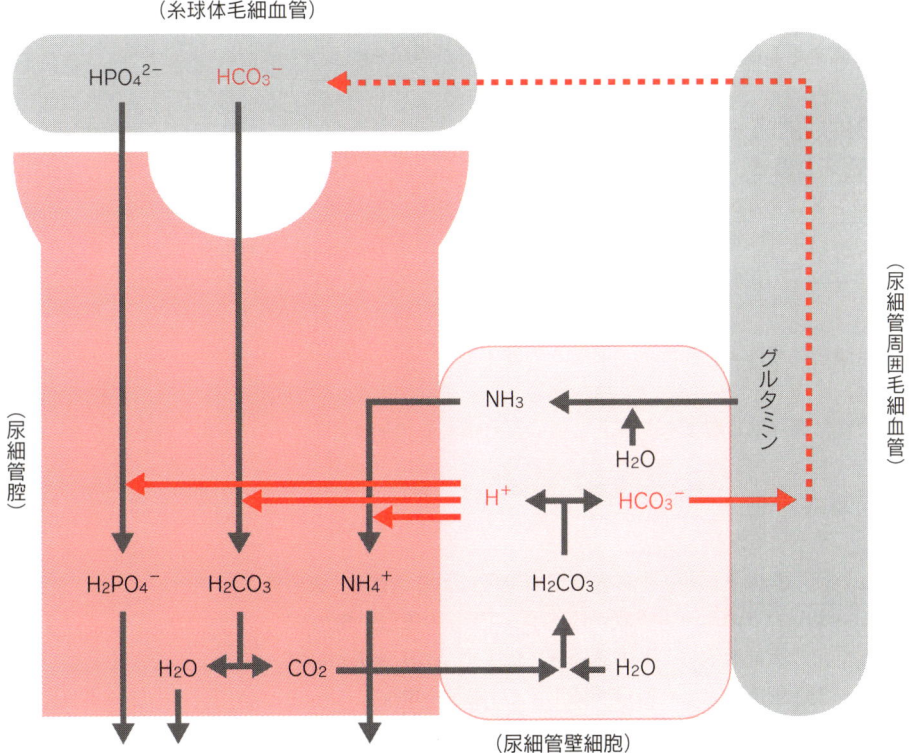

（糸球体毛細血管）

HPO_4^{2-}　HCO_3^-

グルタミン

NH₃

H₂O

H⁺　⇌　HCO_3^-

$H_2PO_4^-$　H₂CO₃　NH_4^+　H₂CO₃

H₂O　CO₂　H₂O

（尿細管腔）　（尿細管壁細胞）　（尿細管周囲毛細血管）

4. 尿の成分と生成調節

1 尿の成分

- 尿には一般的に蛋白質や核酸の代謝産物（窒素, 尿素, 尿酸, クレアチニン, アンモニアなど）が多く含まれており, 糸球体でろ過されるが, そのすべてが尿細管で再吸収される物質（グルコース, アミノ酸など）は正常な尿中には含まれない.

種類
- 糸球体でろ過される物質
    - 水, Na^+, Cl^-, HCO_3^-, 尿素, グルコース, アミノ酸, クレアチニンなど
    - ＊血漿蛋白質や血球はろ過されない
- 尿細管で再吸収される物質
    - 水, Na^+, Cl^-, HCO_3^-, グルコース, アミノ酸など
- 尿中に含まれる物質
    - 有機成分：窒素, 尿素, 尿酸, クレアチニン, 馬尿酸など
    - 無機成分：Na, K, リン（P）, NH_3 など

2 尿の生成調節と利尿障害

- 発汗などで体液が失われると, 下垂体後葉からは抗利尿ホルモンであるバゾプレッシンが分泌される. NaClが失われると糸球体近傍装置から分泌されるレニンがアンジオテンシン→アルドステロンの働きを促進することで, 尿量や尿細管での再吸収が調節される.

1）尿の生成調節

ホルモンの働き
- アルドステロン（レニン-アンジオテンシン系）
    - 遠位尿細管や集合管でのNa^+の能動的再吸収とK^+の分泌に作用する
    - ＊Na^+の再吸収に伴って水も受動的に再吸収される
- バゾプレッシン（抗利尿ホルモン/ADH）
    - 集合管での水の受動的再吸収を促進する（抗利尿作用）
- 心房性Na^+利尿ペプチド（ANP）
    - Na^+の分泌を促進し, それに伴い水の排泄も増加する

2）利尿障害

種類
- 尿崩症：視床下部〜下垂体後葉での障害によるADH分泌の低下
    - →集合管での水の再吸収が低下する（尿量の著しい増加）
- 水利尿：大量飲水による血漿浸透圧低下でADH分泌が抑制
    - →集合管での水の再吸収が低下する（尿量の増加）
- 水中毒：大量飲水による血漿浸透圧低下で脳細胞内への水の流入
    - →脳機能に異常が起こる（痙攣, 昏睡など）
- 浸透圧利尿：尿細管で再吸収されない物質（マンニトールなど）や食塩の大量摂取
    - →近位尿細管内の高浸透圧により水の再吸収が制限される（尿量の増加）

4. 尿の成分と生成調節

■ 利尿障害の機序

- ① や ② では，③ の分泌が低下するため，集合管での水の再吸収量が低下し，その結果として尿量が増加する．
- ④ では ⑤ などの物質による近位尿細管内の高浸透圧が原因で，水の再吸収が妨げられるのと同時に Na⁺ や Cl⁻ の再吸収量も減少するため，増加した尿内に Na⁺ や Cl⁻ も多く含まれる．

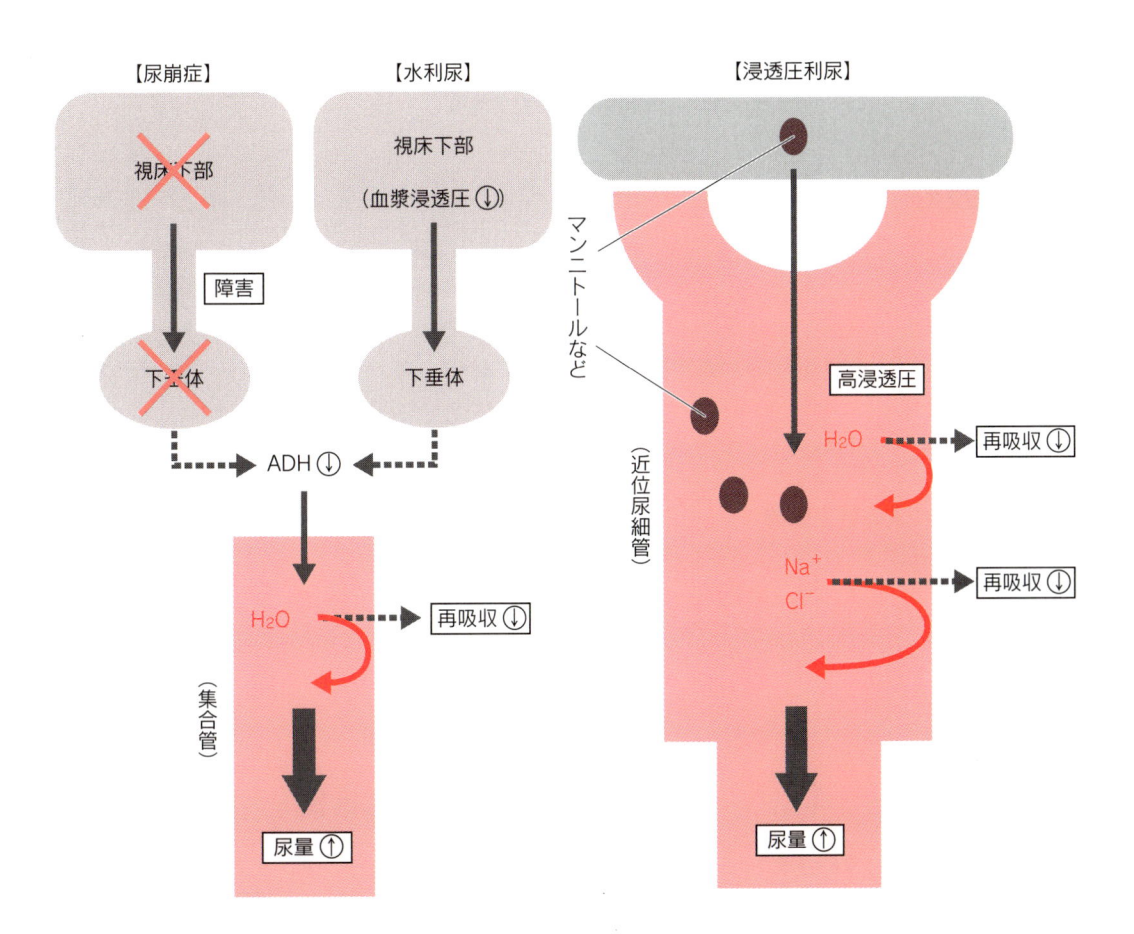

5. 排　尿

- 膀胱は尿を蓄えることができるが，その際には膀胱の平滑筋（排尿筋）は弛緩し，内尿道括約筋（膀胱括約筋）は収縮している（蓄尿）．逆に，排尿時には副交感神経（骨盤神経）が興奮し交感神経（下腹神経）が抑制されることで排尿筋を収縮させ，膀胱括約筋を弛緩させて尿を体外に排出する．

1 膀　胱

構造
- 粘膜：移行上皮からなる
  - ＊膀胱三角：左右の尿管口と内尿道口を結ぶ三角（ヒダがなく常に平滑である）
- 筋層：排尿筋（平滑筋）からなる
  - ＊内尿道括約筋（膀胱括約筋）：内尿道口周囲の平滑筋
- 漿膜

2 排尿反射

特徴
- 受容器：膀胱壁の伸展受容器
- 排尿中枢：仙髄←上位中枢：橋
  - 副交感神経（骨盤神経）の興奮：排尿筋が収縮する
  - 交感神経（下腹神経）の抑制：内尿道括約筋（膀胱括約筋）が弛緩する
  - 陰部神経の抑制：外尿道括約筋（尿道括約筋）が弛緩する

大脳皮質による排尿調節
- 外尿道括約筋の収縮により，排尿が抑制される
- 腹筋，横隔膜の収縮（腹圧上昇）により，排尿が促進される

理解を深める ワンステップ 4　体液の浸透圧と尿量との関係

- 飲水により体液（細胞外液量）が増加すると，血漿浸透圧が低下し細胞内液への水の流入が起こり細胞の働きを障害する．このことを防ぐために，抗利尿ホルモンの分泌を抑制して集合管での水の再吸収を抑えることで体液量を減少（尿量の増加）させている．

5. 排尿

■ 排尿反射の仕組み

● 排尿に関する中枢は ① にあり，さらに上位中枢として ② の調節も受ける．排尿反射は， ③ の収縮（副交感神経である ④ の興奮）， ⑤ の弛緩（交感神経である ⑥ の抑制）， ⑦ の弛緩（体性神経である ⑧ の抑制）によって起こる．また，随意的に ⑨ や ⑩ を収縮させ腹圧をたかめること（いきむこと）で排尿を促進する機能もある．

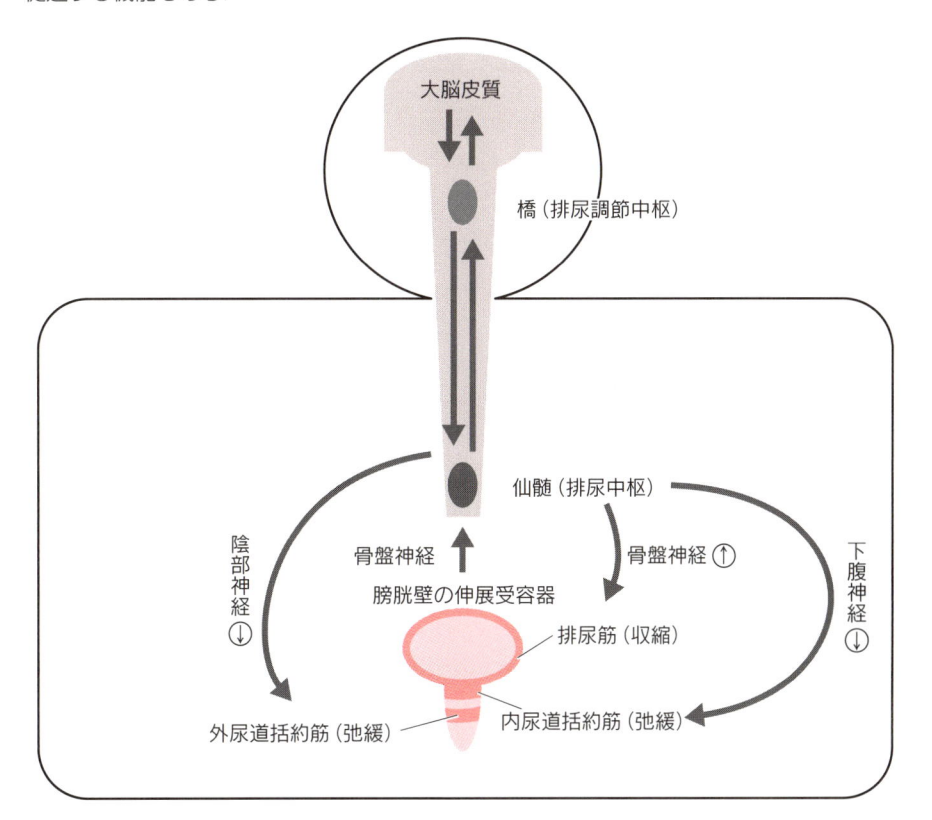

理解を深めるワンステップ 5　蓄尿と頻尿

・膀胱には腎臓から送られてくる尿をある程度まで蓄えることができる．膀胱に尿が溜り始め，伸展受容器が働くと，反射的に交感神経である下腹神経を興奮させることで排尿筋を弛緩させ，内尿道括約筋を収縮させる．さらに，随意的に陰部神経を興奮させて外尿道括約筋を収縮させることでも，尿が漏れるのを防いでいる．

・排尿の回数が増えることを頻尿といい，膀胱炎などの炎症が膀胱壁を刺激すると，わずかな尿でも尿意を感じて排尿が起きる．また，前立腺肥大症のように尿道が圧迫されていて排尿が困難な場合では1回の尿量が低下し，結果として排尿の回数が多くなる．

演習問題

1) 腎臓について正しいのはどれか.
   1. 糸球体とボーマン嚢を合わせてネフロンという.
   2. 腎小体は髄質内にある.
   3. 腎臓を流れる血液は2か所の毛細血管を通過する.
   4. グルコースのクリアランス値は1である.

2) 腎臓の機能について誤っているのはどれか.
   1. 不要物質の排泄
   2. 体液浸透圧の維持
   3. 体液pHの維持
   4. アルドステロンの分泌

3) 糸球体ろ過量を増加させる要因はどれか. 2つ選べ.
   1. 腎血流量の減少
   2. 糸球体血圧の上昇
   3. 血漿膠質浸透圧の低下
   4. ボーマン嚢内圧の上昇

4) 尿細管での再吸収が能動輸送でないのはどれか.
   1. 水
   2. ナトリウムイオン
   3. グルコース
   4. アミノ酸

5) 尿細管での再吸収について誤っている組合せはどれか.
   1. 近位尿細管 － カリウムイオン再吸収
   2. ヘンレ係蹄（下行脚）－ ナトリウムイオン再吸収
   3. ヘンレ係蹄（上行脚）－ 塩素イオン再吸収
   4. 遠位尿細管 － 水再吸収

6) 尿細管の分泌について誤っているのはどれか.
   1. 水素イオンの分泌はナトリウムイオンの再吸収とともに起こる.
   2. 尿細管腔内の炭酸脱水酵素が水素イオンの分泌を促進する.
   3. 血管内に輸送された重炭酸イオンが血液の緩衝作用に働く.
   4. カリウムイオンはアルドステロンの作用により遠位尿細管で分泌される.

7) 正常な尿に含まれない成分はどれか.
   1. クレアチン
   2. 尿　素
   3. ナトリウム
   4. アンモニア

8) バゾプレッシン（抗利尿ホルモン）について正しいのはどれか.
   1. 体液の浸透圧が上昇すると分泌が促進される.
   2. 集合管での水の能動的再吸収を促す.
   3. 分泌が増加すると尿崩症の原因となる.
   4. 水の再吸収に伴ってナトリウムイオンの再吸収も促進する.

9) 浸透圧利尿の原因として誤っているのはどれか.
   1. マンニトール
   2. 尿細管内の高浸透
   3. 血漿浸透圧の低下
   4. 水再吸収の抑制

10) 排尿反射について正しいのはどれか.
    1. 中枢は延髄にある.
    2. 骨盤神経の興奮により排尿筋が収縮する.
    3. 下腹神経の興奮により膀胱括約筋が弛緩する.
    4. 陰部神経の興奮により尿道括約筋が収縮する.

第9章 内分泌系の機能

学習のポイントとキーワード

1. 内分泌系（★★）

- ホルモンの特性と化学的組成の違いによる分類について理解する.

キーワード▶ 蛋白・ペプチドホルモン，ステロイドホルモン（アルドステロン，コルチゾル，アンドロゲン，エストロゲン），カテコールアミン，甲状腺ホルモン，受容体，G蛋白，環状AMP（サイクリックAMP）

2. 視床下部と下垂体のホルモン（★★★）

- 視床下部ホルモンの放出系と抑制系の違いを理解する.
- 下垂体ホルモンの種類と分泌調節の仕組みを理解する.

キーワード▶ 成長ホルモン抑制ホルモン，プロラクチン抑制因子，バゾプレッシン，オキシトシン，成長ホルモン，プロラクチン，甲状腺刺激ホルモン，副腎皮質刺激ホルモン，性腺刺激ホルモン（卵胞刺激ホルモン，黄体形成ホルモン）

3. 甲状腺のホルモン（★）

- 甲状腺から分泌されるホルモンの種類とその特徴を理解する.

キーワード▶ ろ胞細胞，ヨウ素，サイロキシン，トリヨードサイロニン，寒冷刺激，熱量産生，酸素消費，血糖値，脂肪分解

4. 副腎のホルモン（★★）

- 副腎皮質・髄質ホルモンの種類とその特徴を理解する.

キーワード▶ 糖質コルチコイド，ストレス，生理時計，血糖値，免疫抑制，ノルアドレナリン，アドレナリン，心機能，末梢血管抵抗（血圧），グリコーゲン分解（血糖値）

5. 膵臓のホルモン（★）

- 膵島から分泌されるホルモンの相互調節とインスリンの作用を理解する.

キーワード▶ グルカゴン，インスリン，グルコース，グリコーゲン，細胞膜担体数，糖新生

6. 性腺のホルモン（★）

- 精巣および卵巣から分泌されるホルモンの種類とその特徴を理解する.

キーワード▶ ライジッヒ細胞，セルトリ細胞，アンドロゲン（テストステロン），卵胞ホルモン（エストロゲン），黄体ホルモン（プロゲステロン）

1. 内分泌系

1 内分泌系の特徴

- 内分泌はその化学的組成により3つの型に分類され，血中運搬の方法や受容体の位置などにおいて特徴が異なる．また，ホルモン自身の血中濃度や自律神経の作用によって分泌は調節されている．

2 ホルモン

分泌形の種類
- **内分泌系**：血液中に放出された分泌物（ホルモン）が遠隔の細胞に作用する
- **神経分泌系**：神経細胞が血液中にホルモンを放出する（視床下部，副腎髄質）

特性
- 内分泌器官で産生され，血管内に直接分泌される（血液により運搬）
- 特定の組織や器官の細胞（標的細胞）に作用し，特異的な生理作用を起こす

化学的組成による分類

化学的組成		分泌器官
蛋白・ペプチド型	水溶性	下垂体，上皮小体，膵島，消化管など
ステロイド型	脂溶性	副腎皮質，生殖腺
アミン型	水溶性	副腎髄質（カテコールアミン）
	脂溶性	甲状腺（甲状腺ホルモン）

化学的組成による特徴

	血中運搬と代謝	標的細胞の受容体
水溶性	結合蛋白を持たない 半減期が短い （カテコールアミン：1分以内）	細胞膜上にある
脂溶性	結合蛋白を持つ 半減期が長い （甲状腺ホルモン：1週間）	細胞内にある ［細胞質内：ステロイドホルモン 　核内：甲状腺ホルモン］

分泌調節
- **階層的支配**：上位ホルモンが下位ホルモンの分泌を調節する
- **フィードバック機構**：血中濃度によりホルモン分泌を自己調節する
- **自律神経**による調節：交感神経が刺激されると，副腎髄質ホルモンが分泌される

1. 内分泌系

1 標的細胞に対するホルモンの作用機序

- 水溶性ホルモン（ ① , ② ）が細胞膜上の ③ に結合すると， ④ →膜内酵素と順に活性が伝わり，さらに細胞内のセカンドメッセンジャー（ ⑤ ，イノシトール三リン酸，カルシウムイオンなど）が働いて，プロテインキナーゼが活性化され様々な生理作用が起こる．また，脂溶性ホルモン（ ⑥ , ⑦ ）は細胞膜を通過し細胞内の ③ に結合することで核内のDNAに作用を及ぼす．

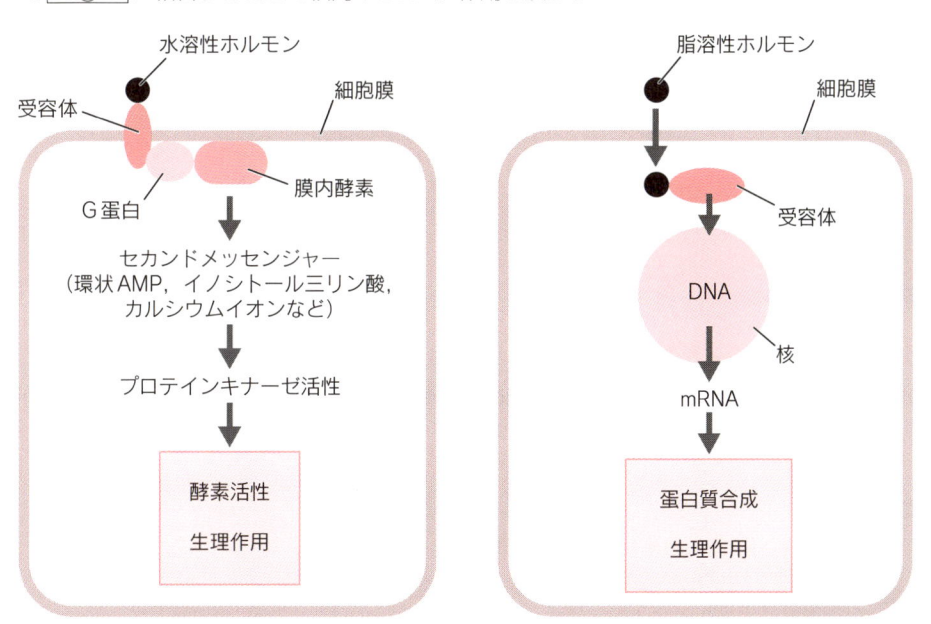

2 ホルモンの分泌調節

- 視床下部から分泌されたホルモンにより，下垂体のホルモンは分泌が促進され，さらに末梢の内分泌腺でのホルモン産生と分泌を促進する階層的な支配となっている．
- 末梢のホルモンの血中濃度が上昇すると，上位ホルモン（視床下部や下垂体のホルモン）の分泌を抑制する仕組みを ⑧ 機構という．

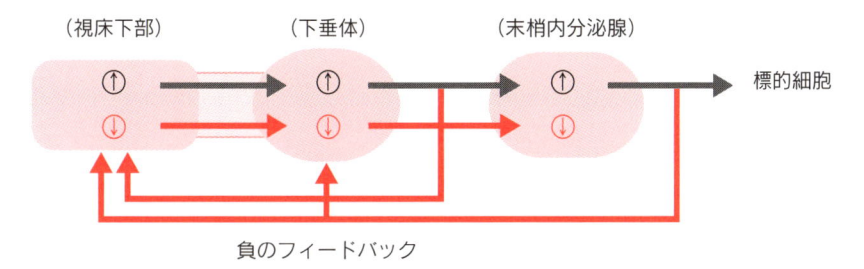

- 副腎髄質では ⑨ の節前線維による調節を直接受ける．

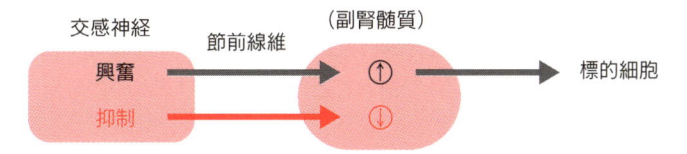

2. 視床下部と下垂体のホルモン

1 視床下部

- 下垂体前葉ホルモンの分泌を調節する視床下部ホルモンには，放出ホルモンと抑制ホルモンがある．

視床下部ホルモン

		前葉ホルモンの作用
放出	成長ホルモン放出ホルモン（GHRH）	成長ホルモン分泌の刺激
	プロラクチン放出ホルモン（PRH）	プロラクチン分泌の刺激
	甲状腺刺激ホルモン放出ホルモン（TRH）	甲状腺刺激ホルモン分泌の刺激
	副腎皮質刺激ホルモン放出ホルモン（CRH）	副腎皮質刺激ホルモン分泌の刺激
	ゴナドトロピン放出ホルモン（GnRH）	黄体形成・卵胞刺激ホルモン分泌の刺激
抑制	成長ホルモン抑制ホルモン（ソマトスタチン/SS）	成長ホルモン分泌の抑制
	プロラクチン抑制因子（PIF）/ドーパミン	プロラクチン分泌の抑制

2 下垂体

- 下垂体前葉からは視床下部ホルモンの調節を受けてホルモンが分泌される（下垂体門脈系）が，後葉からは視床下部で産生されたホルモンが神経性分泌されている（視床下部-下垂体路）．

1）下垂体の特徴

構造
- 腺性下垂体（内胚葉由来）：前葉，中間部
- 神経性下垂体（外胚葉由来）：後葉

視床下部との連絡
- 下垂体門脈系
  視床下部ホルモンの分泌→第一次毛細血管網→下垂体門脈→第二次毛細血管網→下垂体前葉ホルモンの分泌
- 視床下部-下垂体路
  視床下部（室傍核，視索上核）でホルモンの産生→軸索→下垂体後葉ホルモンの分泌
  ＊室傍核でオキシトシン，視索上核でバゾプレッシンが産生される

理解を深める ワンステップ 1　松果体とホルモン分泌

- 松果体は間脳（視床上部）にあり，メラトニンというホルモンを分泌する．メラトニンの作用については不明な点も多いが，下垂体門脈系を介して性機能を抑制する働きや，光刺激に対する日周性（夜間に増加し，昼間は低下する）があることから，概日リズムの内分泌にも関連しているのではないかと考えられている．

2. 視床下部と下垂体のホルモン

1 視床下部と下垂体の連絡構造

- 下垂体門脈系
 第一次毛細血管網に分泌された ① は，下垂体門脈を通り下垂体前葉にある第二次毛細血管網に到達すると，その周囲にある内分泌細胞に作用して ② の産生と分泌を調節する．
- 視床下部-下垂体路
 視床下部の視索上核と室傍核で産生されたホルモン（ ③ と ④ ）は，神経の軸索内を通って下垂体後葉の毛細血管網に神経性分泌される．

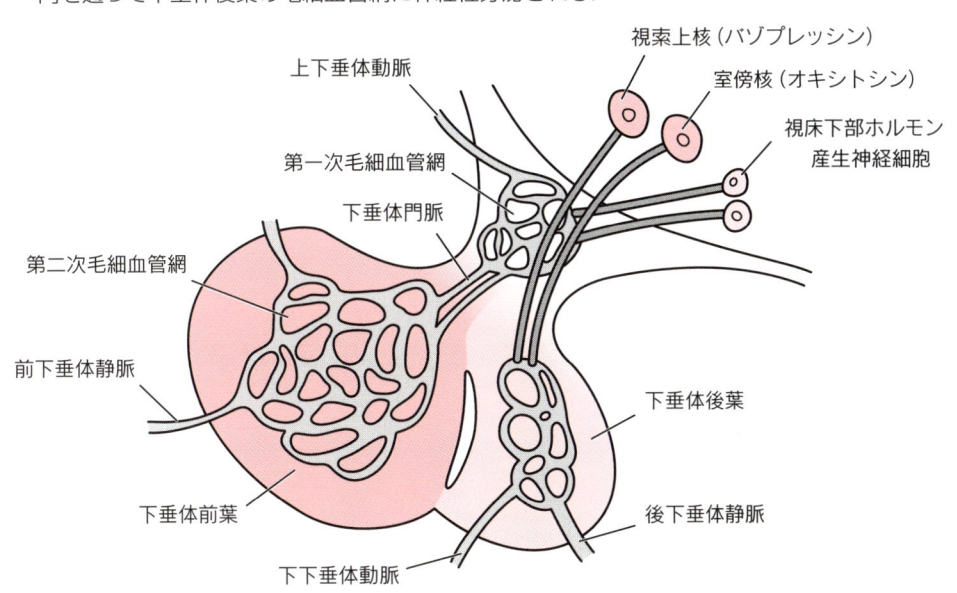

2 視床下部ホルモンの作用

- 下垂体前葉ホルモンのうち ⑤ と ⑥ は末梢の内分泌腺を持たないことから負のフィードバック機構が働かないため，視床下部からは放出系と抑制系の2種類のホルモンが分泌されている．

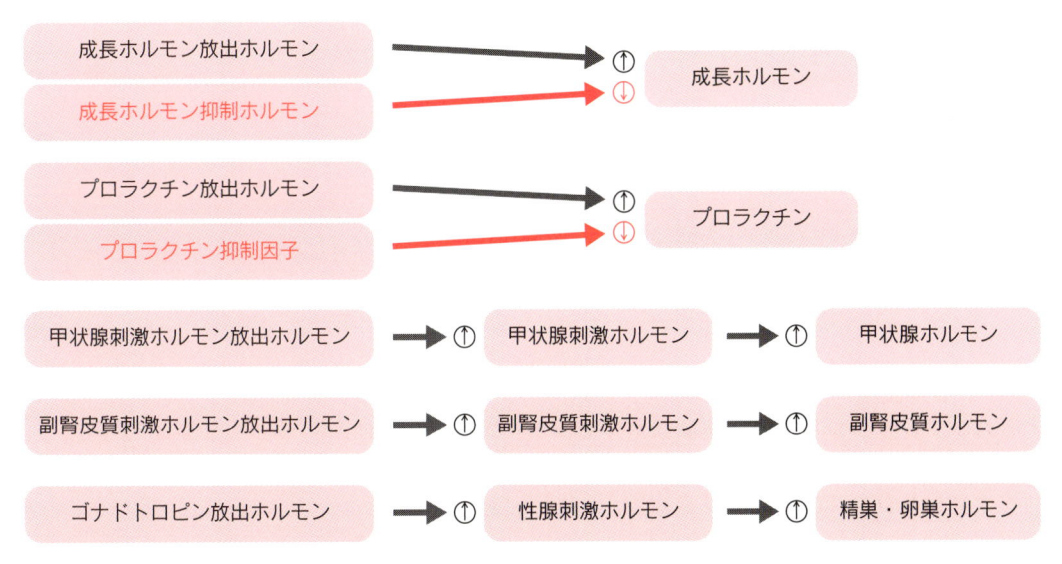

2) 下垂体前葉ホルモン

成長ホルモン（GH）

標的細胞	骨端軟骨，肝細胞，筋細胞など
作用	間接作用（ソマトメジンの作用） ［ 骨端軟骨成長の促進 　 蛋白質合成の促進 　　　　　　　　　］ 直接作用 ［ 肝臓からのグルコース放出の促進→血糖値の上昇 　 脂肪組織内の中性脂肪分解の促進→血中遊離脂肪酸の増加 ］
分泌異常	過剰症：巨人症，先端巨大症 低下症：低身長症

プロラクチン（PRL）　（「第10章　生殖」を参照）

甲状腺刺激ホルモン（TSH）

標的細胞	甲状腺細胞（ろ胞細胞）
作用	甲状腺ホルモン分泌の促進

副腎皮質刺激ホルモン（ACTH）

標的細胞	副腎皮質細胞（特に束状帯）
作用	糖質コルチコイド分泌の促進

性腺刺激ホルモン（ゴナドトロピン）

・卵胞刺激ホルモン（FSH）

標的細胞	男性：精巣のセルトリ細胞 女性：卵巣の卵胞
作用	男性：精子形成の促進 女性：卵胞の成熟，卵胞ホルモン分泌の促進

・黄体形成ホルモン（LH）／間質細胞刺激ホルモン（ICSH）

標的細胞	男性：精巣のライジッヒ細胞 女性：卵巣の成熟卵胞や黄体
作用	男性：アンドロゲン分泌の促進 女性：排卵の誘発，黄体の形成，黄体ホルモン分泌の促進

3) 下垂体中葉ホルモン

メラニン細胞刺激ホルモン（MSH）

分泌調節	促進：メラニン細胞刺激ホルモン放出ホルモン 抑制：メラニン細胞刺激ホルモン抑制ホルモン
標的細胞	メラニン細胞（黒色素細胞）
作用	メラニン形成の促進

4) 下垂体後葉ホルモン

バソプレッシン（VP）／抗利尿ホルモン（ADH）　（「第12章　体液の生理学」を参照）

オキシトシン（OXY）　（「第10章　生殖」を参照）

2. 視床下部と下垂体のホルモン

テキスト ＆ ワーク

3 成長ホルモンの分泌調節

- 成長ホルモンの作用には，肝臓でのグリコーゲン分解による ① の上昇や，中性脂肪分解による血中の ② の増加といった直接作用のほかに，肝臓からの ③ （インスリン様成長因子（IGF-Ⅰ））類の分泌を促進することで，骨端軟骨や筋などの ④ に働く間接作用とがある．

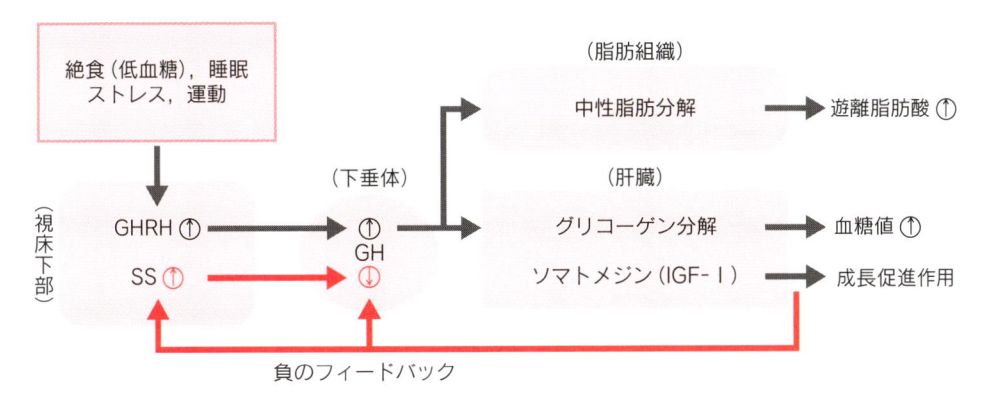

```
（視床下部）
  絶食（低血糖），睡眠
  ストレス，運動
        ↓
  GHRH ↑ ──→ （下垂体）          （脂肪組織）
                GH ↑  ──→ 中性脂肪分解 ──→ 遊離脂肪酸 ↑
  SS ↑ ──→    ↓              （肝臓）
                          グリコーゲン分解 ──→ 血糖値 ↑
                          ソマトメジン（IGF-Ⅰ）──→ 成長促進作用
       ←── 負のフィードバック ──
```

理解を深める ワンステップ 2 　内分泌異常の疾患①

- **シーハン症候群**：出産時などに大量出血してショックに陥ると，下垂体門脈に梗塞ができて下垂体前葉に血液が通わなくなることがある．その結果，成長障害（成長ホルモン↓），低血糖や低血圧（副腎皮質刺激ホルモン↓），低体温や精神機能低下（甲状腺刺激ホルモン↓），無月経や精子形成不全（性腺刺激ホルモン↓），乳汁の分泌停止（プロラクチン↓）などの下垂体機能低下の症状がみられる．
- **巨人症，先端巨大症**：成長ホルモンの分泌過剰が原因であるが，発病時期が骨端線の閉鎖前では下垂体性巨人症に，閉鎖後であれば先端巨大症になる．末端肥大様顔貌（眉弓部膨隆，鼻や口唇の肥大，下顎の突出など），軟部組織の肥厚（手足の巨大化）といった外見的特徴や成長ホルモンの影響による脂質異常症，高血糖，高血圧といった所見がみられる．
- **低身長症**：成長ホルモンの分泌低下により身体発育障害をきたしたものを下垂体性低身長症という．身体の均整がとれた低身長を特徴とするが，一般的に知的障害は認められない．

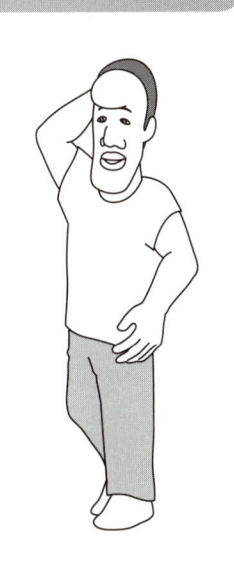

3. 甲状腺のホルモン

● 甲状腺のろ胞細胞からは甲状腺ホルモン（サイロキシン，トリヨードサイロニン）が分泌され，その外側にある傍ろ胞細胞からはカルシトニンが分泌される．

1 甲状腺の特徴

細胞とホルモン

- ろ胞細胞：サイロキシン（T_4）とトリヨードサイロニン（T_3）を分泌する
  ＊活性力は T_3 の方が約 10 倍高い
- 傍ろ胞細胞（C 細胞）：カルシトニンを分泌する
- 上皮小体（副甲状腺）：パラソルモンを分泌する

（「第 11 章 骨の生理学」を参照）

2 甲状腺ホルモン

サイロキシン（T_4），トリヨードサイロニン（T_3）

標的細胞	全身の細胞（脳，精巣，子宮，リンパ節，脾臓，下垂体前葉を除く）
作用	代謝の亢進（酸素消費量の増加）→熱量産生の増加 グリコーゲン分解の促進→血糖値の上昇 脂肪分解の促進→血中遊離脂肪酸やグリセロールの増加
分泌異常	過剰症：バセドウ病（グレーブス病） 低下症：クレチン病，粘液水腫，橋本病

理解を深めるワンステップ 3　内分泌異常の疾患②

- **バセドウ病（グレーブス病）**：甲状腺ホルモンの分泌過剰による甲状腺中毒症状（心機能亢進，高血圧，発汗過多，手指振戦，体重減少など）をきたす疾患で，甲状腺腫，頻脈，眼球突出を3主徴とする．20～40歳代の女性に多い．
- **クレチン病，粘液水腫**：甲状腺ホルモンの分泌減少による症状（徐脈，低血圧，体温低下，浮腫など）をきたす疾患で，知能低下を伴う先天性のものがクレチン病，甲状腺摘出後や橋本病の終末像にみられるのが粘液水腫である．
- **橋本病**：自己抗体による慢性炎症が甲状腺機能を低下させた疾患で，中年の女性に多い．

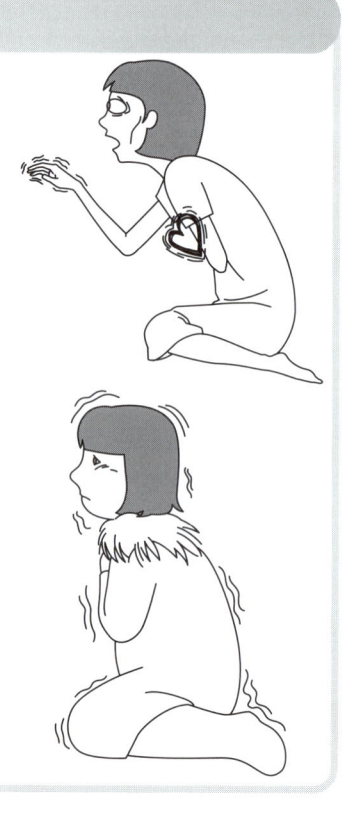

3. 甲状腺のホルモン

1 甲状腺の構造と甲状腺ホルモンの合成

- ① 内の粗面小胞体でサイログロブリンが合成され，コロイド内に分泌されるとそこで ② と結合し，甲状腺ホルモンが合成される．その複合体は結合したまま再びろ胞細胞内に取り込まれ加水分解されると，甲状腺ホルモンが遊離し血管内に分泌される．

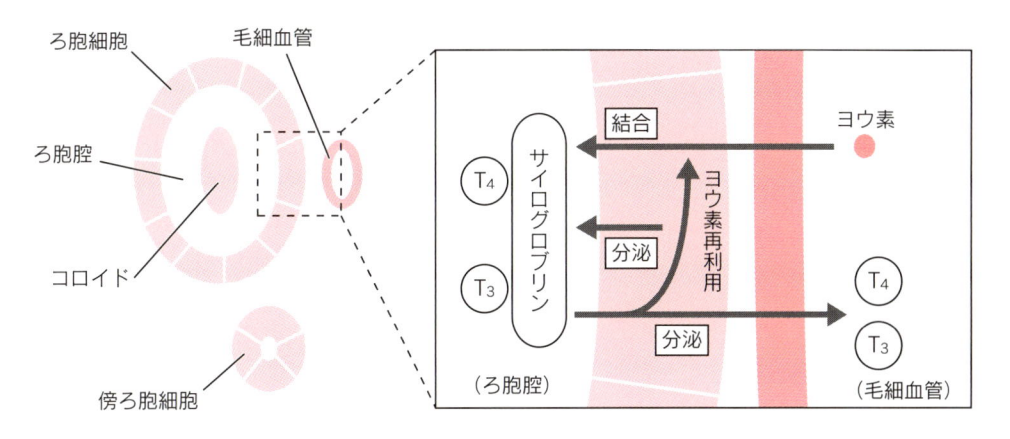

2 甲状腺ホルモンの分泌調節

- ③ などにより，視床下部からのTRH→下垂体からのTSHの分泌が増加することで甲状腺ホルモン（T_4, T_3）の分泌も促進される．そして，分泌された甲状腺ホルモンはほぼ全身の細胞に作用し，④ や ⑤ の増加，⑥ の上昇，⑦ の促進などに働く．

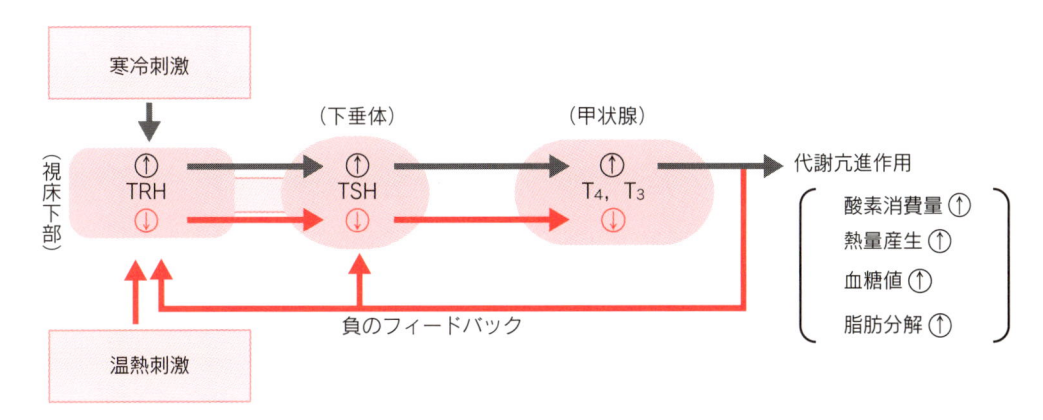

4. 副腎のホルモン

- 副腎（腎上体）は皮質と髄質に分けられ、前者からはステロイド型のホルモンが、後者からはアミン型のホルモンが分泌される。副腎皮質から分泌されるホルモンのうち、特に糖代謝に強い作用を持つものを糖質コルチコイド、電解質代謝に作用するものを電解質コルチコイド、男性ホルモンとして働くものを副腎アンドロゲンと呼んでいる。また、副腎髄質のクロム親和性細胞から分泌されるカテコールアミンのうち大部分はアドレナリンで、残りわずかのノルアドレナリンとごく少量のドーパミンを含んでいる。

1 副腎の特徴

皮質（中胚葉由来）
- 球状帯：電解質コルチコイドを分泌する
- 束状帯：糖質コルチコイドを分泌する
- 網状帯：性ホルモンを分泌する

髄質（外胚葉由来）
- クロム親和性細胞：カテコールアミンを分泌する

2 副腎皮質ホルモン

電解質コルチコイド（ミネラルコルチコイド）（「第12章 体液の生理学」を参照）
- アルドステロン

糖質コルチコイド（グルココルチコイド）
- コルチゾル、コルチコステロン

標的細胞	肝臓、全身の細胞
作用	蛋白質分解の促進→血中アミノ酸の増加 糖新生の促進→血糖値の上昇 脂肪分解の促進→血中遊離脂肪酸やグリセロールの増加 炎症やアレルギー症状の抑制（薬理作用・免疫抑制） カテコールアミンやグルカゴンの作用発現に関与（許容作用） 水利尿の促進
分泌異常	過剰症：クッシング症候群 低下症：アジソン病

4. 副腎のホルモン

1 糖質コルチコイドの分泌調節

- ① ， ② によるサーカディアンリズム（朝に分泌量が高く，夕方に低い）の影響を受けて視床下部からの CRH →下垂体からの ACTH の分泌が増加すると， ③ の分泌も促進される．このホルモンは代謝亢進（ ④ の上昇，蛋白質や脂肪分解の促進），薬理作用（ ⑤ の抑制），カテコールアミンやグルカゴンに対する許容作用などの働きを持つ．

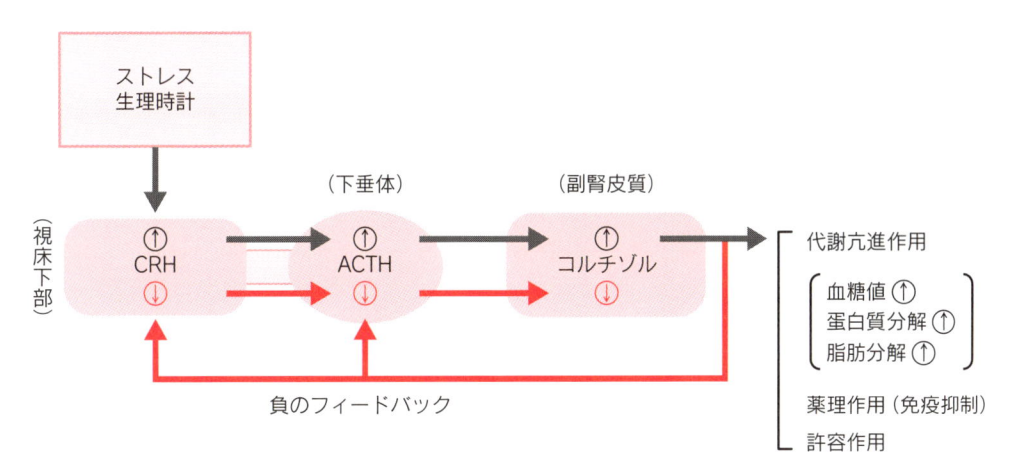

```
ストレス
生理時計
   │
   ▼
(視床下部)      (下垂体)       (副腎皮質)
  CRH  ──→  ACTH   ──→   コルチゾル  ──→  代謝亢進作用
   ↑↓         ↑↓           ↑↓              ┌ 血糖値（↑）
                                            │ 蛋白質分解（↑）
                                            │ 脂肪分解（↑）
        負のフィードバック                    └
                                          薬理作用（免疫抑制）
                                          許容作用
```

理解を深めるワンステップ 4 　内分泌異常の疾患③

- **クッシング症候群**：糖質コルチコイド（コルチゾル）の分泌過剰による疾患で，下垂体性（下垂体腺腫など）や異所性（悪性腫瘍など），副腎過形成などが原因となる．コルチゾルの影響により高血圧，高血糖，脂質異常症，体重増加（中心性肥満，満月様顔貌），骨粗鬆症などの症状がみられる．
- **アジソン病**：副腎の病変（結核性，癌転移など）により皮質からのホルモンの分泌減少をきたす疾患で，コルチゾルの欠乏（低血糖，体重減少など）やアルドステロンの欠乏（低血圧）による症状に合わせて，代償的に下垂体からの分泌が増大する副腎皮質刺激ホルモンによる影響（色素沈着）もみられる．

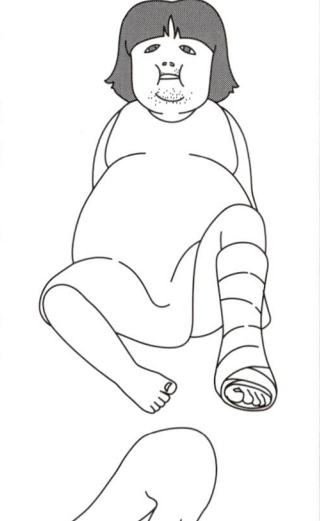

3 副腎髄質ホルモン

カテコールアミン

・アドレナリン，ノルアドレナリン

分泌調節	促進：交感神経の興奮（キャノンの緊急反応） ＊筋運動，寒冷，精神的感動，ストレス，低血圧，低血糖
標的細胞	交感神経に影響を受けるすべての組織 ＊アドレナリンはβ受容体，ノルアドレナリンはα受容体に親和性
分泌異常	過剰症：褐色細胞腫

＊アドレナリンとノルアドレナリンの作用比較

	アドレナリン	ノルアドレナリン
心機能（心拍出量，心拍数）	亢進	（反射性徐脈）
末梢血管抵抗（血圧）	（血管拡張）	上昇
グリコーゲン分解（血糖値）	亢進	やや亢進
熱産生，酸素消費，基礎代謝	亢進	
中枢神経刺激	亢進	
遊離脂肪酸	増加	

理解を深めるワンステップ 5 　内分泌異常の疾患④

・褐色細胞腫：副腎髄質のクロム親和性細胞から発生した腫瘍が，カテコールアミンを大量に産生し分泌するため，高血圧や代謝亢進など以下の5H症状を呈する疾患である．
- 頭痛（Headache）
- 発汗増大（Hyperhydrosis）
- 高血糖（Hyperglycemia）
- 高血圧（Hypertension）
- 代謝亢進（Hypermetabolism）

二次性高血圧の代表的な疾患で20～50歳代に好発する．

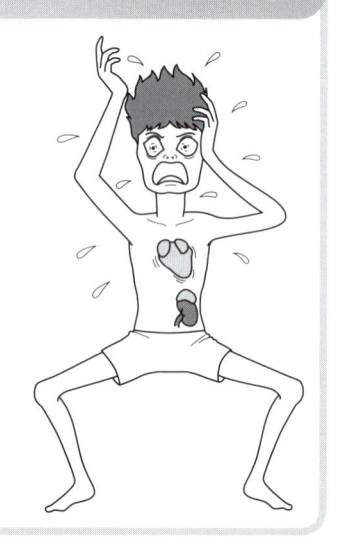

2 カテコールアミンの受容体と作用比較

● カテコールアミンの受容体にはα受容体とβ受容体が存在し、前者は ① に、後者は ② に感受性が強い。これにより同一のカテコールアミンが組織により異なった作用を引き起こすことが可能となっている。たとえば、心臓の機能（ ③ 、 ④ など）や肝臓での ⑤ はβ受容体に ② が作用することで亢進するが、 ⑥ はα受容体に ① が作用することで上昇する。

心臓
β [心拍数 ↑ / 収縮力 ↑]

末梢血管抵抗（血圧）
（上昇）α

骨格筋の動脈
β（弛緩）

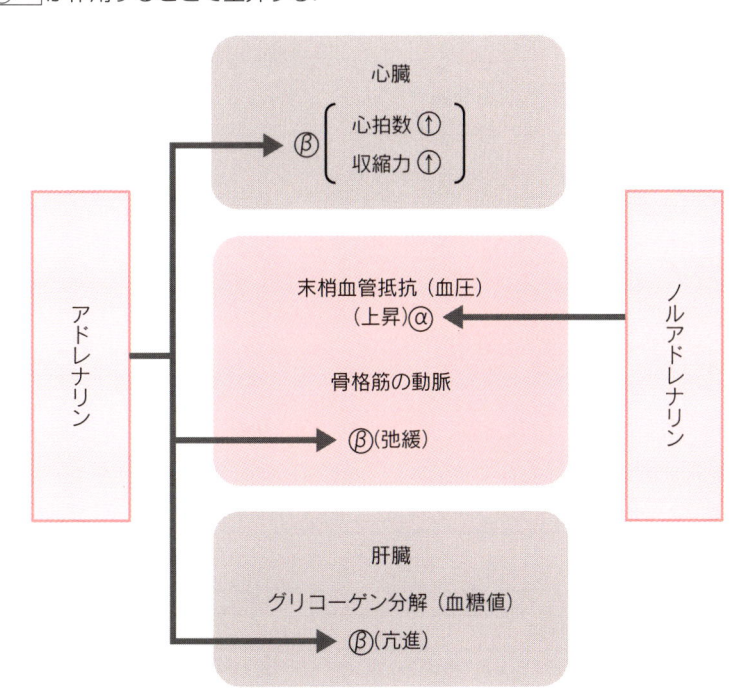

肝臓
グリコーゲン分解（血糖値）
β（亢進）

アドレナリン → 心臓、骨格筋の動脈、肝臓
ノルアドレナリン → 末梢血管抵抗（血圧）

3 作用別のホルモン分類

	血糖値	血圧	体温	ストレス機序
⑦	↑			⊕
バソプレッシン		↑		
⑧	↑		↑	
電解質コルチコイド		↑		⊕
⑨	↑			⊕
カテコールアミン（ ① ）		↑	↑	⊕
カテコールアミン（ ② ）	↑		↑	⊕
インスリン	↓			
グルカゴン	↑			

5. 膵臓のホルモン

● 膵島（ランゲルハンス島）の細胞は主にA細胞（約20%），B細胞（約70%），D細胞（約10%）の3種類に大別できる．それぞれの細胞から分泌されるホルモンは，互いに調節しあいながら血糖値の恒常性維持に働いている．

1 膵島の特徴

細胞とホルモン
- A細胞（α細胞）：グルカゴンを分泌する
- B細胞（β細胞）：インスリンを分泌する
- D細胞（δ細胞）：ソマトスタチンを分泌する
- F細胞（PP細胞）：膵ポリペプチドを分泌する

2 膵島ホルモン

インスリン

標的細胞	骨格筋細胞，脂肪細胞，肝細胞など
作用	グルコース取り込みの促進（細胞膜担体数の増加） グリコーゲン，脂肪，蛋白質合成の促進，糖新生の抑制 →血糖値の低下 ホルモン感受性リパーゼ活性の抑制→脂肪分解の抑制
分泌異常	低下症：糖尿病

グルカゴン

標的細胞	主に肝細胞
作用	グリコーゲン分解や糖新生の促進→血糖値の上昇 脂肪分解の促進→血中遊離脂肪酸の増加

ソマトスタチン

標的細胞	膵島A細胞，B細胞，F細胞
作用	インスリン，グルカゴン，膵ポリペプチド分泌の抑制 消化管での栄養素吸収を抑制

5. 膵臓のホルモン

1 膵島ホルモンの相互調節

- 食後の高血糖状態では直接的に ① の分泌を抑制するだけでなく、② やソマトスタチンの分泌促進も間接的に作用する．また、空腹時の低血糖状態は ① の分泌促進に働くが、その上昇により ② やソマトスタチンによる分泌抑制の作用を受ける．

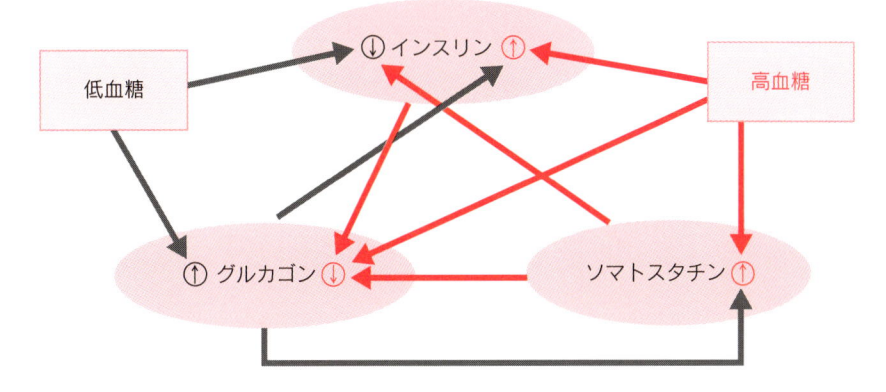

2 インスリンの作用

- インスリンは、③ を増加させて ④ の同化過程（⑤ , ⑥ , 蛋白質の合成）を促進させると同時に、異化過程（⑤ , ⑥ の分解）や ⑦ を抑制することで血糖値を低下させる．

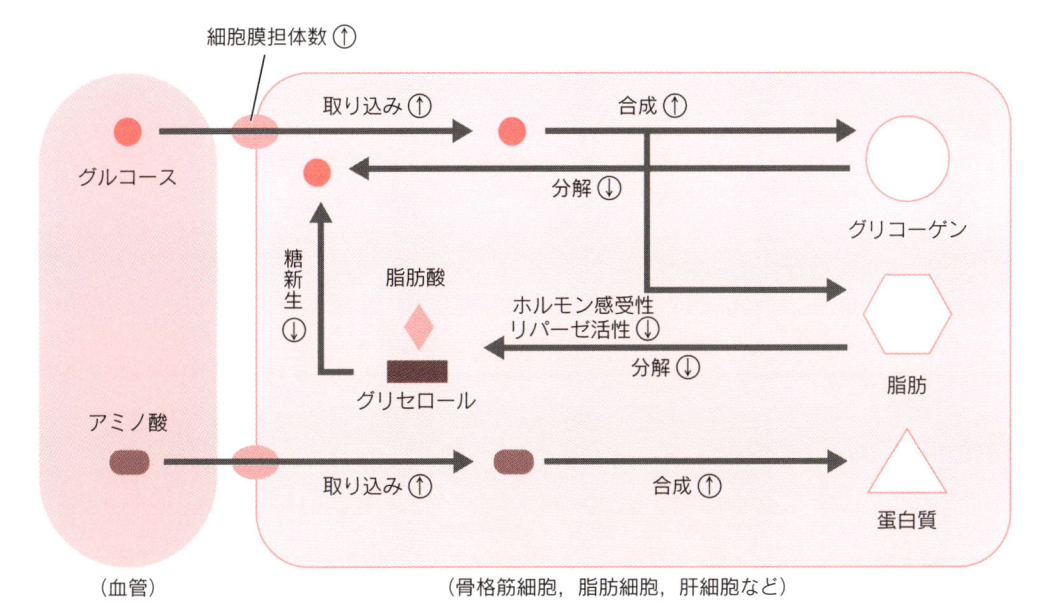

6. 性腺のホルモン

● 男性化に作用するホルモンを総称してアンドロゲンといい，精巣から分泌されるアンドロゲンの代表がテストステロンである．また，女性ホルモンは卵巣で合成されるホルモンであり，卵胞ホルモンや黄体ホルモンなどがある．

1 精巣と精巣ホルモン

1) 精 巣
細胞とホルモン
- セルトリ細胞（支持細胞）：精子を支持し栄養する
- ライジッヒ細胞（間質細胞）：テストステロンを分泌する

2) 精巣ホルモン（男性ホルモン）
アンドロゲン
- テストステロン

標的細胞	セルトリ細胞，骨格筋，副生殖器など
作用	第二次性徴の発現 ［体毛発生，頭髪の生えぎわの後退，変声 　骨格筋の発達（蛋白合成）など］ 精子形成の促進 性行動の促進 性分化（副生殖器の発育）

2 卵巣と卵巣ホルモン

1) 卵 巣
卵胞の成長とホルモン
- 成熟卵胞（グラーフ卵胞）：卵胞ホルモンを分泌し，卵子を腹腔に放出する
- 黄体：黄体細胞（ルテイン細胞）より黄体ホルモンを分泌する

2) 卵巣ホルモン（女性ホルモン）
卵胞ホルモン
- エストロゲン（エストラジオール，エストロン，エストリオール）

標的細胞	子宮，腟，乳腺など
作用	第二次性徴の発現：乳腺の発育，皮下脂肪の沈着など 卵胞発育の促進 子宮内膜の増殖（オキシトシン感受性の上昇） 骨吸収の抑制，骨形成の促進 血管の拡張→血圧の低下（抗動脈硬化作用）

黄体ホルモン
- プロゲステロン

標的細胞	子宮，腟，乳腺など
作用	妊娠の維持：子宮筋収縮の抑制（オキシトシン感受性の低下） 乳腺発育の促進 排卵の抑制 基礎体温の上昇

6. 性腺のホルモン

■ 性腺ホルモンの分泌調節

- 男性では，下垂体から分泌されたFSHは精巣の ① に働いて精子の支持に関与し，LHは ② に作用して ③ の分泌を促進している．また， ① から分泌される ④ が下垂体でのFSHの分泌を抑制する．

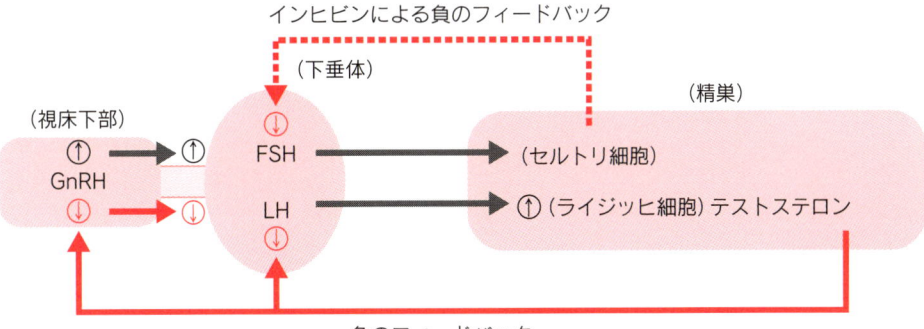

インヒビンによる負のフィードバック

（視床下部） （下垂体） （精巣）
GnRH → FSH → （セルトリ細胞）
      → LH → ↑（ライジッヒ細胞）テストステロン

負のフィードバック

- 女性では，下垂体から分泌されたFSHは卵巣の内の卵胞に作用して ⑤ の分泌を，LHは黄体に作用して ⑥ の分泌を促進する．

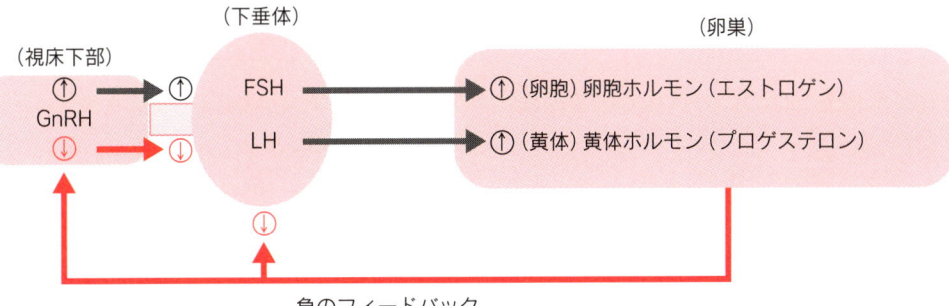

（視床下部） （下垂体） （卵巣）
GnRH → FSH → ↑（卵胞）卵胞ホルモン（エストロゲン）
      → LH → ↑（黄体）黄体ホルモン（プロゲステロン）

負のフィードバック

演習問題

1) ステロイドホルモンでないのはどれか．
   1. テストステロン
   2. コルチゾル
   3. サイロキシン
   4. エストロゲン

2) 受容体が細胞膜上にないのはどれか．
   1. アドレナリン
   2. アルドステロン
   3. インスリン
   4. 成長ホルモン

3) 抑制性の視床下部ホルモンによって分泌調節されるのはどれか．
   1. プロラクチン
   2. 甲状腺刺激ホルモン
   3. 黄体形成ホルモン
   4. オキシトシン

4) 成長ホルモンについて誤っているのはどれか．
   1. 睡眠中は分泌が低下する．
   2. 骨端軟骨成長を促進する．
   3. 肝臓でのソマトメジン分泌を促す．
   4. 血糖値上昇に作用する．

5) 甲状腺ホルモンについて正しいのはどれか．
   1. 傍ろ胞細胞から分泌される．
   2. 寒冷刺激で分泌が低下する．
   3. グリコーゲン分解を促進する．
   4. 過剰症にクレチン病がある．

6) 糖質コルチコイドについて誤っているのはどれか．
   1. 分泌に生理時計が関与する．
   2. 糖新生を抑制する．
   3. 免疫抑制作用がある．
   4. 低下症にアジソン病がある．

7) カテコールアミンについて正しいのはどれか．
   1. アドレナリンはα受容体に，ノルアドレナリンはβ受容体に親和性を持つ．
   2. ノルアドレナリンは心機能亢進作用が強い．
   3. アドレナリンは末梢血管収縮に働く．
   4. 交感神経の興奮により分泌が促進される．

8) インスリンについて正しいのはどれか．
   1. 膵島A細胞から分泌される．
   2. グリコーゲン分解を促進する．
   3. グルコースの取り込みを促進する．
   4. グルカゴンにより分泌が抑制される．

9) 性腺ホルモンについて誤っているのはどれか．
   1. セルトリ細胞からテストステロンが分泌される．
   2. テストステロンは精子形成を促進する．
   3. エストロゲンは骨形成を促進する．
   4. プロゲステロンは基礎体温を上昇させる．

10) ストレスで分泌が増加するホルモンでないのはどれか．
    1. 成長ホルモン
    2. コルチゾル
    3. アドレナリン
    4. インスリン

第10章　生　殖

学習のポイントとキーワード

1. 染色体と性分化（★）

- 染色体の種類と性分化の過程について理解する．

> **キーワード** 性染色体（XY, XX），精巣，卵巣，ミュラー管，ウォルフ管，テストステロン，抗ミュラー管ホルモン，ターナー症候群，クラインフェルター症候群，半陰陽

2. 男性生殖器（★）

- 精子形成の過程と射精の仕組みについて理解する．

> **キーワード** 精細管，ライジッヒ細胞（間質細胞），セルトリ細胞（支持細胞），卵胞刺激ホルモン（FSH），アンドロゲン（テストステロン），下腹神経，陰部神経

3. 女性生殖器（★★）

- 女性性周期におけるホルモンの作用について理解する．

> **キーワード** 卵巣周期，月経周期，卵胞期，排卵，黄体期，月経期，増殖期，分泌期
> 卵胞刺激ホルモン（FSH），黄体形成ホルモン（LH），黄体ホルモン（プロゲステロン），卵胞ホルモン（エストロゲン）

4. 妊娠と分娩（★★★）

- 受精ならびに妊娠の特徴について理解する．
- 分娩や乳汁分泌に関するホルモンの作用について理解する．

> **キーワード** 卵管膨大部，卵割と着床，ヒト絨毛性性腺刺激ホルモン（hCG），妊娠反応，ヒト絨毛性乳腺刺激ホルモン（hCS），胎児-胎盤単位，エストロゲン，オキシトシン，ファーガソン反射，プロラクチン，ドーパミン，排卵抑制

1. 染色体と性分化

❶ 染色体とその異常

- ヒトの性染色体は1対（2本）あり，男性ではXY，女性ではXXの組合せとなる．

ヒトの染色体
- 常染色体：44本
- 性染色体：2本（男性：XY型，女性：XX型）

❷ 性分化

- 性を決定する因子はY染色体内に存在し，この因子の作用を受けると男性へと分化していく（なければ女性となる）．

1）性分化の過程

生殖腺

- 生殖腺隆起（中胚葉性）
  - 髄質の発達（皮質の退化）→精巣へ分化する
  - Y染色体内の精巣分化因子（TDF）
  - 皮質の増殖（髄質の退化）→卵巣へ分化する

内生殖器

- ウォルフ管とミュラー管
  - ウォルフ管の消失，ミュラー管の発達→卵管，子宮，膣上部へ分化する
  - ミュラー管の消失，ウォルフ管の発達→精巣上体，精管，精嚢，射精管へ分化する
    - 精巣から分泌される抗ミュラー管ホルモン・テストステロン

外生殖器

	男性	女性
生殖結節	陰茎	陰核
陰唇陰嚢隆起	陰嚢	陰唇
尿道ひだ	尿道海綿体	小陰唇

2）主な性染色体異常

XO	性器発育異常（ターナー症候群）
XXX，XYY	超女性，超男性
XXY	精神異常を伴った発育不全（クラインフェルター症候群）
XX/XY	モザイク，半陰陽（真性，仮性）

1. 染色体と性分化

1 内生殖器の性分化

- ① はY染色体に組込まれた精巣分化因子が働くことで ② へと分化していくが，そこから分泌される ③ が ④ を消失させ，⑤ が ⑥ を発達させることで男性の内生殖器へと分化されていく（ ⑦ と卵管は直接，連結していないため ④ と生殖腺もつながっていないことに注意）．

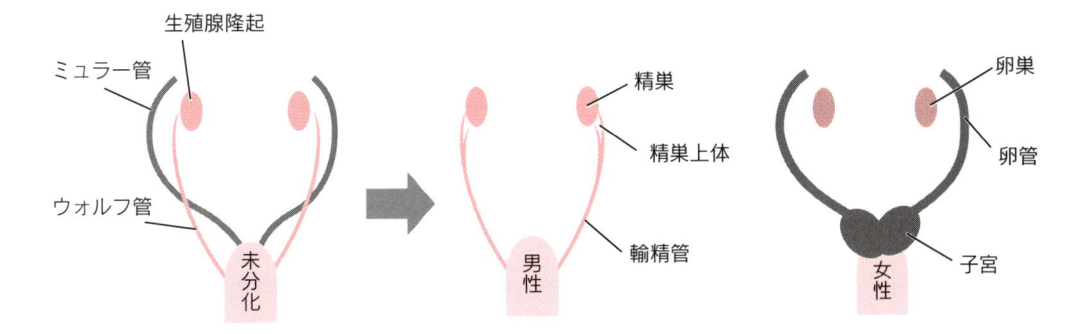

生殖腺隆起
ミュラー管
ウォルフ管
未分化
精巣
精巣上体
輸精管
男性
卵巣
卵管
子宮
女性

2 性染色体異常による疾患

- ⑧ ：女性のみに発症する．正常女性型が ⑨ であるのに対して，X染色体のうち1本が完全または部分的に欠失している（X，XO）．低身長，翼状頸，心臓病，不妊，第二次性徴の欠如などの症状がみられる．
- ⑩ ：正常女性型が ⑨ であるのに対して，X染色体が過剰である（XXX，XXXXなど）．肥満，知能の低下，性器の成長不全などの症状が現れる場合もある．
- ⑪ ：正常男性型が ⑫ であるのに対して，Y染色体が過剰である（XYY，XYYYなど）．高身長，知能の低下などの症状が現れる場合もある．
- ⑬ ：男性のみに発症する．正常男性型が ⑫ であるのに対して，X染色体が過剰である（XXY，XXXYなど）．性器の成長不全，長い手足，女性的な性格，知能の低下などの症状が現れる場合もある．
- **半陰陽**：遺伝子，染色体，性腺，生殖器などが非典型的で，身体的な性別を単純には分類できない状態．遺伝子的には性染色体に異常がみられる場合が多いが，遺伝子的な性別が細胞ごとに異なっている場合（モザイク体）もある．男女両性の特質を兼ね備えたものを ⑭ ，遺伝子と外見とで性別の異なるものを ⑮ と呼ぶ．

2. 男性生殖器

- 男性生殖器は内生殖器（精巣，精管，外分泌腺など）および外生殖器（陰茎，陰嚢など）からなる．精巣で作られた精子は副交感神経の働きによる「勃起」と，交感神経ならびに陰部神経の作用による「射精」によって精液となって体外に排出される．

1 構　成

精巣
- ライジッヒ細胞（間質細胞）：アンドロゲン（テストステロン）を合成し，分泌する
- セルトリ細胞（支持細胞）：精子を支持し，栄養する（血液-精巣関門）
- 精細管（精上皮）：精子を形成する

外分泌腺
- 精嚢：蛋白性液体を射精管に分泌する
- 前立腺：アルカリ性白濁液を尿道に分泌する
- 尿道球腺（カウパー腺）：左右に1対あり，透明粘稠な液を尿道に分泌する

2 機　能

1) 精子形成
形成条件
- ホルモン：卵胞刺激ホルモン（FSH），アンドロゲン（テストステロン）の作用による
  ＊思春期以降は，FSHがなくてもアンドロゲンが十分あればよい
- 温度：体温より数度低い環境が必要である

運動能と受精能
- 運動のエネルギー源：精嚢から分泌されるフルクトース（果糖）を用いる
- 受精能獲得：射精直後は受精能がなく，一定時間女性生殖器内にいることが必要である

2) 勃起と射精
勃起
- 中枢：仙髄にある（辺縁系や視床下部により調節）
- 副交感神経（骨盤神経）の興奮により陰茎内の動脈が拡張し，陰茎海綿体洞の充血が起こる

射精
- 中枢：下部腰髄〜仙髄にある
- 交感神経（下腹神経）の興奮により精液を尿道に輸送する（射出）
- 陰部神経の興奮により海綿体筋が収縮し，精液を排出する（圧出）

2. 男性生殖器

1 精巣とセルトリ細胞の機能

- ① により ② から ③ が分泌されると精子形成が促進される．また，④ は精子を形成する細胞を保護しながら栄養を与えると同時に，そこから分泌されるインヒビン（蛋白質ホルモン）は ⑤ の分泌を抑制して精子形成の進行度合いを調節している．

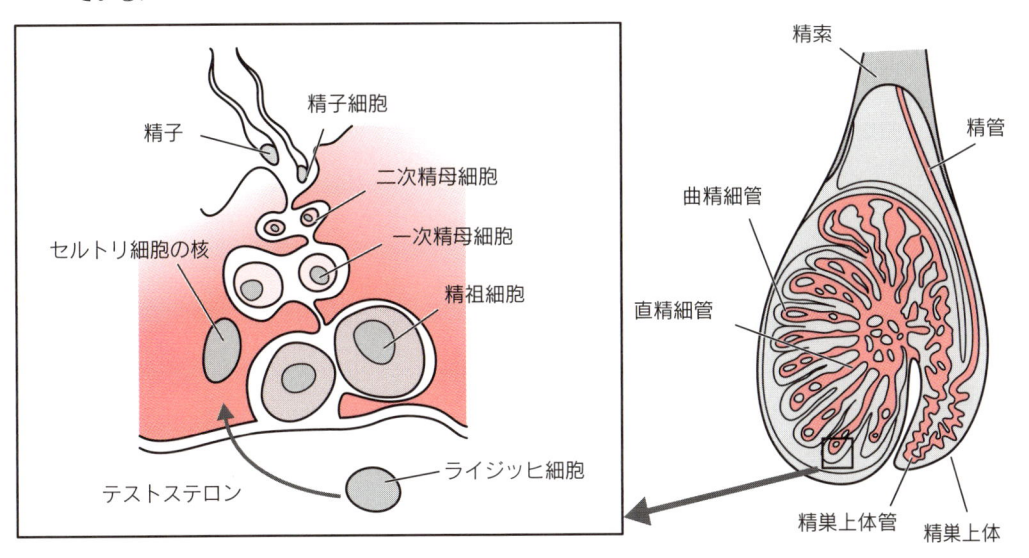

2 精子の輸送

- ⑥ の ⑦ で産生された精子は，⑧ でさらに成熟し ⑨ 内に蓄えられている．射精時には ⑩ の働きで ⑪ 内の ⑫ から尿道に送られ，⑬，⑪，⑭ からの分泌液と混合し精液となって ⑮ が興奮することで体外に射出される．

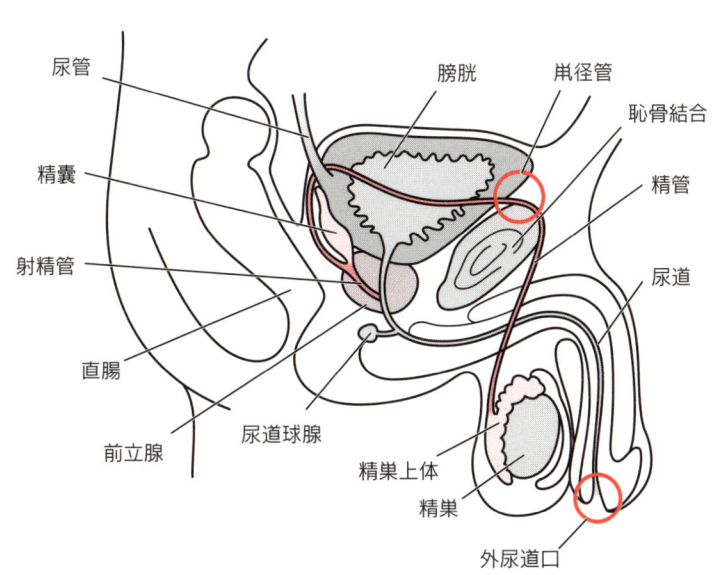

3. 女性生殖器

● 女性の性周期には卵巣周期と月経周期があり，前者は下垂体前葉から分泌される性腺刺激ホルモン（FSH，LH）の変化によって起こる．また，後者は卵巣周期に伴う卵胞や黄体からのホルモン分泌が引き起こす子宮内膜の変化を示している．

1 構　成

卵巣
・皮質（卵胞を含む）と髄質（卵巣門より血管や神経が出入り）がある

卵管（卵巣側は腹腔に開口）
・粘膜：単層線毛円柱上皮からなる

子宮
・粘膜：機能層＋基底層からなる（月経時に機能層が剝離される）
・正常位：90°前傾し，10°前屈する

膣
・大前庭腺（バルトリン腺）：左右1対ある

2 女性の性周期

卵巣周期と月経周期

	卵巣周期	月経周期
1日	【卵胞期】 原始卵胞の成長 ← FSH	【月経期】 機能層の脱落
5日	↓ 成熟卵胞に発育 【排卵期】	【増殖期】 機能層の再生と増殖 ← エストロゲン
14日	卵子の排出 ← LH，FSH	
	【黄体期】 受精時：妊娠黄体 　　　　プロゲステロン↑ ──→ 未受精時：月経黄体→白体→消失	【分泌期】 機能層の肥厚，粘液の分泌 　└─ プロゲステロン，エストロゲン 月経の停止
28日	プロゲステロン↓ ──→	機能層の脱落

3. 女性生殖器

■ 女性性周期とホルモン量の変化

- ① ：卵胞の発達過程に伴って，排卵から次の排卵までを1周期としたものである．② では ③ の作用により原始卵胞が成熟卵胞へと発育する．この後，④ の急激な分泌増加によって ⑤ が起こり，続いて ⑥ へと移る．

- ⑦ ：月経出血の始まりを第1日目としたもので，① に伴って起こる子宮内膜の変化を反映している．⑧ が終わると，脱落した子宮内膜（機能層）の再生と増殖が ⑨ の作用により起こる ⑩ に入る．その後，黄体から分泌される ⑪ や ⑨ の働きにより，機能層のさらなる肥厚と粘液の分泌が高まる ⑫ を迎え，この時期は ① の ⑥ とほぼ同じ期間に相当する．

- 受精時には黄体が妊娠黄体として維持されるため，⑪ の分泌も増加し，次の月経を停止するが，未受精の場合には黄体→白体となり消失すると，⑪ の分泌が減少するため機能層は脱落（月経の開始）する．

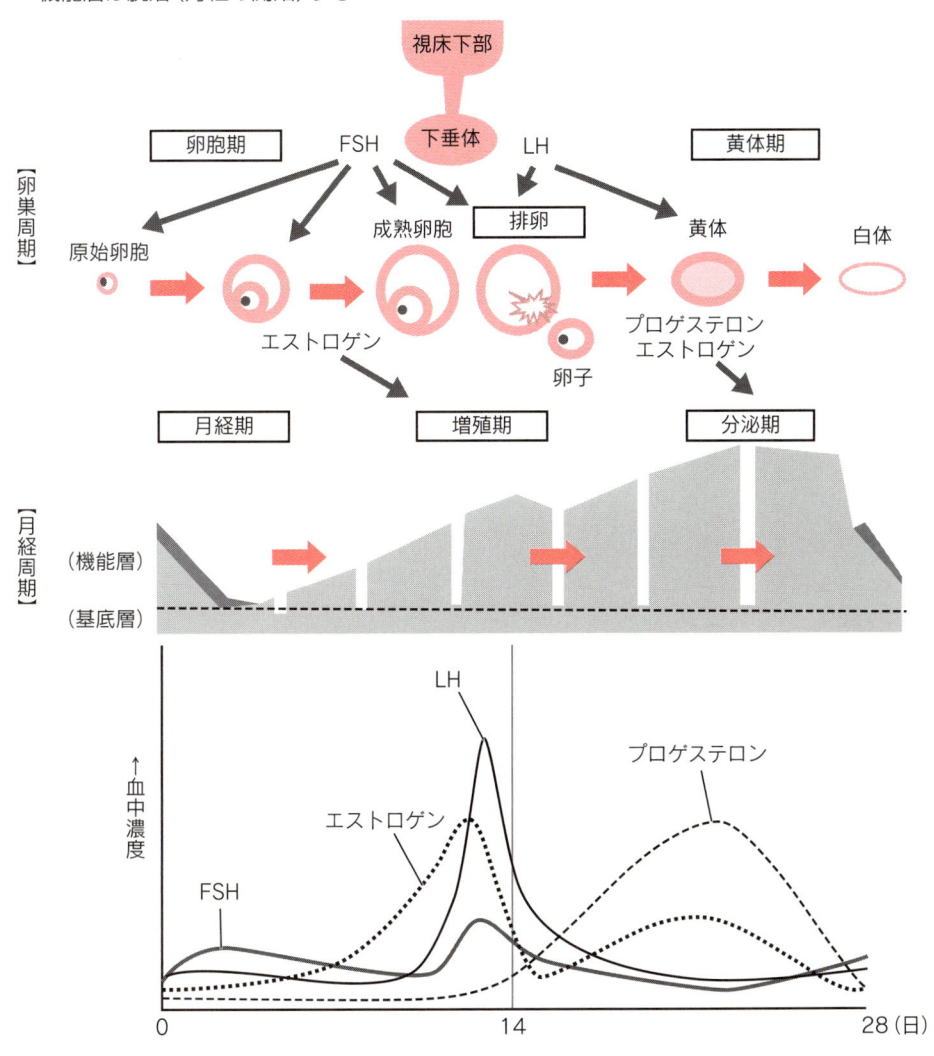

4. 妊娠と分娩

1 妊娠

- 受精卵が子宮内膜に着床すると胎盤が形成され，そこから種々のホルモンが分泌され妊娠の維持と胎児の発育に作用する．

1）受精

卵子・精子の寿命
- 卵子で2〜3日，精子で約2日である　＊受精可能な期間は排卵前後の各々2日間となる

受精と妊娠
- 卵管膨大部で受精すると受精卵は卵割しながら移動し，1週間後に子宮内膜に着床する

2）胎盤

形成
- 基底側脱落膜（母親由来）+絨毛膜有毛部（胎児由来）からなる

胎盤ホルモン
- ヒト絨毛性性腺刺激ホルモン（hCG）：妊娠初期に分泌される（妊娠反応）
- ヒト絨毛性乳腺刺激ホルモン（hCS）：胎児の発育作用や泌乳作用に働く
- その他：エストロゲン，プロゲステロン

胎児-胎盤単位
- 胎盤から分泌されるエストロゲンは，胎児由来の物質から生成されるため，母体尿中のエストロゲンは胎児の状態を知る指標となる

2 分娩

- 分娩にはオキシトシンが，出産後の授乳にはオキシトシンとプロラクチンが作用する．

分娩の仕組み
オキシトシン（OXY）

分泌調節	促進：授乳刺激，胎児による産道への刺激
標的細胞	乳管周囲の平滑筋細胞，子宮平滑筋細胞
作用	乳汁の射出 子宮筋の収縮

陣痛
- オキシトシンやプロスタグランジンにより子宮筋が収縮する
  ＊ファーガソン反射：子宮頸部が刺激されると，オキシトシンの分泌が増加し，子宮筋が収縮する（分娩促進）

4. 妊娠と分娩

1 妊娠中の胎盤ホルモンの分泌変化

- 妊娠初期に胎盤から分泌される　①　は，黄体からのプロゲステロンやエストロゲンの産生を促して子宮内膜を維持しようとするが，　①　やプロゲステロンの分泌が高濃度になると妊娠悪阻（つわり）の原因ともなる．また，母体尿中の　①　は受精後2週間ごろから検出されるため，　②　として利用されている．

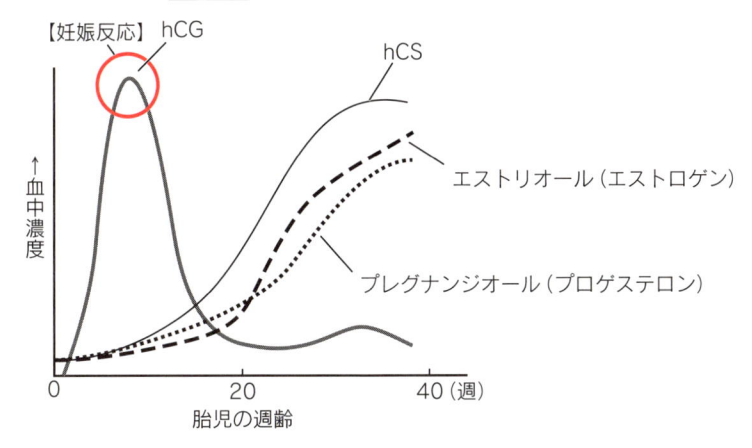

【妊娠反応】hCG
hCS
エストリオール（エストロゲン）
プレグナンジオール（プロゲステロン）

縦軸：血中濃度
横軸：胎児の週齢（0, 20, 40（週））

2 プロラクチンの分泌調節

- 　③　刺激やエストロゲンの分泌は，視床下部でのPRH分泌の促進と　④　の抑制に働くことで下垂体からの　⑤　分泌を増加させて，　⑥　の産生と分泌に作用する．また，　⑤　分泌による負のフィードバックは下垂体前葉ホルモンのFSHとLHにも作用するため，授乳期間中の　⑦　は抑制される．

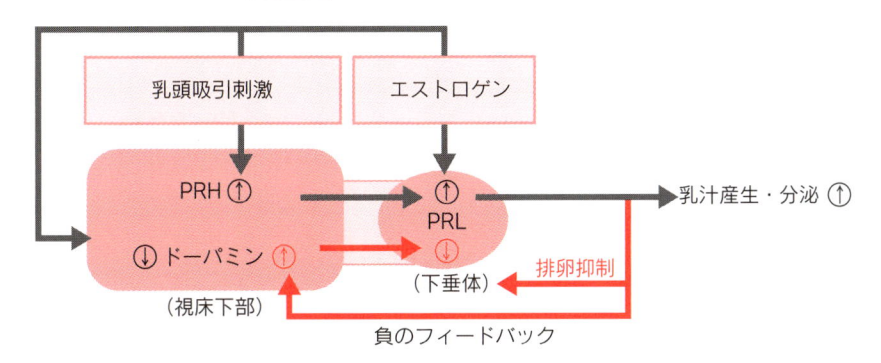

乳頭吸引刺激　エストロゲン
PRH ↑
↓ドーパミン ↑
（視床下部）
PRL ↑
↓
（下垂体）
乳汁産生・分泌 ↑
排卵抑制
負のフィードバック

2）乳汁分泌

プロラクチン（PRL）

標的細胞	乳腺細胞など
作用	乳汁産生と分泌の促進 排卵の抑制（授乳期間中）

乳頭吸引刺激

- 乳頭吸引刺激によりオキシトシンが分泌され，乳汁が射出する（射乳反射）
- 乳頭吸引刺激によりドーパミン分泌が抑制されプロラクチン分泌が維持される（乳汁分泌の継続）

演習問題

1) 性染色体について正しいのはどれか.
   1. ヒトには2対ある.
   2. 男性はXXである.
   3. Y染色体に性を決める因子が含まれている.
   4. クラインフェルター症候群では男性のY染色体が過剰にある.

2) 性分化について誤っている組合せはどれか.
   1. 原始生殖腺（髄質） － 精 巣
   2. ウォルフ管 － 精 管
   3. 抗ミュラー管ホルモン － 卵 巣
   4. 生殖結節 － 陰 茎/陰 核

3) 精子形成と関係がないのはどれか.
   1. テストステロン
   2. フルクトース
   3. 卵胞刺激ホルモン
   4. エストロゲン

4) 勃起と射精について正しいのはどれか. 2つ選べ.
   1. 勃起, 射精ともに脊髄反射である.
   2. 勃起は交感神経の興奮により起こる.
   3. 射精は副交感神経の興奮により起こる.
   4. 精液の排出には体性神経も関与する.

5) 女性生殖器について誤っているのはどれか.
   1. 卵胞は卵巣の皮質にある.
   2. 卵管の粘膜は単層線毛円柱上皮である.
   3. 月経時には子宮の基底層が剝離する.
   4. 大前庭腺は左右1対ある.

6) 月経周期の分泌期に血中濃度が上昇するのはどれか. 2つ選べ.
   1. 卵胞刺激ホルモン
   2. 黄体形成ホルモン
   3. エストロゲン
   4. プロゲステロン

7) 女性性周期において黄体形成ホルモンの血中濃度が最も高くなる時期はどれか.
   1. 卵胞期
   2. 排卵期
   3. 黄体期
   4. 月経期

8) 妊娠について誤っているのはどれか.
   1. 正常な受精は卵管膨大部で行われる.
   2. 妊娠初期にはヒト絨毛性乳腺刺激ホルモンの分泌が増大する.
   3. 胎盤は母親と胎児双方の細胞から作られる.
   4. 胎児-胎盤単位としてエストロゲンが用いられる.

9) 正しい組合せはどれか.
   1. ファーガソン反射 － オキシトシン
   2. 射乳反射 － プロラクチン
   3. 乳汁分泌 － プロゲステロン
   4. 子宮筋収縮 － ドーパミン

10) 排卵を抑制するホルモンはどれか. 2つ選べ.
    1. プロラクチン
    2. 卵胞刺激ホルモン
    3. エストロゲン
    4. プロゲステロン

第11章　骨の生理学

学習のポイントとキーワード

1. 骨（★★）

- 骨の構造とその形成方法ならびに更新について理解する．

キーワード▶ 骨質（緻密質，海綿質），軟骨性骨化，膜性骨化，骨芽細胞，破骨細胞

2. カルシウム代謝の調節（★★★）

- 低カルシウム血症の原因と症状を理解する．
- カルシウム代謝を調節するホルモンの種類とその働きを理解する．

キーワード▶ 神経の興奮性，筋の過剰収縮，クボステック徴候，トルーソー徴候，ビタミンD，パラソルモン（上皮小体ホルモン），カルシトニン，卵胞ホルモン（エストロゲン），骨吸収，紫外線，腎臓，小腸

3. 骨の病気（★）

- 骨の代謝性疾患と遺伝性疾患の原因とその症状を理解する．

キーワード▶ 骨粗鬆症，くる病（骨軟化症），骨形成不全症，大理石骨病

1. 骨

1 骨の構造

- 骨は骨膜に包まれ（関節面にはない），骨質と軟骨質，内部の骨髄から構成される．

骨質
- 緻密質：骨の外層部にあり，骨幹部で発達している
  - 骨層板：血管や神経の通路であるハバース管（長軸）とフォルクマン管（横軸）を含む
  - 骨小腔：骨細胞を含む
- 海綿質：骨の内層部にあり，骨端部で発達している．骨梁（骨髄組織を含む）を形成する

軟骨質
- 関節軟骨：関節面での緩衝作用に働く
- 骨端軟骨：骨の長軸方向への成長に働き，閉鎖後は骨端線として残る

骨髄
- 赤色骨髄：造血している骨髄（体幹部の扁平骨や椎骨にある）
- 黄色骨髄：造血を休止または停止している骨髄で，内部は脂肪組織が占める（ほとんどの長骨にある）

骨膜
- 密性結合組織からなる被膜で，血管や神経が分布している（関節面には欠ける）
- 骨の太さの成長や骨折時の骨再生に働く

2 骨の形成と更新

- 骨は構成する細胞の働きによって，一生を通じて常に作り替えられている．

1) 骨の形成

軟骨性骨化
軟骨が形成され，それが骨に置換される
- 長骨の長軸方向の成長や置換骨（骨盤骨，椎骨，頭蓋底など）の形成時に起こる
  *成長ホルモンの影響を受ける

膜性骨化
骨芽細胞による骨基質の分泌により骨梁が形成される
- 長骨の太さの成長や付加骨（頭蓋骨，鎖骨など）の形成時に起こる

2) 骨の更新

骨芽細胞
- コラーゲンを分泌し，その後カルシウムやリン酸塩が沈着し石灰化すると，骨小腔に埋没し骨細胞となる（骨の再形成）

1. 骨

■ 軟骨性骨化と膜性骨化の仕組み

- ① _____

  骨の形成場所に間葉細胞が集積し，分化した軟骨芽細胞が硝子軟骨を形成すると，骨幹中央部の軟骨細胞に骨化が起こる（一次骨化中心）
  → 栄養血管が進入し一次骨化中心がさらに成長し，骨端部にも毛細血管が進入し新たな骨化が発生する（二次骨化中心）
  → 骨幹部の骨化に伴い骨髄腔が形成され，② _____ が発達する
  → 骨端部の骨化に伴い ③ _____ が形成され，骨化しない硝子軟骨は ④ _____ や ⑤ _____ として残存する

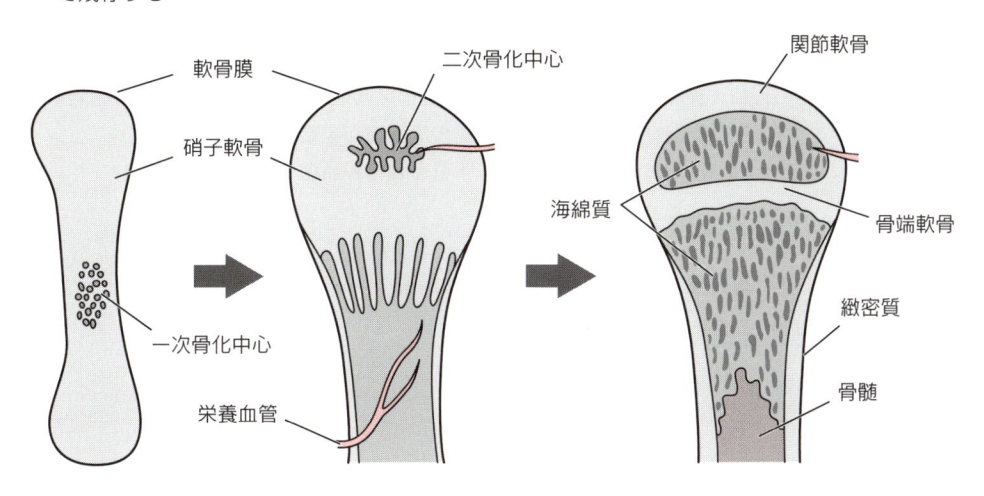

- ⑥ _____

  骨の形成場所に間葉細胞が集積（骨化中心）し，分化した骨芽細胞が骨基質を分泌する
  カルシウムやリン酸塩が沈着（石灰化）し，骨芽細胞は骨小腔内で骨細胞に変化する
  骨の周囲に集まった間葉は骨膜を，中心部分は ③ _____ を，表面は ② _____ を形成する

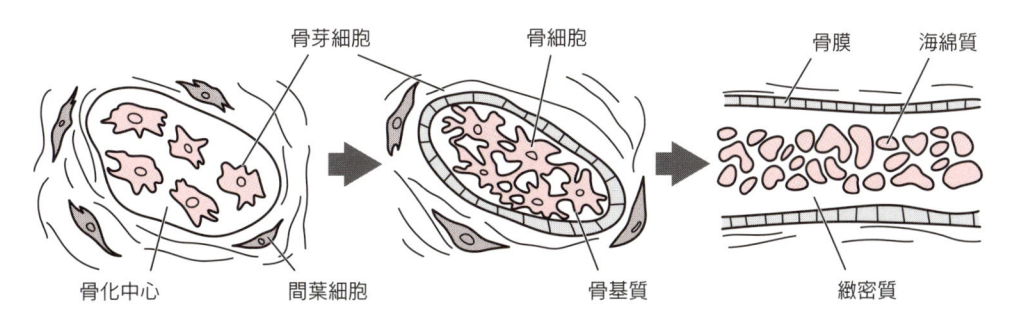

破骨細胞

- 酸と蛋白質分解酵素を分泌し，コラーゲンを分解する（骨の再吸収）

影響するホルモン

- パラソルモン，カルシトニン，ビタミン D，エストロゲンなどの影響を受ける

2. カルシウム代謝の調節

1 カルシウム代謝

- 血漿中のカルシウム濃度は腸管からの吸収, 骨吸収・骨形成, 腎臓からの排泄のバランスで維持されており, 主にパラソルモン（上皮小体ホルモン）, カルシトニン, ビタミンDがそれに関与している.

1) 生体内のカルシウム
- 成人の体内に 1,000 ～ 2,000 g ある（約 99％は骨組織にあり, 血漿カルシウム濃度は 10 mg/dℓ である）

2) 低カルシウム血性テタニー
原因と徴候
- 神経-筋伝達の抑制, 神経や筋の興奮性上昇→運動神経亢進により筋が痙攣する（過剰収縮）
- クボステック徴候：顔面神経を刺激すると同側の顔面筋が痙攣する
- トルーソー徴候：上肢の筋に痙攣が起こり, 手首や親指が屈曲する（助産師手位）

2 カルシウム代謝を調節するホルモン

パラソルモン（PTH）/上皮小体（副甲状腺）ホルモン

標的細胞	骨細胞, 腎尿細管周囲の上皮細胞など
作用	骨吸収の促進 腎尿細管からの Ca^{2+} 再吸収の促進 ビタミンD活性化の促進 　→血中 Ca^{2+} 濃度の上昇

カルシトニン（CT）

標的細胞	骨細胞, 腎尿細管周囲の上皮細胞など
作用	骨吸収の抑制 腎尿細管からの Ca^{2+} 排泄の促進 　→血中 Ca^{2+} 濃度の低下

ビタミンD

合成	皮膚で生成（約70％）, 経口摂取（約30％） 紫外線刺激→肝と腎で活性化（活性型ビタミンD）
標的細胞	骨細胞, 腎尿細管周囲の上皮細胞, 腸管の上皮細胞など
作用	骨吸収の促進 腸管での Ca^{2+} 吸収の促進 　→血中 Ca^{2+} 濃度の上昇
分泌異常	低下症…くる病, 骨軟化症

- その他：副腎皮質ホルモン, 成長ホルモン, エストロゲンなども関与する

2. カルシウム代謝の調節

1 カルシウム代謝とホルモンの関係

- ① 刺激を受けて皮膚で生成された ② は，肝臓と ③ で活性化され，活性型の ② となる．④ と活性型 ② は，骨や ⑤ からの吸収，③ での再吸収を促進することで血中の Ca^{2+} 濃度を上昇させる働きを持つ．また，逆に ⑥ は ④ の作用を抑制することで Ca^{2+} 濃度を低下させる．

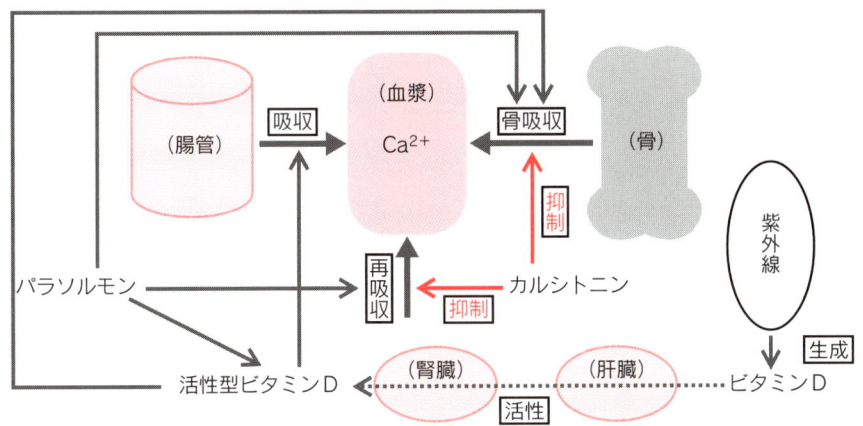

2 低カルシウム血性テタニーと神経・筋の興奮

- 低カルシウム血症は末梢神経におけるカルシウムの欠乏状態を引き起こすが，そのため神経は静止状態を保つことができずに ⑦ が高まることとなる．それにより自発的な放電が繰り返され，筋の ⑧ を引き起こす原因ともなる．
　⑨ は叩打することで顔面神経を刺激し，同側の支配筋（眼輪筋や口輪筋など）に一過性の痙攣を起こさせている．また，⑩ とは，上腕を緊縛することで前腕への血流量を減少させると，手関節や手指に痙攣性の硬直がみられるものを陽性としている．

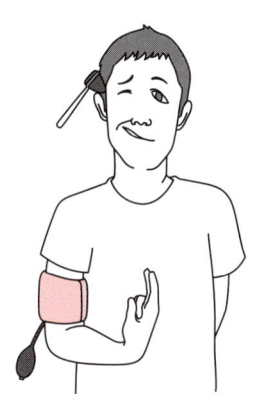

理解を深める ワンステップ 1　骨のリモデリング

・先端部分で破骨細胞がドリルのように孔をあけ，それに続いて血管路が開かれていく．その後方で骨芽細胞が骨層板を造り出すことで新たな骨単位が完成する．このような再造形（リモデリング）は，成人の骨でも毎年平均10％ずつ行われており，自らにかかる外力に対する骨の機能的な適応性によるものである．

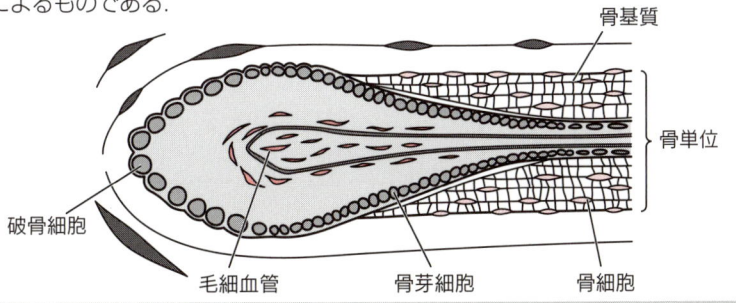

11　骨の生理学

3. 骨の病気

1 代謝性疾患

1) 骨粗鬆症
骨の絶対量の減少（骨基質と骨塩の減少）と，骨皮質の薄弱を呈する疾患

原因
- 栄養性骨粗鬆症
  - 栄養不良（カルシウムやビタミンDの欠乏），壊血病（ビタミンCの欠乏）
- 低回転骨粗鬆症
  - 老人性骨粗鬆症，閉経後骨粗鬆症
- 高回転骨粗鬆症
  - 甲状腺機能亢進症，クッシング症候群，上皮小体機能亢進症

症状
- 易骨折性（椎体の圧迫骨折など）

2) くる病と骨軟化症
類骨は形成されるが，骨塩が沈着しない疾患

原因
- ビタミンDの欠乏，腎疾患，小腸疾患，抗てんかん剤の長期投与

症状
- 小児（くる病）：長骨の弯曲，O脚やX脚，脊柱の後弯
- 成人（骨軟化症）：骨の痛み，易骨折性

2 骨の遺伝性疾患

1) 骨形成不全症
骨芽細胞の異常によるコラーゲンの変異を原因とする疾患
- 常染色体優性遺伝
- 易骨折性，難聴，青色強膜

2) 大理石骨病
破骨細胞の機能異常による石灰化軟骨の未吸収を原因とする疾患（骨密度の上昇）
- 常染色体劣性遺伝
- 易骨折性，骨硬化像，貧血

3. 骨の病気

■ 骨吸収と骨形成のバランス

- 低回転骨粗鬆症：加齢などにより骨代謝（骨吸収，骨形成ともに）が低下しているが，特に ① がより大きく低下することで起こる骨粗鬆症をいう． ② の分泌低下による骨芽細胞の作用低下も原因の一つとなる．

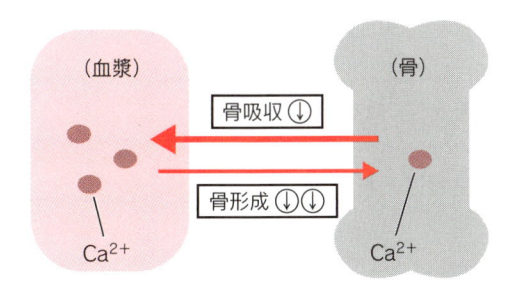

（血漿）　（骨）
骨吸収（↓）
骨形成（↓↓）
Ca^{2+}　Ca^{2+}

- 高回転骨粗鬆症：内分泌機能の異常などにより骨代謝（骨吸収，骨形成ともに）が亢進しているが，特に ③ がより大きく亢進することで起こる骨粗鬆症をいう．代謝に関係するホルモン（ ④ ， ⑤ ， ⑥ など）の分泌過剰症が主な原因となる．

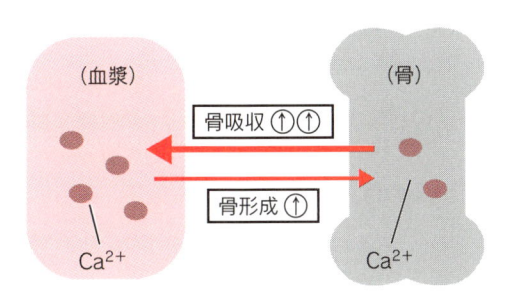

（血漿）　（骨）
骨吸収（↑↑）
骨形成（↑）
Ca^{2+}　Ca^{2+}

理解を深めるワンステップ 2　骨粗鬆症とくる病（骨軟化症）

- 骨粗鬆症とくる病（骨軟化症）はともに骨折を起こしやすい代謝性疾患である．骨粗鬆症は骨基質（コラーゲンなど）と骨塩（ハイドロキシアパタイト）の比率が一定のまま骨の絶対量が減少することで，くる病（骨軟化症）は類骨（石灰化していない骨基質）は形成されるが，骨塩が沈着しない（石灰化しない）ことが原因となって易骨折性を示す．

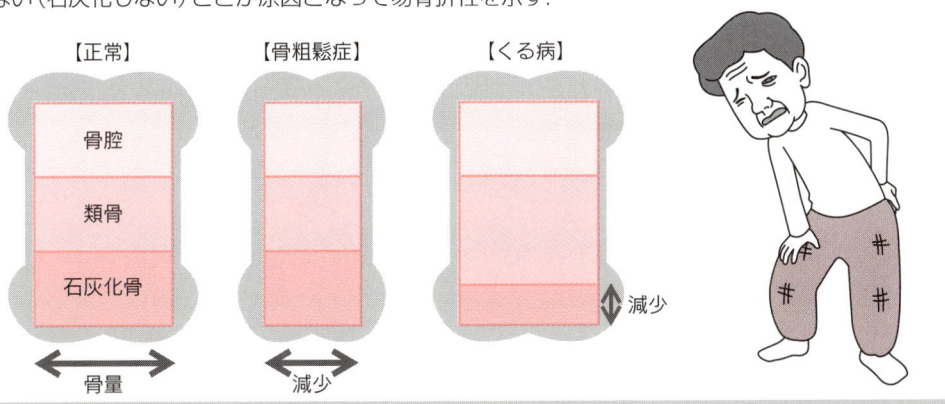

【正常】　【骨粗鬆症】　【くる病】
骨腔
類骨
石灰化骨
骨量　減少　減少

演習問題

1) 骨の構造について正しいのはどれか．2つ選べ
   1. ハバース管やフォルクマン管は血管と神経の通り道である．
   2. 骨小腔内に骨細胞がある．
   3. 海綿質は骨幹部に発達している．
   4. 関節軟骨は閉鎖後，骨端線として残る．

2) 骨について誤っている組合せはどれか．
   1. 緻密質 － 骨層板
   2. 海綿質 － 骨　梁
   3. 赤色骨髄 － 脂肪組織
   4. 骨　膜 － 骨折時の骨再生

3) 膜性骨化するのはどれか．2つ選べ．
   1. 頭蓋骨
   2. 椎　骨
   3. 骨盤骨
   4. 鎖　骨

4) 骨芽細胞について誤っているのはどれか．
   1. コラーゲンを分泌する．
   2. 骨細胞になる．
   3. 骨の再吸収に作用する．
   4. エストロゲンによって活動が促される．

5) 低カルシウム血症について誤っているのはどれか．
   1. 神経-筋の伝達が抑制される．
   2. 神経の興奮性が上昇する．
   3. 手指に痙攣性の硬直がみられる．
   4. トルーソー徴候とは顔面神経を刺激すると同側の顔面筋が痙攣するものである．

6) カルシウム代謝に関与しないのはどれか．
   1. パラソルモン
   2. カルシトニン
   3. エストロゲン
   4. オキシトシン

7) ビタミンDの作用として誤っているのはどれか．
   1. 紫外線刺激により皮膚面で生成される．
   2. 膵臓で活性化される．
   3. 骨吸収を促進する．
   4. 低下症にくる病がある．

8) パラソルモンについて正しいのはどれか．
   1. 傍ろ胞細胞から分泌される．
   2. 骨吸収を抑制する．
   3. 腎臓からのカルシウム排泄を促進する．
   4. ビタミンDの活性化を促進する．

9) 骨の病気について誤っている組合せはどれか．
   1. 骨粗鬆症 － 類骨の増加
   2. 骨軟化症 － 易骨折性
   3. 骨形成不全症 － コラーゲン異常
   4. 大理石骨病 － 骨密度上昇

10) 血中カルシム濃度を上昇させるのはどれか．2つ選べ．
    1. バゾプレッシン
    2. パラソルモン
    3. カルシトニン
    4. ビタミンD

第12章　体液の生理学

学習のポイントとキーワード

1. 体液の区分と水バランス（★）

- 体液の区分とその割合について理解する.

キーワード▶ 細胞外液, 血漿, 組織液（間質液）, 細胞内液

2. 体液のイオン組成（★★）

- 細胞内外のイオン組成の違いを理解する.

キーワード▶ ナトリウムイオン, 塩素イオン, 重炭酸イオン, カリウムイオン, リン酸イオン, 蛋白質イオン

3. 体液のホメオスタシス（★★★）

- 体液浸透圧や体液量を調節する仕組みを理解する.
- 体液の緩衝作用に働く物質とその特性を理解する.
- 体液 pH の異常とその原因について理解する.

キーワード▶ 浸透圧受容器, 容量受容器, 圧受容器, バゾプレッシン（抗利尿ホルモン）, アルドステロン, 重炭酸イオン, 血漿蛋白質, ヘモグロビン, アシドーシス（呼吸性, 代謝性）, アルカローシス（呼吸性, 代謝性）, 腎, 肺, 嘔吐, ケトン体, 腎不全, 過呼吸

1. 体液の区分と水バランス

● 体液は細胞内液とそれ以外の細胞外液（血管内や間質など）とに区分され，1日の出納バランスは約7％で一定に保たれている．

1 体液量

成人男性で体重の60％を占める（女性は55％）
＊新生児（80％）＞成人＞老人（50％）

<u>区分</u>
・細胞外液（20％）
　├ 血漿（5％）
　├ 組織液/間質液（15％）
　└ その他（リンパ液，脳脊髄液など）
・細胞内液（40％）

2 水の出納バランス

水の出納量は2500mℓ/日である（体液の7％）
摂取と排泄
・1日の水分摂取量：飲水，食物，代謝水などによる
・1日の水分排出量：尿，不感蒸散，大便などによる

2. 体液のイオン組成

● 細胞内外ではイオン組成が大きく異なっている．特に細胞外液にはNa^+やCl^-が多く含まれており，細胞はいわば体内にある海水内で生活しているといえる．

イオン組成

	陽イオン	陰イオン
細胞外液	Na^+（ナトリウムイオン）	Cl^-（塩素イオン） HCO_3^-（重炭酸イオン）
細胞内液	K^+（カリウムイオン）	HPO_4^{2-}（リン酸イオン） 蛋白質イオン

1. 体液の区分と水バランス

■ 体液の区分と水の出納

- 体液は ① と ② に大別され，② はさらに血管内の ③ と血管外を占める ④ に区分できる．

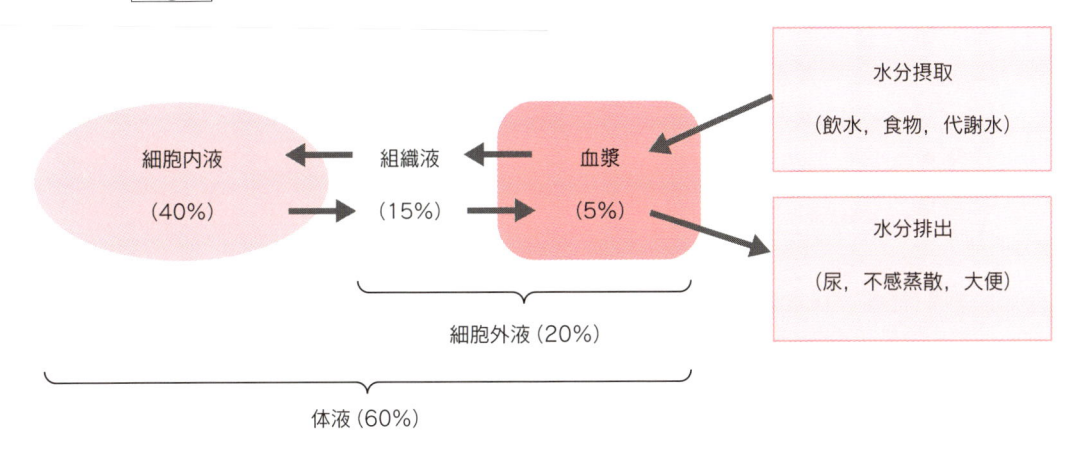

細胞内液（40%） ← 組織液（15%） ← 血漿（5%）

水分摂取（飲水，食物，代謝水）
水分排出（尿，不感蒸散，大便）

細胞外液（20%）
体液（60%）

2. 体液のイオン組成

■ イオン組成

- 細胞内液に多く含まれる陽イオンは ⑤ ，陰イオンは ⑥ や ⑦ などである．
- 細胞外液に多く含まれる陽イオンは ⑧ ，陰イオンは ⑨ や ⑩ などである．また，細胞外液における血漿と組織液では ⑦ の組成が大きく異なっているが（血漿＞組織液），これは毛細血管壁の ⑦ の透過性の低さが原因である．

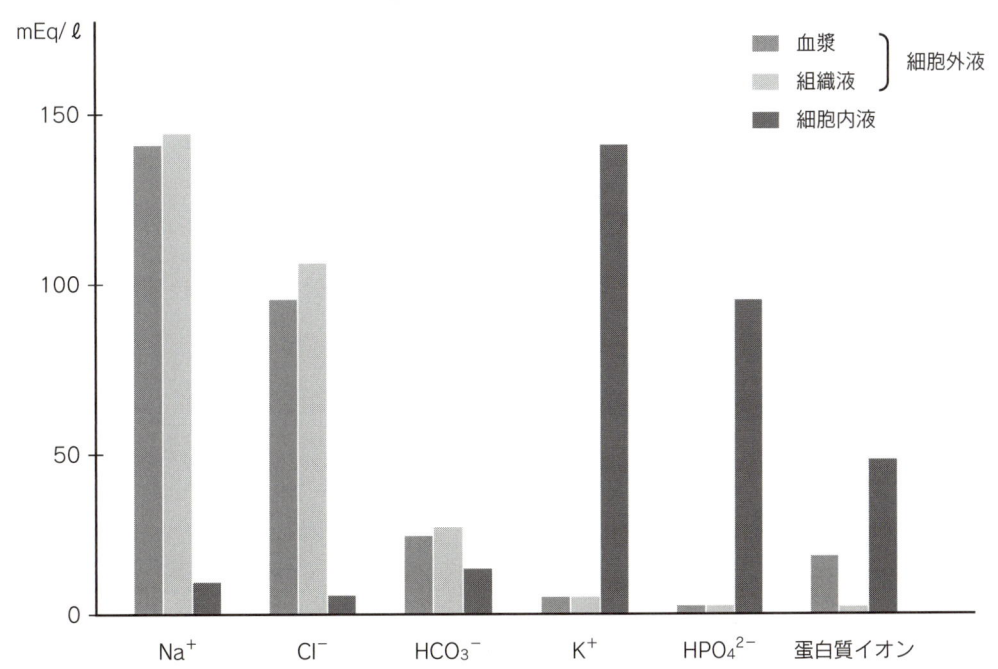

3. 体液のホメオスタシス

1 体液の調節

- 体液の量や浸透圧，酸塩基平衡（pH）などの変化は，ホルモンや緩衝物質によって一定に保たれるように調節されている．

1）体液浸透圧と体液量の調節

バゾプレッシン（抗利尿ホルモン（ADH））

標的細胞	腎集合管周囲の上皮細胞，血管平滑筋細胞
作用	腎集合管での水の再吸収（抗利尿作用） 末梢血管の収縮→血圧の上昇

- 浸透圧受容器（視床下部）：浸透圧↑ ┐
- 容量受容器（心房，肺）：血液量↓ ├ 下垂体後葉からバゾプレッシン分泌↑
- 圧受容器（頸動脈洞，大動脈弓）：血圧↓ ┘ （腎集合管での水の再吸収促進）

2）Na^+濃度の調節

アルドステロン

標的細胞	腎遠位尿細管や集合管周囲の上皮細胞
作用	腎遠位尿細管や集合管でのNa^+再吸収の促進→水の再吸収（血圧の上昇） 腎遠位尿細管でのK^+排泄の促進
分泌異常	過剰症：アルドステロン症（コーン症候群） 低下症：アジソン病

レニン-アンジオテンシン系

- 血漿Na^+濃度↓，血液量↓，血圧↓
  - →腎臓からレニン分泌↑
  - →アンジオテンシンⅠ・Ⅱ（肺で変換）→副腎皮質からアルドステロン分泌↑
          （腎尿細管でのNa^+の再吸収促進）

心房性ナトリウム利尿ペプチド（ANP）

- 血漿Na^+濃度↑，血液量↑（心房壁の伸展）→心房性ナトリウム利尿ペプチド分泌↑
          （腎尿細管でのNa^+の再吸収抑制）

理解を深めるワンステップ 1　内分泌異常の疾患⑤

・原発性アルドステロン症：副腎皮質球状層における原発性病変（腫瘍）によりアルドステロンが過剰に分泌されることで，高Na（高血圧など），低K（筋力低下，周期性四肢麻痺，不整脈など）をきたす疾患である．また，副腎皮質以外の病変によるものは続発性アルドステロン症として区別される．

テキスト & ワーク

3. 体液のホメオスタシス

1 脱水時の体液量調節

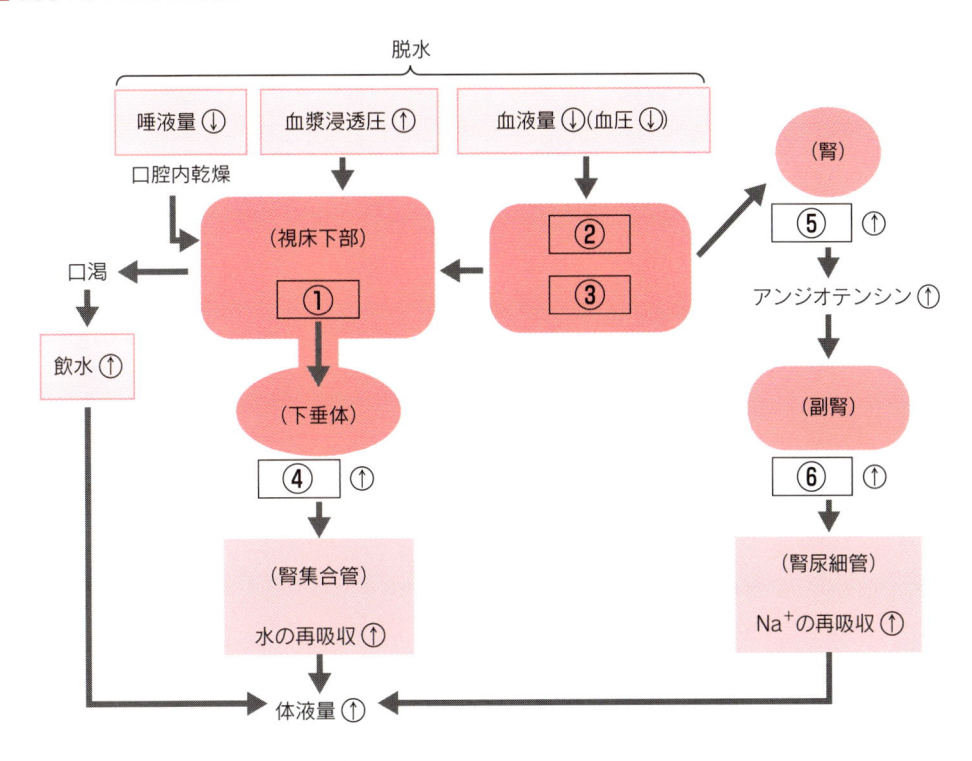

```
                    脱水
    ┌─────────────┼─────────────┐
 唾液量(↓)    血漿浸透圧(↑)    血液量(↓)(血圧↓)
    │               │               │
  口腔内乾燥         ↓               ↓          (腎)
    │          (視床下部) ← ──── ②              │
    ↓                                             ⑤ (↑)
   口渇              ①              ③              │
    │               ↓                        アンジオテンシン(↑)
    ↓            (下垂体)                           │
  飲水(↑)            │                             ↓
    │              ④(↑)                        (副腎)
    │               ↓                             │
    │          (腎集合管)                        ⑥(↑)
    │          水の再吸収(↑)                      ↓
    │               │                        (腎尿細管)
    │               │                        Na⁺の再吸収(↑)
    └───────────→ 体液量(↑) ←─────────────────┘
```

2 塩分過剰摂取時の体液量調節

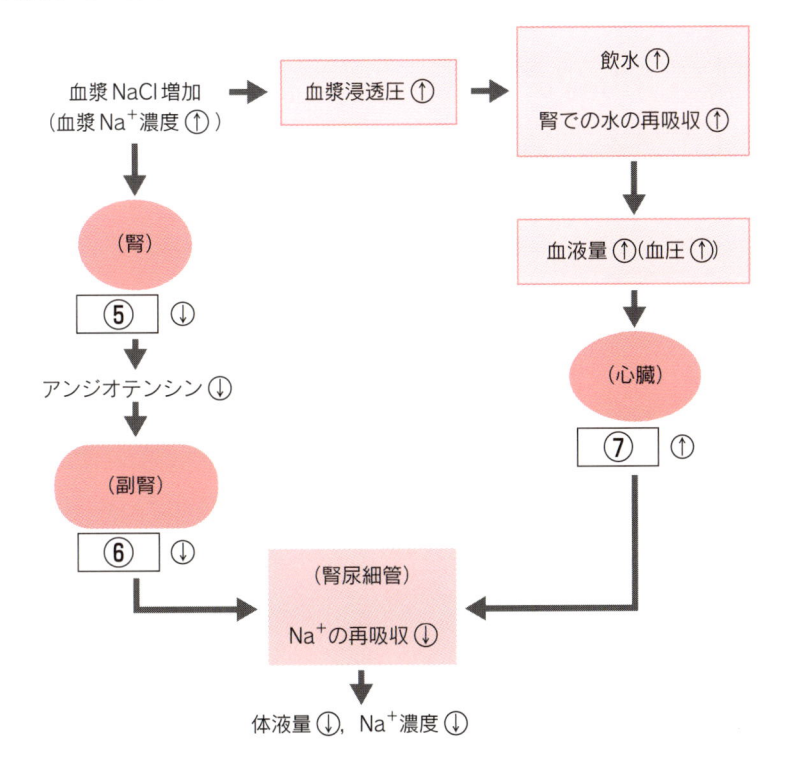

```
 血漿NaCl増加 → 血漿浸透圧(↑) → 飲水(↑)
 (血漿Na⁺濃度↑)                  腎での水の再吸収(↑)
    │                                │
    ↓                                ↓
   (腎)                         血液量(↑)(血圧↑)
    │                                │
  ⑤(↓)                              ↓
    │                              (心臓)
    ↓                                │
 アンジオテンシン(↓)                ⑦(↑)
    │                                │
    ↓                                │
  (副腎)                             │
    │                                │
  ⑥(↓)                              │
    │                                │
    └────→ (腎尿細管) ←──────────────┘
           Na⁺の再吸収(↓)
                │
                ↓
           体液量(↓), Na⁺濃度(↓)
```

12 体液の生理学

3) 体液の酸塩基平衡

水素イオン（H⁺）濃度＝pH
- 体液 pH の正常値：7.4 ± 0.05

体液pHの異常
- アシドーシス：体液が酸性方向（pH の低下）に傾くこと
- アルカローシス：体液がアルカリ性方向（pH の上昇）に傾くこと

アシドーシスとアルカローシスの原因

	アシドーシス	アルカローシス
呼吸性	CO_2 の蓄積（呼吸障害）	CO_2 の過度の排出（過呼吸）
代謝性	H^+ の蓄積（ケトン体） HCO_3^- の排泄（腎不全）	胃酸の吐出（頻回の嘔吐）

4) 体液の緩衝作用に働く物質

種類
- 重炭酸イオン（HCO_3^-）
    $$H^+ + HCO_3^- \rightarrow H_2CO_3 \rightarrow CO_2 + H_2O$$
    ＊HCO_3^- は腎臓で産生され，CO_2 は肺より排泄される
- 血漿蛋白質：$-NH_3^+$ 基や $-COO^-$ 基が OH^- や H^+ を吸収する
- ヘモグロビン：イミダゾール基が H^+ を吸収する

5) 酸塩基平衡の調節

仕組み
- 代謝亢進（CO_2 や酸の産生↑）などにより pH が低下

    すると…，
    - 肺：化学受容器（頸動脈体，大動脈体，延髄）が反応し，呼吸が促進される
    - 腎臓：H^+ の分泌↑，HCO_3^- の産生↑ により，緩衝作用が促進される

理解を深めるワンステップ 2　ケトン体とアシドーシス

- 血中のグルコース量が低下すると，神経細胞以外の細胞は脂肪酸をエネルギー源として ATP を合成しようとするが，その際に酸性物質であるケトン体が発生する．この物質の蓄積による体液 pH の低下を特にケトアシドーシスと呼んでいる．
また，無理な食事制限によるダイエットではケトアシドーシスの状態になりやすく，ケトン体の一つであるアセトンが肺で揮発し，呼気に混ざると"アセトン臭"と呼ばれる口臭を発することもある．

3 アシドーシスとアルカローシス

- 肺の障害による体液pHの異常を ① と分類し，呼吸障害ではCO_2が蓄積して ② ， ③ ではCO_2の排出が増加して ④ を呈する．
- 肺以外の障害が原因の体液pHの異常は ⑤ に分類され， ⑥ による血中のHCO_3^-低下や ⑦ の蓄積では体液のH^+濃度が上昇して ② の状態となる．また，頻回の ⑧ による胃酸の大量吐出では ④ を呈する．

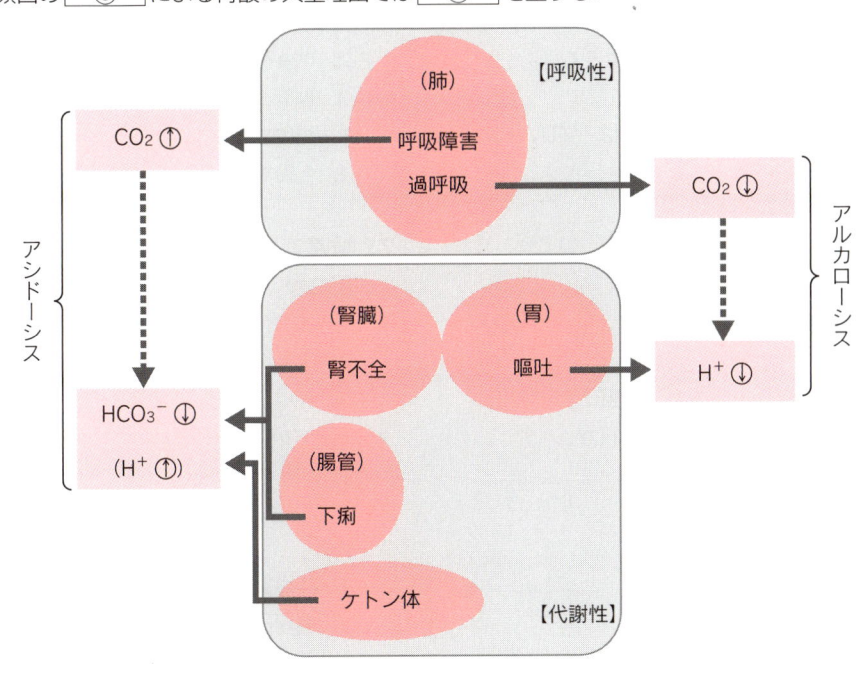

4 体液の緩衝作用

- 細胞より排出されたCO_2から生じるH^+の大部分は腎臓から供給される ⑨ によって緩衝され，CO_2に戻されると肺から体外へと排出される．その他， ⑩ や赤血球内の ⑪ なども同様の働きによって体液のpHを一定に保っている．

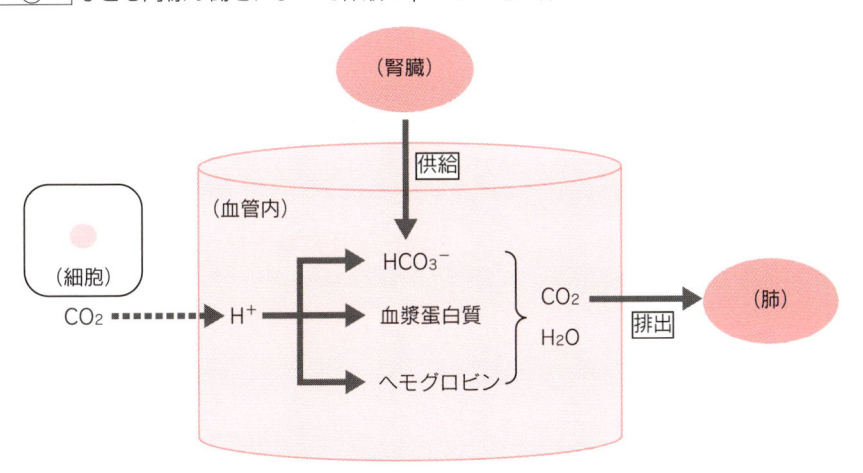

演習問題

1) 体液について誤っているのはどれか．
   1. 成人男性で体重の約60%である．
   2. 新生児では成人よりも割合が高い．
   3. 細胞外液の大部分は血漿が占める．
   4. 細胞内液の方が細胞外液よりも多い．

2) 細胞内液に多く含まれるのはどれか．2つ選べ．
   1. ナトリウムイオン
   2. カリウムイオン
   3. 塩素イオン
   4. リン酸イオン

3) 細胞外液内の血漿と組織液に含まれる割合が大きく異なるのはどれか．
   1. ナトリウムイオン
   2. 重炭酸イオン
   3. カリウムイオン
   4. 蛋白質イオン

4) 浸透圧受容器はどこにあるか．
   1. 視床下部
   2. 心房
   3. 頸動脈洞
   4. 大動脈弓

5) 脱水時の体液調節について正しいのはどれか．
   1. 血漿浸透圧が上昇する．
   2. 下垂体の作用で飲水量が増加する．
   3. バゾプレッシンの分泌が低下する．
   4. 腎臓での水の再吸収は抑制される．

6) レニン-アンジオテンシン系について正しいのはどれか．
   1. 血漿Na^+濃度が低下すると腎臓からのレニン分泌が増加する．
   2. アルドステロンは肺で変換される．
   3. 副腎皮質からアンジオテンシンが分泌される．
   4. 小腸でのNa^+の再吸収が促進される．

7) 腎臓でのNa^+の再吸収を抑制するのはどれか．
   1. ADH
   2. アルドステロン
   3. ANP
   4. アンジオテンシン

8) アシドーシスの原因とならないのはどれか．
   1. 呼吸障害
   2. 頻回の嘔吐
   3. ケトン体の増加
   4. 腎不全

9) 体液の緩衝作用について誤っているのはどれか．
   1. 腎臓での重炭酸イオン産生
   2. 肝臓での水素イオン分泌
   3. ヘモグロビン（イミダゾール基）による水素イオン吸収
   4. 肺からの二酸化炭素放出

10) 血圧を上昇させるホルモンでないのはどれか．
    1. バゾプレッシン
    2. アンジオテンシン
    3. ノルアドレナリン
    4. サイロキシン

第13章 神経の基本的機能

学習のポイントとキーワード

1. 神経系（★）

- 神経細胞の構造とその機能を理解する．

キーワード 細胞体，軸索，樹状突起，シナプス，髄鞘（ミエリン），シュワン細胞，神経終末，ランビエの絞輪，支持細胞（グリア細胞）

2. 興奮と伝導（★★★）

- 静止膜電位を維持する仕組みを理解する．
- 活動電位の発生過程とその伝導の特徴について理解する．
- 神経線維の分類（文字分類と数字分類）の意味を理解する．

キーワード 拡散電位，平衡電位，ナトリウムポンプ，選択的透過性，ナトリウムチャネル，ナトリウムイオン，カリウムイオン，脱分極，再分極，オーバーシュート，絶縁性伝導，不減衰伝導，両側性伝導，跳躍伝導，有髄神経，無髄神経，伝導速度，Aα線維，Aγ線維，Ia群線維，Ⅳ群線維（C線維），筋紡錘，腱紡錘，錘外筋，触圧覚

3. シナプス伝達（★★）

- シナプス伝達の仕組みと伝達物質について理解する．

キーワード 化学伝達物質（アセチルコリン，ノルアドレナリン），一方向性伝達，易疲労性，シナプス遅延，加重

1. 神経系

神経系の構造

- 神経系はその中心的役割を担う中枢神経系，中枢と身体各部を結ぶ末梢神経系に分類される．各々の神経は神経細胞（ニューロン）とそれを支持するグリア細胞からなる．

1 神経系の分類

中枢神経系
- 脳：大脳半球，間脳，中脳，橋，延髄，小脳
- 脊髄：頚髄，胸髄，腰髄，仙髄

末梢神経系
＜生理学的分類＞
- 体性神経系：（求心性）感覚神経，（遠心性）運動神経
- 自律神経系：（求心性）：内臓求心性神経，（遠心性）交感神経，副交感神経

＜解剖学的分類＞
- 脳神経：嗅神経，視神経，動眼神経，滑車神経，三叉神経，外転神経，顔面神経，内耳神経，舌咽神経，迷走神経，副神経，舌下神経
- 脊髄神経：頚神経，胸神経，腰神経，仙骨神経，尾骨神経

2 神経の構造と働き

神経細胞（ニューロン）
- 細胞体：核，ニッスル小体を含む
- 軸索：情報を他の細胞へ伝える
- 樹状突起：他の神経細胞から情報を受け取る
  * シナプス：神経終末が他の神経細胞につながっている部分

支持細胞（グリア細胞（神経膠細胞））
- 末梢神経の支持細胞（シュワン細胞）
  - 髄鞘（ミエリン）の形成：有髄神経と無髄神経がある
  - ランビエの絞輪：髄鞘が途切れている領域
- 中枢神経の支持細胞
  - 星状膠細胞：血液-脳関門に関与する
  - 希突起膠細胞：中枢神経の髄鞘を形成する
  - 小膠細胞：貪食細胞として働く
  - 上衣細胞：脳脊髄液の形成に関与する

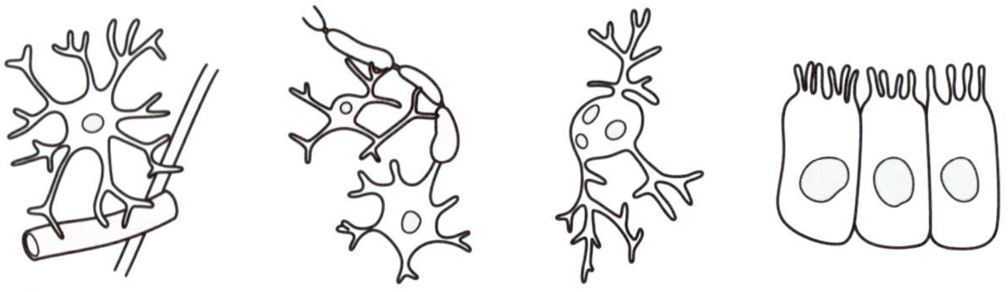

【星状膠細胞】　【希突起膠細胞】　【小膠細胞】　【上衣細胞】

テキスト & ワーク

1. 神経系

■ 神経細胞の構造（末梢神経の有髄線維）

- 神経細胞は，核やニッスル小体などを含む ① ，他の神経細胞から情報を受け取る ② ，他の細胞に情報を伝える ③ から構成される． ③ の周囲には ④ という支持細胞が ⑤ を形成しており，周囲の他の組織と直接に接しないように ③ を包んで絶縁している．また， ⑤ は1〜2mmごとに切れ目があり，これを ⑥ という．さらに， ③ の末端は ⑦ と呼ばれ，他の神経細胞や筋細胞と ⑧ により連絡していて， ① で産生された蛋白質などは ③ を通って ⑦ まで運ばれる（軸索輸送）．

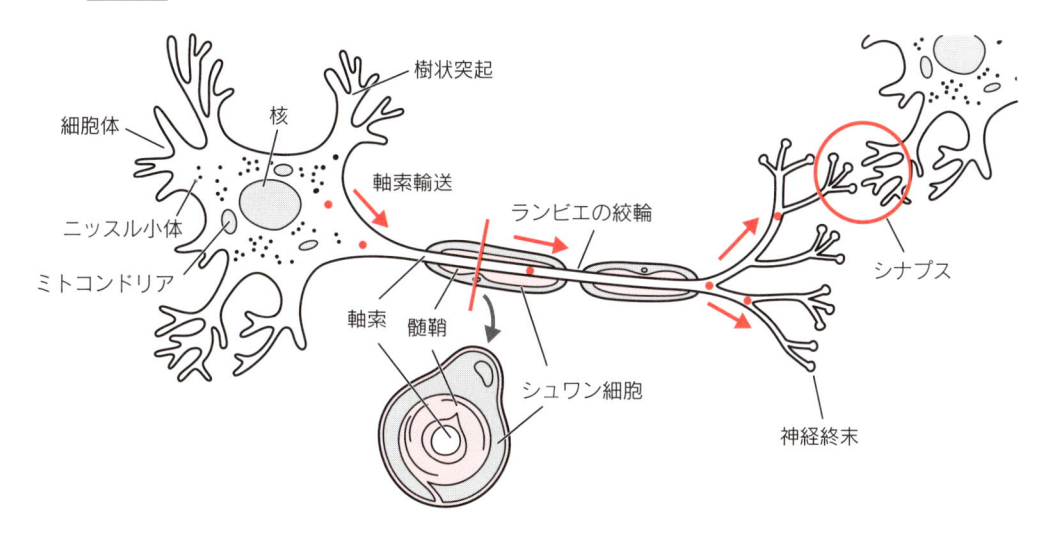

細胞体／核／樹状突起／軸索輸送／ランビエの絞輪／シナプス／ニッスル小体／ミトコンドリア／軸索／髄鞘／シュワン細胞／神経終末

理解を深める ワンステップ 1 　髄鞘が障害される脱髄疾患

- **ギラン-バレー症候群**：炎症性脱髄性ニューロパチーの代表的な疾患であり，遅延型アレルギー反応による末梢神経の髄鞘の傷害だと考えられている．左右対称性の弛緩性運動麻痺や脳神経麻痺（顔面神経麻痺，外眼筋麻痺など），四肢末梢の知覚障害などをきたす．一般に，上気道感染や消化器感染に続発して発症し，多くは自然回復する．
- **多発性硬化症**：中枢神経の白質に多数の脱髄巣が散在し，グリア細胞が瘢痕，硬化する原因不明の疾患である．増悪と寛解を繰り返し出現するのが特徴で，視力低下や三叉神経痛などの知覚障害，錐体路障害や四肢の痙性麻痺といった運動障害がみられるが中枢神経のみが侵され，末梢神経は障害されない．

13　神経の基本的機能

2. 興奮と伝導

1 神経細胞の興奮

- 神経細胞は細胞膜を境としてその内外で電位差があり（静止膜電位），それは細胞内外のイオン分布の違いによって維持されている．また，神経細胞が刺激を受けて興奮するとイオン分布に変化が起こり，この電位差も大きく変動する（活動電位の発生）．

1) 静止膜電位

仕組み
- 拡散電位：拡散のしやすさに差があることで一過性に生じる電位勾配
- 平衡電位：拡散しようとする力と電気的な力とがつり合って生じる電位勾配
- 静止膜電位の形成
  - 細胞膜の選択的透過性：K^+は透過しやすく，Na^+は透過しにくい
  - ナトリウムポンプ：Na^+を細胞外へくみ出し，K^+を細胞内に取り込む能動輸送を行う
    → 細胞内外のイオン分布の相違により細胞内は負の電位となる（−70mV）
  - ＊カリウムイオンの平衡電位（−90mV）に近い

2) 興奮性の膜電位（活動電位／インパルス）

仕組み
- 脱分極：ナトリウムイオンの細胞内流入により活動電位が発生する（−70mV → +30mV）
  ＊オーバーシュート（極性逆転）：活動電位の正の部分を示す
- 再分極：カリウムイオンの細胞外流出により静止膜電位に戻る（+30mV → −70mV）
  ＊後電位
  - 後過分極：神経細胞では一時的に静止膜電位よりも低くなる
  - 後脱分極：骨格筋では徐々に静止膜電位に戻る

3) 閾刺激

特徴
- 閾電位：Na^+チャネルを開放させるような大きさの脱分極を起こしたときの膜電位
- 閾刺激：閾電位まで膜電位を脱分極させる強さの刺激
  - 閾下刺激：閾刺激よりも弱い刺激（活動電位は発生しない）
  - 閾上刺激：閾刺激よりも強い刺激（活動電位が発生する）

4) 全か無かの法則

- 閾下刺激では反応が起こらず，閾上刺激を加えても閾刺激時と同じ大きさの反応しか起きないこと

2. 興奮と伝導

1 静止膜電位の形成

- 拡散電位と平衡電位：[①]を透過しない膜で隔てると，拡散により[②]は左側に移動するため電位勾配が発生する（[③]という）が，その勾配により[②]の一部は再び右側に引き戻される．最終的に拡散しようとする力と引き戻される力とがつり合った時点で[②]の移動は止まる（[④]という）．

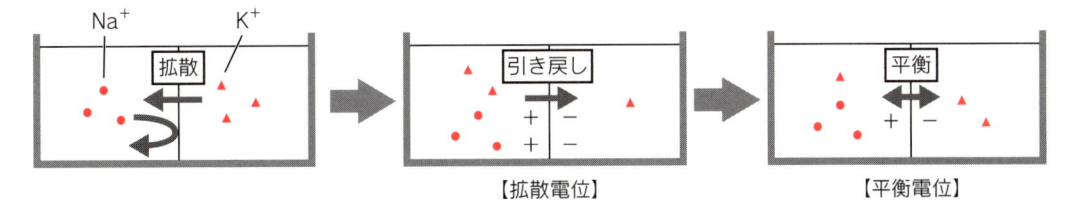

【拡散電位】　【平衡電位】

- 静止膜電位：上記の仕組みにより静止膜電位は形成されるが，実際の細胞膜では[①]は[⑤]によりゆっくりと細胞内に入ってくるため，[②]の平衡電位（-90mV）よりもやや大きい電位（-70mV）となっている．また，その電位を維持するために[①]を細胞外にくみ出す機構として[⑥]が働いている．

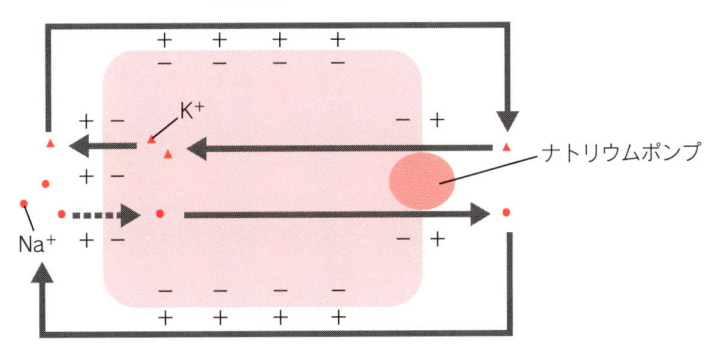

2 活動電位の発生機序

- [⑦]が開いて[①]が細胞内へと流入することで[⑧]が起こり，活動電位が発生する．続いて，[⑨]が開くと[②]が細胞外へと流出し，[⑩]が起こってもとの静止膜電位へと戻る．なお，活動電位の正の部分を[⑪]と呼ぶ．

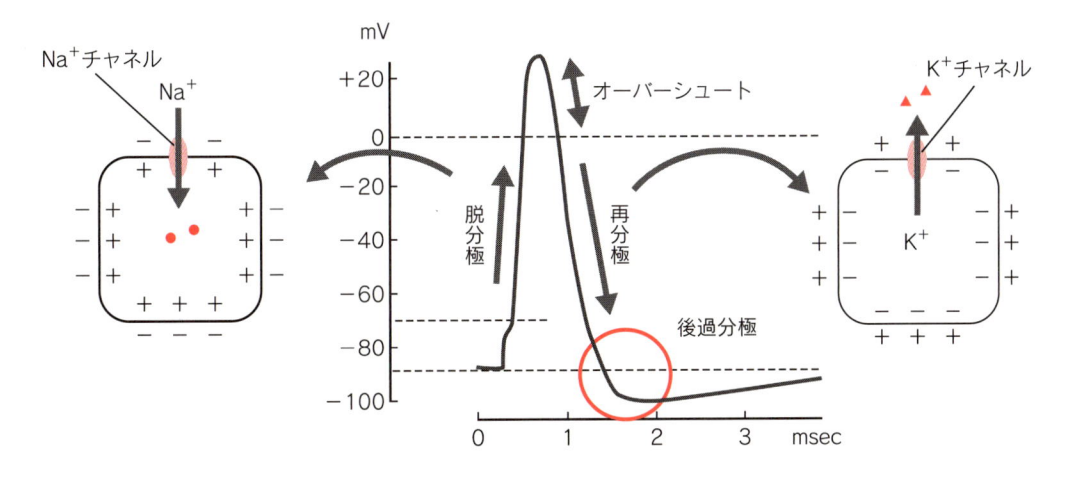

5) 不応期

- 反応を起こす最初の刺激と次の刺激との間の時期のことで，この期間は刺激に対する活動電位の発生がみられない

種類
- 絶対不応期：活動電位発生直後でどんなに大きな刺激を加えても興奮しない時期
  神経線維（0.4〜1msec），骨格筋線維（1〜2msec），心筋（約200msec）
- 相対不応期：閾刺激では興奮しないが，閾上刺激で活動電位が発生する時期

6) イオンチャネル

種類
- 電位作動性チャネル
  細胞膜の脱分極が閾電位に達したときに開くチャネル（Na^+チャネルなど）
  ＊フグ毒（テトロドトキシン）：神経細胞のNa^+チャネルの透過性を阻害する
- リガンド作動性チャネル
  受容体に結合する物質（リガンド）の作用により開くチャネル（神経終板での興奮伝達など）

2 興奮の伝導

- 活動電位が軸索に沿って次々と発生し軸索上を神経終末に向かって移動することを興奮伝導といい，髄鞘の有無や神経線維の太さなどによってその速度は影響を受ける．

1) 伝導の三原則

特徴
- 絶縁性伝導：神経線維の興奮は隣を併走する他の神経線維に伝わらない
- 不減衰伝導：興奮の大きさは減衰せずに一定の大きさで伝導する
- 両側性伝導：軸索の1点で生じた興奮は両方向に伝導する

跳躍伝導
- 有髄線維では髄鞘が絶縁に働き，ランビエの絞輪部分でのみ活動電位が発生し興奮が伝わるため，無髄線維に比べて伝導速度が速い

2) 神経線維の相対的感受性

特徴
- 太い神経線維ほど伝導速度が速い
- 太い神経線維ほど閾値が低い
- 太い神経線維ほど圧迫で傷害されやすい
- 細い神経線維や無髄線維ほど麻酔が効きやすい

3 イオンチャネルの種類

- イオンチャネルとは細胞膜蛋白質の一種で，受動的にイオンを透過させる性質を持ち，静止膜電位の維持や神経細胞などでの活動電位の発生，感覚受容器における受容器電位の発生などに関与している．
- チャネル開閉の主な様式
  - ① ：膜電位に応じて開閉するもの
  - ② ：特定の分子の結合（受容体も兼ねる）により開閉するもの
  - 機械的刺激作動性：変形や張力（触覚，聴覚など）が加わると開閉するもの

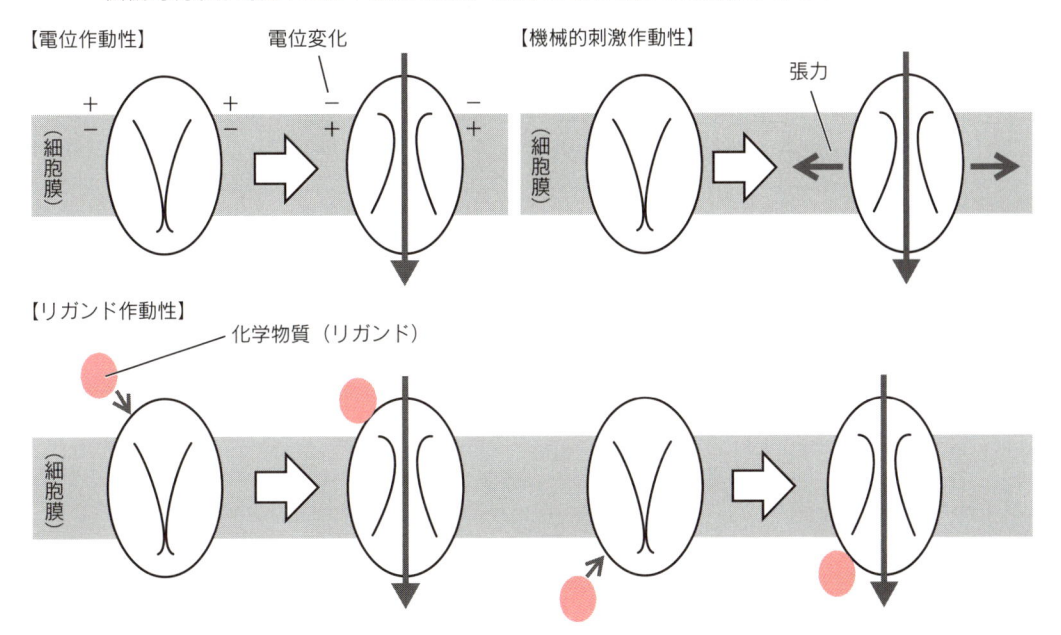

【電位作動性】　電位変化　　　【機械的刺激作動性】　張力

（細胞膜）

【リガンド作動性】　化学物質（リガンド）

（細胞膜）

4 興奮の伝導機序

- 細胞膜上で発生した活動電位は局所電流により両隣のNa⁺チャネルが開くことで次々と伝わっていく（ ③ という）が，興奮直後の部位は不応期にあるため活動電位の伝導が逆流することはない．また，その伝導の大きさは一定であり（ ④ という），隣を併走する神経線維に伝わることもない（ ⑤ という）．

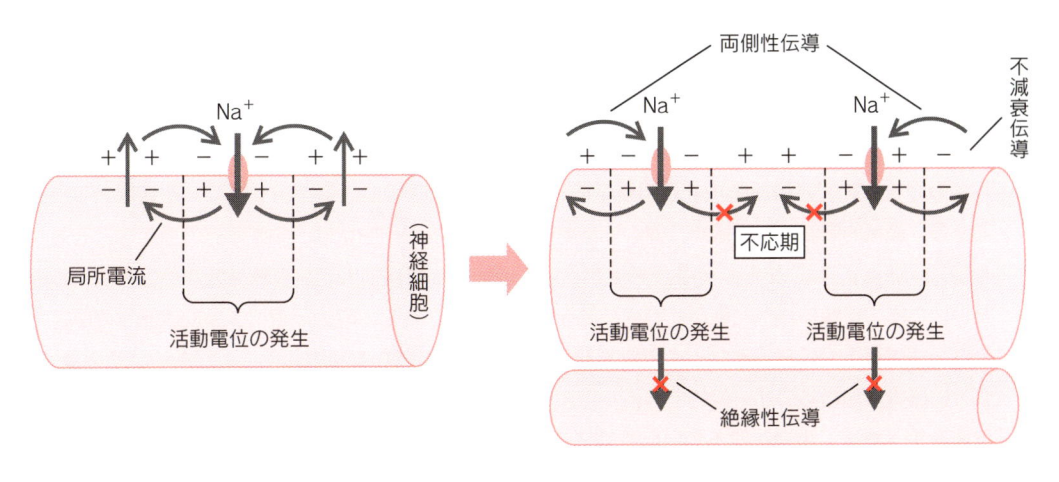

両側性伝導　　不減衰伝導

Na⁺　　　　Na⁺　　Na⁺

局所電流　　　不応期

活動電位の発生　　活動電位の発生　　活動電位の発生

（神経細胞）　　　絶縁性伝導

3) 神経線維の分類

文字分類（末梢神経全体の分類）

末梢神経全体をその線維の太さと伝導速度の違いにより分類したもの

		直径(μm)	速度（m/sec）	伝える情報
A（有髄）	α	15	100	求心性：筋紡錘から 求心性：腱紡錘から 遠心性：骨格筋（錘外筋）の支配
	β	8	50	求心性：触圧覚
	γ	5	20	遠心性：筋紡錘へ
	δ	3	15	求心性：痛覚（一次痛） 求心性：温度覚（特に冷覚）
B（有髄）		1～3	7	遠心性：交感神経節前線維
C（無髄）		1	1	求心性：痛覚（二次痛） 求心性：温度覚（特に温覚） 遠心性：交感神経節後線維

数字分類（感覚神経の分類）

感覚神経だけを受容器とそれに対する適刺激によって分類したもの

	受容器	適刺激	文字分類との対応
Ia	筋紡錘	張力	Aα
Ib	腱紡錘（ゴルジ器官）		
II	触圧覚受容器	圧力	Aβ
III	痛覚・温度覚受容器	侵害刺激	Aδ
IV	痛覚・温度覚受容器		C

4) 複合活動電位

- 神経幹ではさまざまな神経線維が束になっているため，閾値や伝導速度の違いにより多峰性の活動電位が発生する
  * 刺激部位からの距離が長いほど，峰の間隔は大きくなる

理解を深める ワンステップ 2　末梢神経の絞扼障害

- 絞扼障害とは神経線維が隣接する組織の機械的刺激（圧迫）により傷害を受けている病態のことである．機械的刺激は神経線維に対して髄鞘の変化，局所の阻血状態，軸索輸送の断絶などをもたらし，進行すれば Waller 変性が発生する．この障害は周径の大きな有髄神経から始まり，しだいに小径の無髄神経へと進んでいく特徴を持つ．したがって，絞扼障害による皮膚感覚の障害では，知覚低下や知覚過敏などの異常感覚を伴ったしびれ感をまず訴えることが多く，その後，痛みの感覚が加わるのが一般的である．つまり，触圧覚に関係のある太い有髄神経線維が最初に機能を失った後，痛覚を司る細い無髄神経線維（特に C 線維）からの刺激だけが中枢へと伝達されるからである．

5 有髄線維と無髄線維

- ① ではナトリウムチャネルがランビエの絞輪部にのみ存在するため，活動電位はその部にしか発生しない（ ② という）．そのため， ③ よりも伝導速度が速い．大部分の末梢神経は ① であるが，痛覚（二次痛）や温度覚（特に温覚）を伝える神経線維は， ③ （文字分類では ④ ，数字分類では ⑤ に該当する）である．

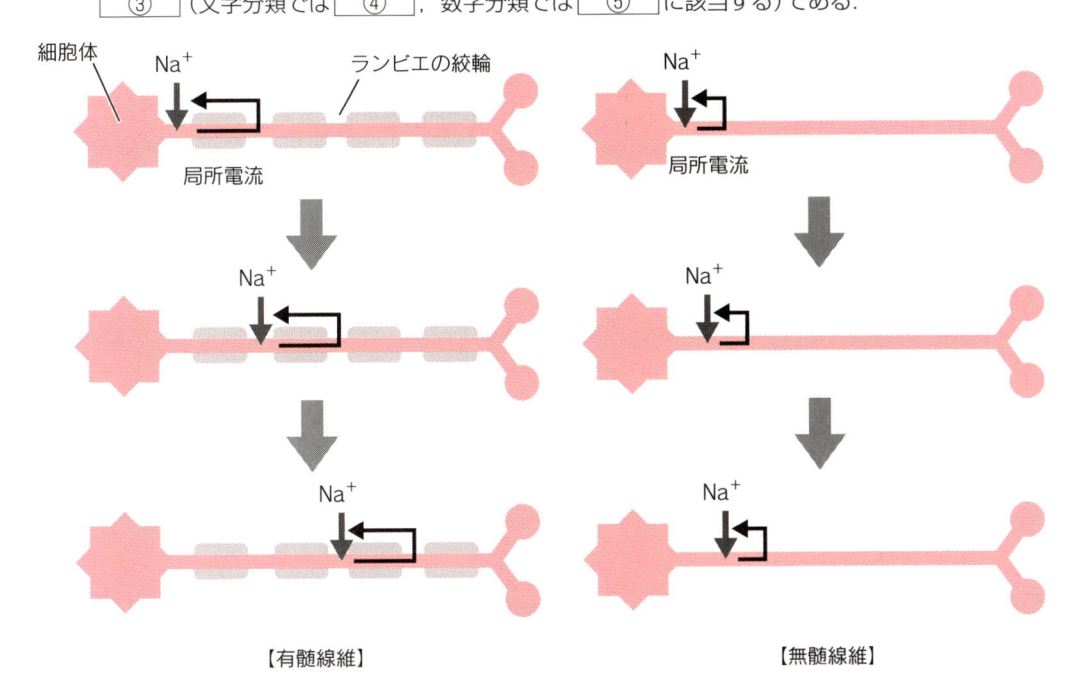

【有髄線維】　　　【無髄線維】

6 神経幹における興奮の伝導

- 神経幹内では無髄や細い神経線維ほど ⑥ が遅いため，記録地点への到着が遅れる．それにより活動電位の波形が多峰化するが，刺激地点からの距離が遠いほど峰分かれの数が増え，間隔も広くなる．

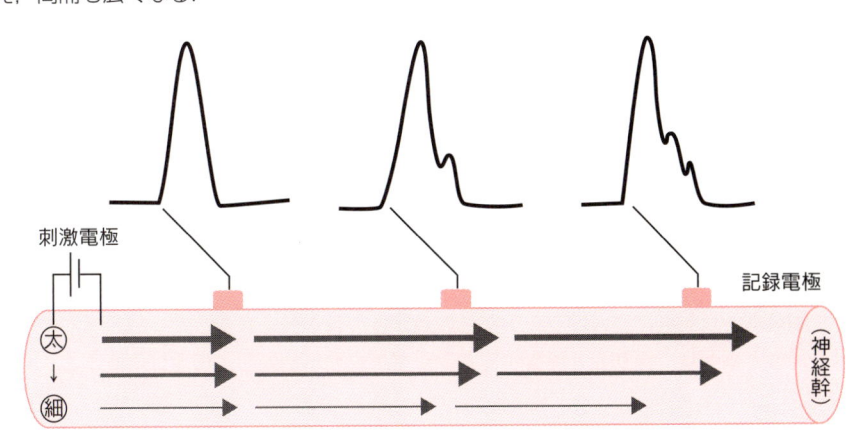

3. シナプス伝達

- 神経線維間や神経と筋（腺）の接合部をシナプスといい，化学物質が放出されることで伝わってきた興奮が伝達される．

1) シナプスの特徴

構造
- シナプス前ニューロン：シナプス小胞から化学伝達物質を放出する
- シナプス間隙：化学伝達物質が拡散される
- シナプス後ニューロン：化学伝達物質が受容体に結合すると，イオン透過性が変化する

興奮性シナプスと抑制性シナプス
- 興奮性シナプス：化学伝達物質でシナプス後膜が脱分極する
  - ＊興奮性シナプス後電位（EPSP）が発生する
- 抑制性シナプス
  - シナプス前抑制：興奮性化学伝達物質の放出を減少させる
  - シナプス後抑制：化学伝達物質でシナプス後膜が過分極する
  - ＊抑制性シナプス後電位（IPSP）が発生する

2) 化学伝達物質

末梢神経の化学伝達物質
- アセチルコリン（コリン作動性ニューロン）
  - 運動神経終板，自律神経節前線維，副交感神経節後線維
- ノルアドレナリン（アドレナリン作動性ニューロン）
  - 交感神経節後線維

中枢神経の化学伝達物質
- 抑制性伝達物質：グリシン，γ-アミノ酪酸（GABA）
- 興奮性伝達物質：グルタミン酸
- その他：セロトニン，ドーパミンなど

3) シナプス伝達

特徴
- 一方向性伝達：興奮はシナプス前ニューロンから後ニューロンに一方向のみ伝えられる
- シナプス遅延：興奮がシナプスを通過するのには時間がかかる（0.5 msec以上）
  - ＊反射時間：反射経路におけるシナプスの数が多いほど長くなる
- 易疲労性：高頻度で繰り返し興奮するとシナプス小胞が枯渇し，伝達は中断する
- 加重
  - 時間的加重：1本の神経終末から続けて起こるEPSPの加算をいう
  - 空間的加重：複数の神経終末から同時に起こるEPSPの加算をいう

3. シナプス伝達

■ シナプスにおける興奮伝達の仕組み

- シナプス前ニューロンの軸索を伝わってきた活動電位は神経終末に到達すると ① が開く．
  → 神経細胞内に流入した ② により ③ が ④ をシナプス間隙に開口分泌する．
  → シナプス後ニューロンの受容体に ④ が結合すると，⑤ が流入し細胞膜上に脱分極が発生する．
- シナプスにおける伝達は，前ニューロンから後ニューロンへのみ伝わり（ ⑥ という），興奮の通過には時間を要する（ ⑦ という）．また，高頻度の興奮では ③ が枯渇し，伝達は中断する（ ⑧ という）．

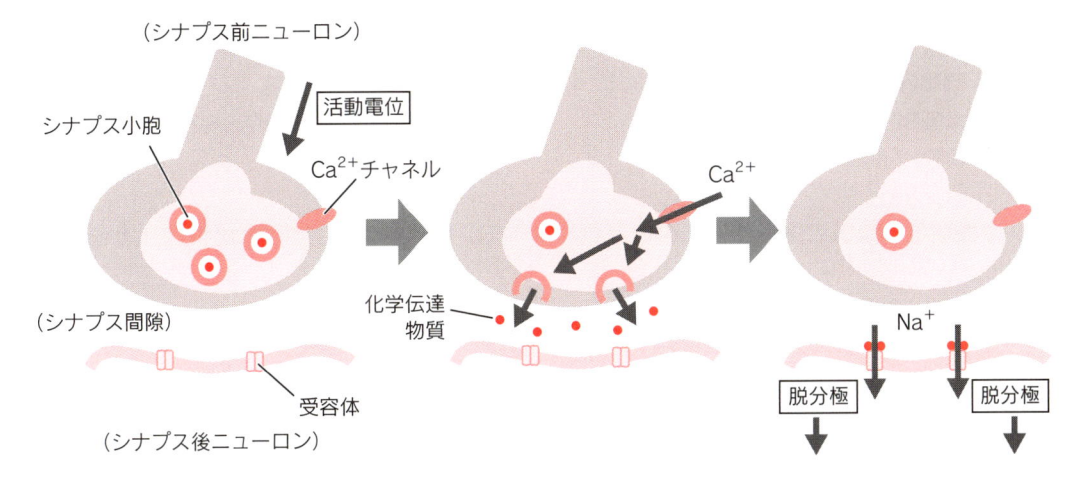

4) シナプス接続

型式
- 収束（収斂）：多数のシナプス前ニューロンが1個の神経に接続するシナプスをいう
- 発散：1本のシナプス前ニューロンの軸索が多数の神経と接続するシナプスをいう

5) シナプス伝達の可塑性

反復刺激後増強
- シナプス前神経を連続刺激すると暫くの間シナプスの伝達効率が上昇し，シナプス後神経に大きなEPSPが発生する

長期増強
- 大脳皮質や海馬では，反復刺激によるシナプス伝達の増強が数時間から数日にわたって連続する（学習や記憶などに関与する）

演習問題

1) 中枢神経の髄鞘を形成するのはどれか.
   1. 星状膠細胞
   2. シュワン細胞
   3. 希突起膠細胞
   4. 上衣細胞

2) 静止膜電位について正しいのはどれか.
   1. 細胞膜にはNa$^+$は透過しやすくK$^+$は透過しにくい性質がある.
   2. ナトリウムポンプによりNa$^+$を細胞内に取り込んでいる.
   3. 細胞内に対して細胞外が負の電位となっている.
   4. K$^+$の平衡電位に近い.

3) 活動電位について誤っているのはどれか.
   1. Na$^+$の細胞内流入により脱分極が起こる.
   2. Na$^+$の細胞外流出によりオーバーシュートに達する.
   3. K$^+$の細胞外流出により静止膜電位に戻る.
   4. 神経細胞では再分極とともに後過分極が起こる.

4) 活動電位について正しいのはどれか.
   1. 閾下刺激で活動電位が発生する.
   2. 発生は全か無かの法則に従う.
   3. 相対不応期ではいかなる刺激にも反応しない.
   4. 閾電位により開くチャネルをリガンド作動性チャネルという.

5) 興奮の伝導について正しいのはどれか.
   1. 一方向性に伝導する.
   2. 減衰伝導が起こる.
   3. 無髄線維では跳躍伝導がみられる.
   4. 絶縁性に伝導する.

6) 神経線維の感受性について誤っているのはどれか.
   1. 太い神経線維ほど伝導速度が速い.
   2. 太い神経線維ほど閾値が低い.
   3. 細い神経線維ほど圧迫で障害されやすい.
   4. 細い神経線維ほど麻酔が効きやすい.

7) 神経線維の分類について誤っている組合せはどれか.
   1. Aα － 骨格筋（錘内筋）
   2. Aγ － 筋紡錘
   3. B － 交感神経節前線維
   4. C － 無髄線維

8) 感覚神経の分類について正しい組合せはどれか.
   1. Ia群 － 腱紡錘
   2. Ib群 － ゴルジ器官
   3. Ⅱ群 － 痛 覚
   4. Ⅲ群 － 触圧覚

9) 末梢神経の化学伝達物質はどれか2つ選べ.
   1. アセチルコリン
   2. セロトニン
   3. γ-アミノ酪酸（GABA）
   4. ノルアドレナリン

10) シナプス伝達について誤っているのはどれか.
    1. シナプス小胞は軸索輸送により供給される.
    2. シナプス小胞の枯渇が易疲労性の原因となる.
    3. 反復刺激によりシナプス後電位は増強する.
    4. 末梢神経では抑制性の化学伝達物質によりシナプス後神経の興奮が抑えられる.

第14章　神経系の機能

学習のポイントとキーワード

1. 末梢神経（★★★）

- 脳脊髄神経の種類とその機能を理解する．
- 自律神経の種類とその作用を理解する．
- 内臓反射の種類と反射中枢

> **キーワード▶** 眼球運動，瞳孔縮小，味覚（舌前2/3，後1/3），唾液分泌，咀嚼運動，表情筋，胸鎖乳突筋，僧帽筋，舌の運動，交感神経節（交感神経幹），動眼神経，顔面神経，舌咽神経，迷走神経，骨盤神経，副腎髄質，伝達物質（アセチルコリン，ノルアドレナリン），アセチルコリン受容体（ムスカリン受容体，ニコチン受容体），カテコールアミン受容体（α受容体，β受容体），拮抗支配，二重支配，交感神経活動（瞳孔散大筋（散瞳），副腎髄質，立毛筋，汗腺，気管支拡張，心機能亢進），副交感神経活動（瞳孔括約筋（縮瞳），消化管運動亢進），内臓反射（血管運動中枢，発汗中枢，射精中枢，排便中枢，排尿中枢，縮瞳中枢，呼吸中枢，せき中枢，嘔吐中枢，嚥下中枢，循環中枢）

2. 中枢神経（★）

- 中枢神経における各部位の特徴について理解する．

> **キーワード▶** 脊髄（灰白質，白質，ベル-マジャンディの法則），脳幹（四丘体，錐体，脳神経核），視床下部（体温調節中枢，摂食中枢，満腹中枢，飲水），小脳（皮質，髄質），大脳基底核（線条体（尾状核，被殻），淡蒼球，寡動，不随意運動），錐体路系（皮質核路，皮質脊髄路），錐体外路系

3. 反射（★★）

- 運動調節にかかわる脊髄反射と脊髄の損傷による症状について理解する．

> **キーワード▶** 運動神経（α，γ），感覚神経（Ia，Ib，Ⅱ），伸張反射，筋紡錘，固有反射，単シナプス反射，屈曲反射，交叉伸展反射，拮抗抑制，折りたたみナイフ反射，頚反射，前庭迷路反射，姿勢反射，脊髄ショック，脊髄半側切断症候群

3. 高次機能（★）

- 大脳皮質の機能局在と睡眠の特徴について理解する．

> **キーワード▶** 運動野，体性感覚野，聴覚野，味覚野，視覚野，正常脳波（α波，β波，θ波，δ波），速波，瘤波，紡錘波，K-complex，徐波睡眠，レム睡眠

1. 末梢神経

1 体性神経系（脳脊髄神経）

- 末梢神経における体性神経系は解剖学的分類により脳神経と脊髄神経に分けられる．

1) 脳神経

分類と機能

	神経線維の種類と機能		
	体性遠心線維	体性・内臓求心線維	内臓遠心線維（副交感神経）
Ⅰ：嗅神経	−	嗅覚	−
Ⅱ：視神経	−	視覚	−
Ⅲ：動眼神経	眼球運動 [上直筋，下直筋，内側直筋，下斜筋]	−	瞳孔の縮小
Ⅳ：滑車神経	眼球運動（上斜筋）	−	−
Ⅴ：三叉神経	咀嚼運動 鼓膜の緊張	顔面・頭部・耳部・舌前2/3の知覚	−
Ⅵ：外転神経	眼球運動（外側直筋）	−	−
Ⅶ：顔面神経	表情筋の収縮 鼓膜の弛緩	舌前2/3の味覚	唾液分泌（舌下腺，顎下腺）流涙
Ⅷ：内耳神経	−	聴覚 前庭感覚	−
Ⅸ：舌咽神経	咽頭筋の収縮	舌後1/3の知覚・味覚 頸動脈洞・頸動脈小体の感覚 中耳の感覚	唾液分泌（耳下腺）
Ⅹ：迷走神経	咽頭筋・喉頭筋の収縮 声帯筋の収縮	喉頭の味覚 大動脈圧受容器・大動脈体の感覚 咽頭の感覚 外耳の感覚	胸腹部臓器の運動・消化液の分泌
Ⅺ：副神経	胸鎖乳突筋・僧帽筋の収縮	−	−
Ⅻ：舌下神経	舌の運動	−	−

2) 脊髄神経

分類

- 頸髄（$C_1 \sim C_8$）→頸神経（8対）
- 胸髄（$T_1 \sim T_{12}$）→胸神経（12対）
- 腰髄（$L_1 \sim L_5$）→腰神経（5対）
- 仙髄（$S_1 \sim S_5$）→仙骨神経（5対）
- 尾髄（Co）→尾骨神経（1対）

1. 末梢神経

1 脳神経の働き

- 脳神経は左右に12対あり，脳底部から起始する順に番号がつけられている．Ⅰは ① に，Ⅱは ② に，Ⅷは ③ に作用する．これらは感覚線維のみの神経である．また，Ⅲ，Ⅳ，Ⅵは ④ に，Ⅺは ⑤ に，Ⅻは ⑥ に作用し，運動線維のみを含んでいる．その他の神経のⅤ（ ⑦ ，顔面などの知覚），Ⅶ（ ⑧ ， ⑨ ），Ⅸ（咽頭筋， ⑨ ），Ⅹ（咽頭筋や喉頭筋， ⑩ ， ⑨ ，胸腹部臓器の感覚）は混合性である．副交感神経線維を含んでいるのはⅢ（ ⑪ ），Ⅶ（ ⑫ ），Ⅸ（ ⑫ ），Ⅹ（胸腹部臓器の運動）である．

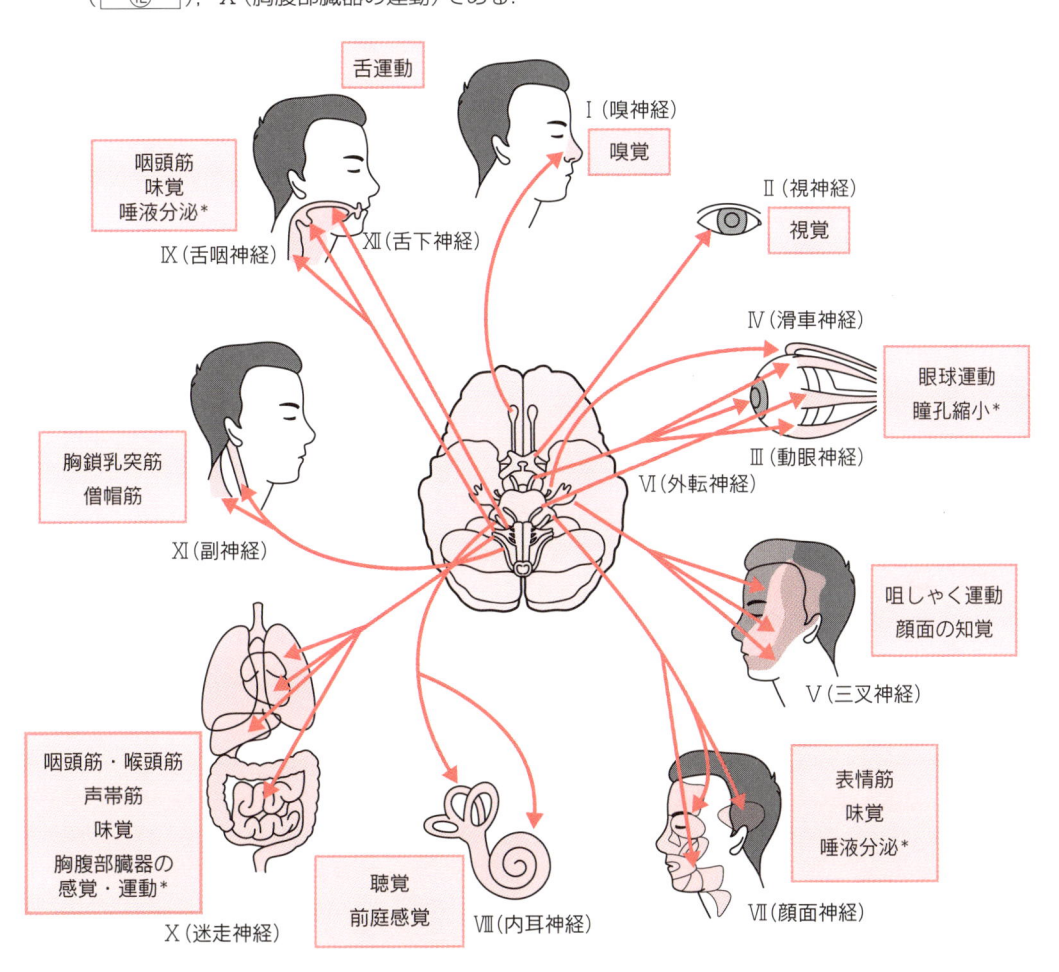

＊：副交感神経の作用

2 自律神経系

- 体性神経系と同様に自律神経系においても，末梢の受容器からの情報を中枢に伝える求心性線維（内臓求心線維）と中枢からの指令を末梢に伝える遠心性線維（狭義の自律神経）が存在する．特に遠心性線維には交感神経と副交感神経の2種類があり，それぞれ効果器に及ぼす影響が異なっている．

1）遠心性自律神経

種類

- 交感神経
  - 節後線維の方が長い
  - 胸髄や腰髄から起始するため，胸腰系と呼ばれる
- 副交感神経
  - 節前線維の方が長い
  - 脳幹や仙髄から起始するため，頭仙系と呼ばれる

2）主な自律神経節と走行

交感神経

- 節前線維-白交通枝
  - → 上・中・下頸神経節，星状神経節-節後線維
  - → 交感神経幹-灰白交通枝-節後線維
  - → 傍交感神経節（腹腔神経節，上・下腸間膜神経節）-節後線維

＊副腎髄質は節前線維に直接支配される

頭部副交感神経

- 動眼神経-節前線維→毛様体神経節-節後線維
- 顔面神経-節前線維→翼口蓋神経節，顎下神経節-節後線維
- 舌咽神経-節前線維→耳神経節-節後線維
- 迷走神経-節前線維→各支配器官の神経叢-節後線維

仙部副交感神経

- 骨盤神経-節前線維→各支配器官近傍の神経叢-節後線維

理解を深める ワンステップ 1　自律神経系の分節性

- 交感神経は胸髄と腰髄のみから起始しているにもかかわらず全身に分布しており，体性求心性神経における皮膚分節と同じようにおおよその分節性を持っている．たとえば，心臓を支配する交感神経の節前ニューロンは第1胸髄～第4胸髄，肝臓は第6胸髄～第10胸髄，膀胱は第12胸髄～第4腰髄にそれぞれ細胞体を持っていてそこから出てくる．また，副交感神経においても仙髄から出る骨盤神経だけは分節性を持っている（たとえば膀胱は第2仙髄～第4仙髄など）．

2 交感神経の走行

- 交感神経の節前線維は側角から始まり前根を通って脊髄を出る．その後の進むパターンは3種類あり，頚部から顔面に進むものは ① で，主に胸部臓器や血管，汗腺に進むものは出た脊髄と同じ高さの ② で，腹腔や骨盤臓器に進むものは交感神経幹内の ② を素通りし臓器近くにある ③ で，それぞれ節後線維にシナプスして支配する器官へと至る．

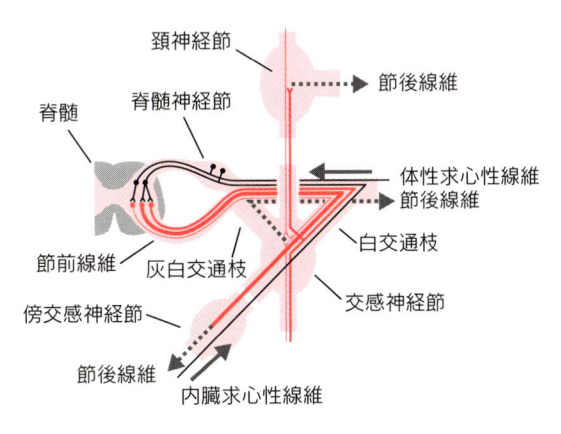

3 自律神経の支配分布

- 主に ④ で胸髄や腰髄から起始した節前線維は，交感神経幹内の ② や ③ （ ⑤ ， ⑥ ， ⑦ ）などで節後線維にシナプスして各臓器を支配する．また， ⑧ には脳幹から起始する脳神経（ ⑨ ， ⑩ ， ⑪ ， ⑫ ）に含まれるものと仙髄から起始する ⑬ に含まれるものがある．一部の器官（副腎，血管，汗腺，立毛筋など）を除いて，その多くは二重支配となっている．

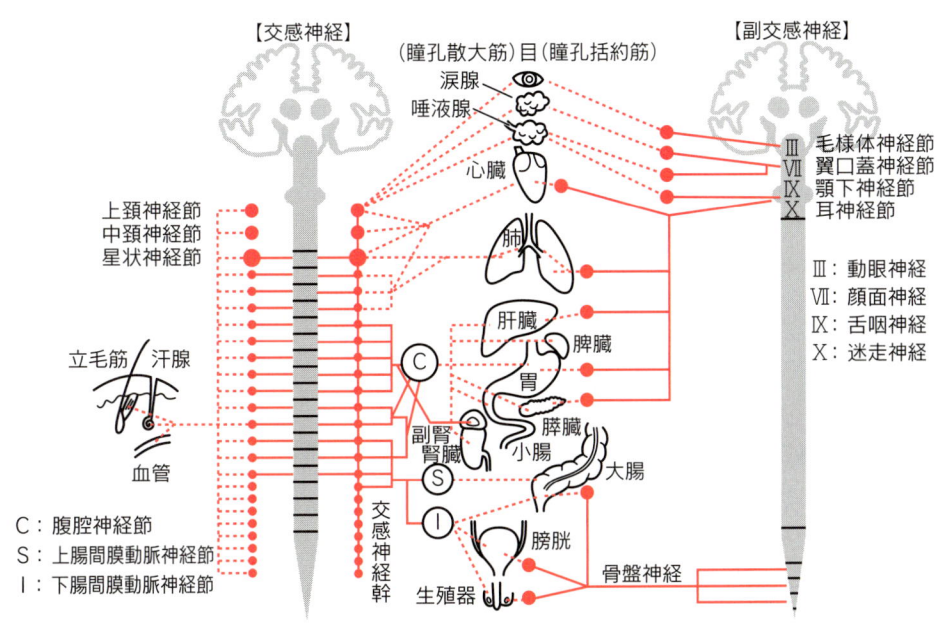

3）自律神経の伝達物質

種類
- コリン作動性線維（アセチルコリンを放出する）
    - 交感神経・副交感神経節前線維，副交感神経節後線維
- アドレナリン作動性線維（ノルアドレナリンを放出する）
    - 交感神経節後線維
- ＊汗腺と骨格筋の血管を支配する交感神経節後線維はコリン作動性線維である

4）自律神経の受容体

種類
- アセチルコリン受容体
    - ニコチン受容体：交感・副交感神経節後線維，骨格筋にある
    - ムスカリン受容体：分泌腺，平滑筋にある
- カテコールアミン受容体
    - α受容体：血管の収縮などに働く
    - β受容体：心拍数や心収縮力の増大などに働く
- ＊α受容体はノルアドレナリンと，β受容体はアドレナリンと感受性が高い

5）遠心性自律神経の支配様式

特徴
- 二重支配：多くは両神経に支配されている
    - ＊交感神経のみの支配：瞳孔散大筋，副腎髄質，立毛筋，汗腺，大部分の血管
    - ＊副交感神経のみの支配：瞳孔括約筋
- 拮抗支配：同一の効果器に対して相反的に作用する
    - ＊唾液腺は両神経ともに分泌促進で，拮抗支配になっていない

理解を深めるワンステップ 2　自律神経の緊張（トーヌス）

・自律神経では平常時から低頻度の自発的な興奮状態が維持されており，このことを自律神経の緊張（トーヌス）という．特に，交感神経または副交感神経が単独で支配している器官に対しては，この緊張をさらに亢進したり抑制したりすることで，その器官を相反的に働かせて拮抗作用を持たせている．たとえば，交感神経のみが支配する細動脈の血管は平常時から軽度の収縮状態にあり，交感神経が興奮するとさらに血管は収縮して血圧は上昇するが，逆に，抑制されると血管は拡張して血圧は低下する．

テキスト ＆ ワーク

4 遠心性自律神経の伝達形式

- 交感神経の節前線維からは ① （ ② が受容する）が，節後線維からは ③ （ ④ と ⑤ が受容する）が分泌される．また，副交感神経の節前・節後線維ともに分泌されるのは ① だが，それぞれの受容体は前者が ② で，後者が ⑥ である．

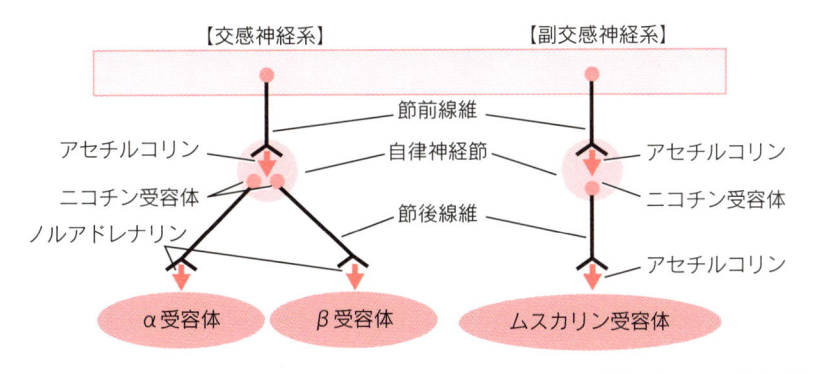

【交感神経系】　　　　　　　【副交感神経系】

節前線維
自律神経節
節後線維

アセチルコリン
ニコチン受容体
ノルアドレナリン
α受容体　β受容体

アセチルコリン
ニコチン受容体
アセチルコリン
ムスカリン受容体

6) 自律神経の作用
部位別作用

種類		副交感神経	交感神経	
眼	瞳孔散大筋	—	収縮（散瞳）	α
	瞳孔括約筋	収縮（縮瞳）	—	
	毛様体筋	収縮（近くを見る）	弛緩（遠くを見る）	β
気管・気管支の平滑筋		収縮	弛緩	β
立毛筋		—	収縮	α
心臓	心拍数	減少（徐脈）	増加（頻脈）	β
	心収縮力	減少	増加	
血管	多くの動脈	—	収縮 *骨格筋の血管は拡張（β）	α
	冠状動脈	拡張	収縮	
	脳の動脈	拡張	収縮	
	静脈	—	収縮	
	陰茎の動脈	拡張（勃起）	—	
腎臓		—	レニン分泌	β
胃腸管	縦・輪走筋	収縮（運動促進）	弛緩（運動抑制）	β
	括約筋	弛緩	収縮	α
膀胱	排尿筋	収縮（排尿）	弛緩	β
	括約筋	弛緩	収縮	α
直腸	平滑筋	収縮（排便）	弛緩	β
	括約筋	弛緩	収縮	α
外分泌腺	涙腺	分泌	—	
	唾液腺	漿液性分泌	粘液性分泌	α
	消化腺	分泌	抑制	
	汗腺	—	分泌（発汗）	
代謝	肝臓	グリコーゲン合成	グリコーゲン分解	α
	膵臓（β細胞）	インスリン分泌促進	インスリン分泌抑制	α
副腎髄質		—	カテコールアミン分泌	

3 内臓反射

● 内臓反射とは求心路や遠心路のどちらか，または両方に自律神経系を含む反射のことである．

1）内臓反射の種類

内臓-内臓反射　（内臓求心線維→中枢→内臓遠心線維）
・<u>血圧調節反射</u>：圧・化学受容器→延髄→心臓や血管の機能を調整する
・胃腸運動反射：胃腸壁の伸展受容器→延髄→胃腸を弛緩する
・<u>排尿反射</u>：膀胱壁の伸展受容器→腰仙髄→膀胱を収縮し，内尿道括約筋を弛緩する
・<u>排便反射</u>：直腸壁の伸展受容器→腰仙髄→直腸を収縮する

体性-内臓反射　（体性求心線維→中枢→内臓遠心線維）
・<u>体温調節反射</u>：皮膚の温受容器→視床下部→皮膚血管を拡張し，発汗を促す
・射乳反射：乳頭の触受容器→視床下部→乳腺筋を収縮する
・<u>勃起反射</u>：陰茎の触受容器→仙髄→内陰部動脈を拡張する
・<u>射精反射</u>：陰茎の触受容器→腰仙髄→精道平滑筋の蠕動運動を促す
・<u>対光反射</u>：網膜→中脳→瞳孔括約筋を収縮する
・唾液分泌反射：口腔粘膜機械刺激→延髄→唾液を分泌する

内臓-体性反射　（内臓求心線維→中枢→体性遠心線維）
・ヘーリング-ブロイエル反射：肺の伸展受容器→脳幹→吸息筋を抑制する
・<u>筋性防御</u>：内臓の痛覚受容器→胸腰髄→腹筋を収縮する

理解を深めるワンステップ 3　内臓反射の区別

・まず，刺激を受ける受容器からどんな感覚情報を伝えているのかに注目する．
● **内臓求心線維**：内臓感覚（血圧，肺の伸展，内臓痛覚など）や植物性機能としての特殊感覚（嗅覚，味覚）からの求心情報を伝える．
● **体性求心線維**：体性感覚（触圧覚，温度覚，筋の伸張など）や動物性機能としての特殊感覚（視覚，聴覚，前庭感覚）からの求心情報を伝える．
次に，遠心路については応答する筋の種類で判断する．
● **体性遠心線維（運動神経）**：骨格筋
● **内臓遠心線維（自律神経）**：心筋や平滑筋
たとえば，「対光反射」は…
　網膜からの視覚情報が中脳へ（体性求心線維）
　中脳からの指令が瞳孔括約筋へ（内臓遠心線維）
よって，「体性-内臓反射」と分類できる．

2）内臓反射と中枢

反射の種類と中枢

反射の種類			中枢
脊髄反射	交感神経性 ($C_8 \sim L_2$)		血管運動中枢 発汗中枢 立毛中枢（立毛筋反射） 脊髄毛様体中枢 心臓促進中枢 射精中枢（射精反射）
	副交感神経性 ($S_1 \sim S_4$)		脊髄膀胱中枢（排尿反射） 脊髄肛門中枢（排便反射） 勃起中枢（勃起反射）
脳幹反射	中脳		縮瞳中枢（対光反射）
	延髄	呼吸調節	呼吸中枢 （ヘーリング-ブロイエル反射・化学受容器反射） くしゃみ中枢（くしゃみ反射） せき中枢（せき反射）
		摂食調節	唾液分泌中枢 嚥下中枢（嚥下反射） 嘔吐中枢（嘔吐反射）
		循環調節	血管運動中枢（圧・化学受容器反射） 心臓抑制中枢（圧・化学受容器反射）
視床下部にある中枢			体温調節中枢，飲水中枢，摂食中枢，満腹中枢

理解を深めるワンステップ 4　内臓反射とその中枢

・内臓反射の中枢を見極めるコツは，どの自律神経を介した（求心路または遠心路）反射であるのかを判断することである．

●交感神経＝脊髄反射
　　血管運動（細動脈），発汗，立毛筋，射精など→交感神経は腰髄と仙髄からしか出ない

●副交感神経（骨盤神経）＝脊髄反射
　　排尿，排便，勃起など→骨盤神経は仙髄からしか出ない

●副交感神経（脳神経）＝脳幹反射
　　縮瞳：動眼神経→神経核は中脳にある
　　呼吸：迷走神経
　　唾液：顔面神経，舌咽神経
　　嚥下や嘔吐：舌咽神経，迷走神経　　→神経核は延髄にある
　　血圧や心臓抑制：舌咽神経，迷走神経

2. 中枢神経

1 脊髄

● 脊髄は中心部に灰白質，周辺部に白質が存在し，31 対の脊髄神経が出ている．

構造
- 中心部（灰白質）：神経細胞体が存在する　＊ベル-マジャンディの法則
  - 前角 運動神経→前根（遠心性）──────┬─前枝
  - 側角 自律神経┘
  - 後角 感覚神経←後根（求心性）←脊髄神経節┘─後枝
- 周辺部（白質）：上行性や下行性の神経線維が存在する
  - 前索 上行路（前脊髄視床路など），下行路（前皮質脊髄路など）
  - 側索 上行路（外側脊髄視床路など），下行路（外側皮質脊髄路など）
  - 後索 上行路（後索路など）

2 脳幹

● 中脳，橋，延髄をまとめて脳幹といい，上方では間脳と下方では脊髄とつながる．

構造
- 中脳
  - 四丘体（中脳蓋）：上丘は視覚の反射運動に，下丘は聴覚の中継核として働く
  - 大脳脚：錐体路系に属する
  - 中脳被蓋（赤核，黒質）：錐体外路系に属する
  - 脳神経核：動眼神経核，滑車神経核がある
- 橋
  - 網様体：錐体外路系に属する
  - 脳神経核：三叉神経核（主知覚核，脊髄路核，中脳路核，運動核），外転神経核，顔面神経核，内耳神経核（前庭神経核，蝸牛神経核）がある
  - 腹部：錐体路系に属する
- 延髄
  - 錐体：錐体路系に属する
  - 脳神経核：迷走・舌咽神経核（背側核，孤束核，疑核），副神経核，舌下神経核がある
  - 後索核（薄束核，楔状束核）：触覚と深部感覚の中継核として働く
  - オリーブ核：錐体外路系に属する
  - 網様体：血管運動中枢，呼吸中枢として働く

2. 中枢神経

1 脊髄の構造と伝導路

- 末梢からの求心性情報は ① から脊髄内（ ② など）に入り，中枢からの遠心性の指令は神経細胞体が集まる ③ の ④ から ⑤ を通って脊髄神経側に出ていく．これをベル-マジャンディの法則という．また，脊髄内を上行または下行する神経線維は ⑥ 部分（ ⑦ ， ⑧ ， ⑨ ）を通過する．

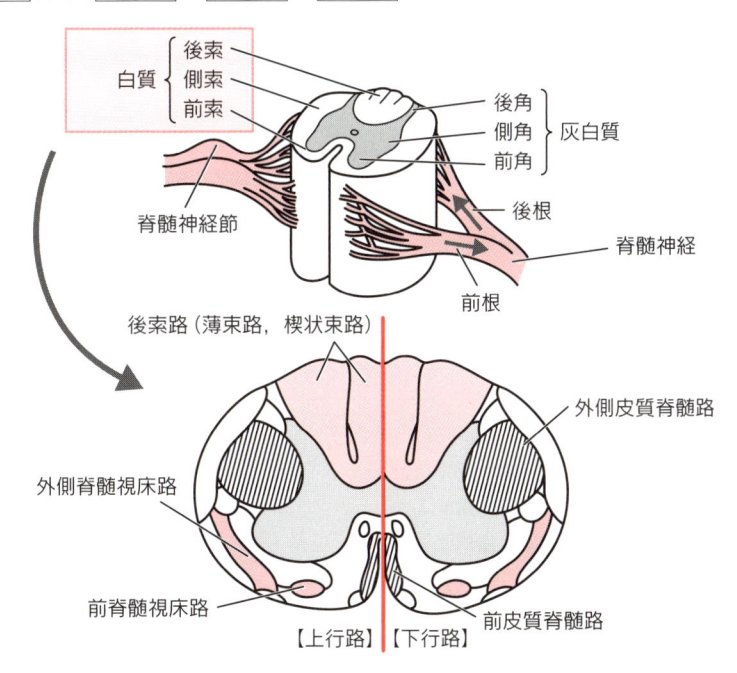

2 脳幹と脳神経

- 脊髄において運動線維が前根を通って出ていくように，脳幹に神経核を持つ脳神経においても運動線維のみを含む ⑩ ， ⑪ ， ⑫ は腹側面の前方から出ていく（ただし，唯一背側面から出る ⑬ と頚神経の一部と考えられる ⑭ は例外である）．

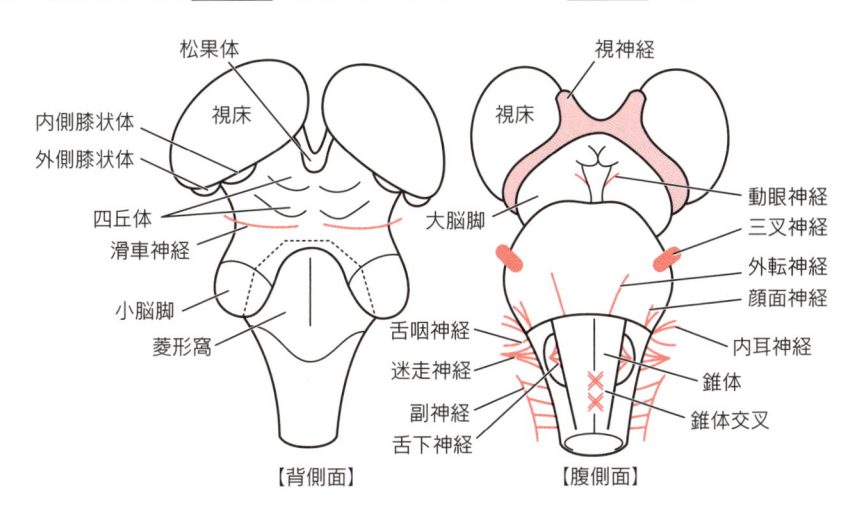

3 間脳（視床と視床下部）

- 間脳は中脳の前方に続く部分で，視床と視床下部とからなる．視床は感覚や意識などにおいて重要な部位で，脊髄や脳幹から上行する感覚線維のすべては視床で中継されてから大脳皮質に至る．また，視床下部は自律神経系や内分泌系の神経核が多く存在する重要な部位であることから，「自律神経系の最高中枢」とも呼ばれる．

1）視　床
嗅覚を除くすべての感覚線維の中継核が存在

機能
- 特殊視床投射系
  - 感覚情報：後外側腹側核，後内側腹側核を経て大脳皮質のⅣ層（内顆粒層）へ投射される
  - 運動調節：前腹側核，外腹側核を経て大脳皮質のⅣ層（内顆粒層）へ投射される
- 非特殊視床投射系
  - 脳幹網様体からの感覚：髄板内核，連合核を経て大脳皮質のⅢ層（外錐体細胞層）へ投射される

2）視床下部
機能
- 体温調節中枢：視床下部前野〜視索前野にある
  - 温ニューロン：熱の放散に作用する
  - 冷ニューロン：熱の産生に作用する
- 摂食中枢（空腹中枢）：視床下部外側部にある
  - 血中遊離脂肪酸の増加により空腹感を形成する
- 満腹中枢
  - グルコース感受性ニューロン：腹内側核にある
  - 血糖値の上昇により満腹感を形成し，空腹中枢を抑制する
- 飲水の調節（浸透圧受容器）：視索上核にある
- 性行動の調節
  - 性ホルモン取り込み細胞：脳室周囲核，腹内側核，弓状核にある
  - 性行動の発動または抑制中枢：視索前野にある
- 情動行動の調節：恐れによる逃避行動，怒りによる攻撃行動，快による接近行動
- 体内リズム（サーカディアンリズム）の発現：視交叉上核にある
- 内分泌機能
  - 視床下部内側底部〜前部で視床下部ホルモンを生成する
  - 視索上核でバゾプレッシンを生成する
  - 室傍核でオキシトシンを生成する

4 小　脳

- 小脳は脳幹の背側に位置し，小脳脚によって連絡している．その機能は大脳皮質からの運動指令や末梢の感覚受容器からの求心情報を基に，運動の調節や運動の記憶，学習に関与している．

構造
- 外形構造
  - 旧小脳（虫部を含む）：片葉小節葉，小脳体前葉
  - 新小脳（虫部を除く）：小脳体後葉
- 断面構造
  - 小脳皮質：分子層，プルキンエ細胞層（求心性情報の入力），顆粒層からなる
  - 小脳髄質：小脳核（歯状核，栓状核，球状核，室頂核）があり，遠心性情報を出力する

機能
- 骨格筋の協調運動に働く
- 身体平衡や姿勢を保持する
- 運動計画を修正する
- 運動の記憶と学習に働く

機能障害（小脳性運動失調症）
- 運動分解：複雑な運動の順序や大きさを正しく組合せることができない
- 推尺異常：距離の推測ができない
- 意図振戦（企図振戦）：動作の開始時に手が震える

3 小脳の求心路と遠心路

- 末梢の受容器や脳幹からの情報は，苔状線維から皮質にある ① を経て ② へ，または登上線維により直接 ② に入力され，それを基にした指令が髄質にある ③ から脳幹や視床，大脳皮質に向かって出力される．

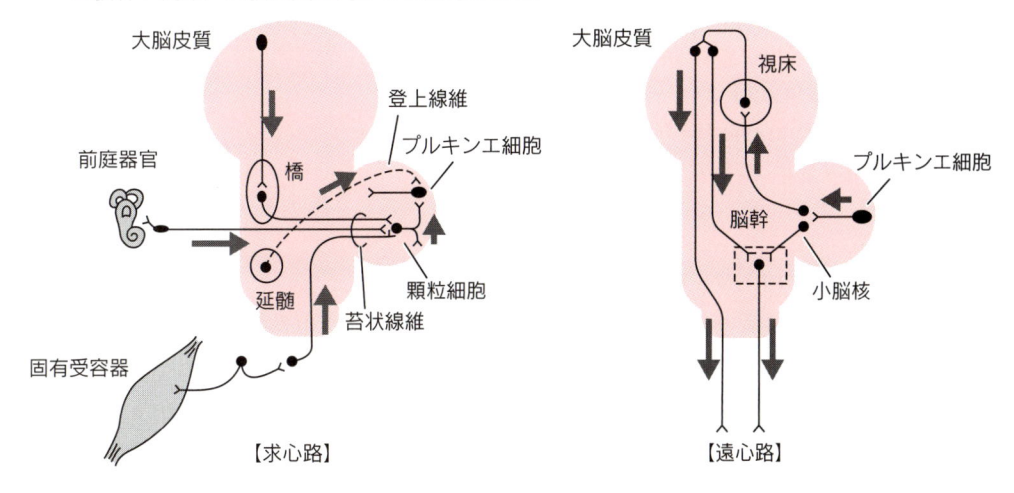

【求心路】

【遠心路】

5 大脳基底核

● 大脳基底核は大脳半球の深部にあり，尾状核と被殻からなる線条体と淡蒼球が含まれる．運動計画を実行に移す際の調節機能に作用する．

構造
- 線条体（尾状核＋被殻）：大脳皮質，視床，黒質からの情報を入力する
- 淡蒼球：視床，黒質へ情報を出力する
  ＊淡蒼球＋被殻＝レンズ核

機能
- 姿勢や運動を調節する
- 錐体外路系の運動中枢として働く

機能障害
- 筋緊張亢進と運動減少（寡動）を特徴とする症候群
  例）パーキンソン病
- 筋緊張減退と運動亢進（不随意運動）を特徴とする症候群
  例）ハンチントン舞踏病，アテトーゼ，ジストニア，バリスム

6 新皮質運動野の機能

● 大脳皮質から末梢神経の運動ニューロンに至る下行性の伝導路には錐体路系と錐体外路系の2種類がある．

1）錐体路系と錐体外路系
錐体路系
- 皮質核路（皮質延髄路）
  - 運動野→内包→脳幹（脳神経核）に至る
  - 脳神経を介して外眼筋，咀嚼筋，表情筋，咽頭筋などを支配する
- 皮質脊髄路（外側皮質脊髄路，前皮質脊髄路）
  - 運動野→内包→大脳脚（中脳）→橋腹部→錐体（延髄）
    - →（錐体交叉約3/4）→側索→脊髄前角に至る
    - →（約1/4）→前索→脊髄前角に至る
  - 脊髄神経を介して体幹や四肢の骨格筋を支配する

錐体外路系
- 錐体路系以外の下行性伝導路の総称
- 皮質赤核路，皮質網様体路，前庭脊髄路，赤核脊髄路，網様体脊髄路などがある

2）新皮質運動野の機能区分
体部位局在／体部位再現（p185を参照）

2. 中枢神経

テキスト & ワーク

4 大脳基底核の入出力

- 大脳基底核は ① と ② からなるが，密接に関係する ③ や ④ （中脳）を含める場合もある．大脳基底核は大脳皮質から今後行う運動計画を受け取ると，それに関するプログラムを ⑤ を介して大脳皮質に出力することで運動の調節や姿勢の制御などに働いている．

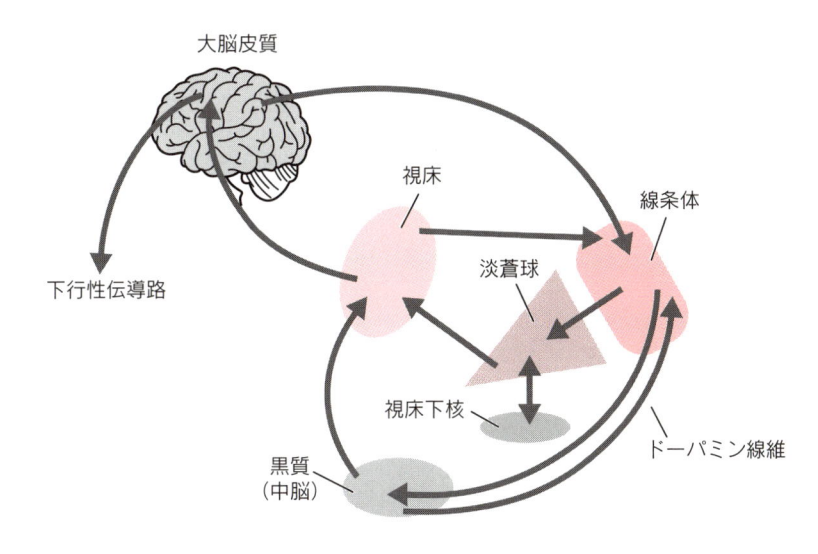

5 錐体路系と錐体外路系

- ⑥ は内包から ⑦ （中脳），⑧ （橋）を経て ⑨ （延髄）に至ると，その多くはここで交叉し ⑩ を通るが，一部はそのまま同側を下行する（ ⑪ という）．また，脳幹の部分で枝分かれし脳神経核に至るものを ⑫ という．
- ⑥ 以外の下行性伝導路をまとめて ⑬ と呼ぶ．

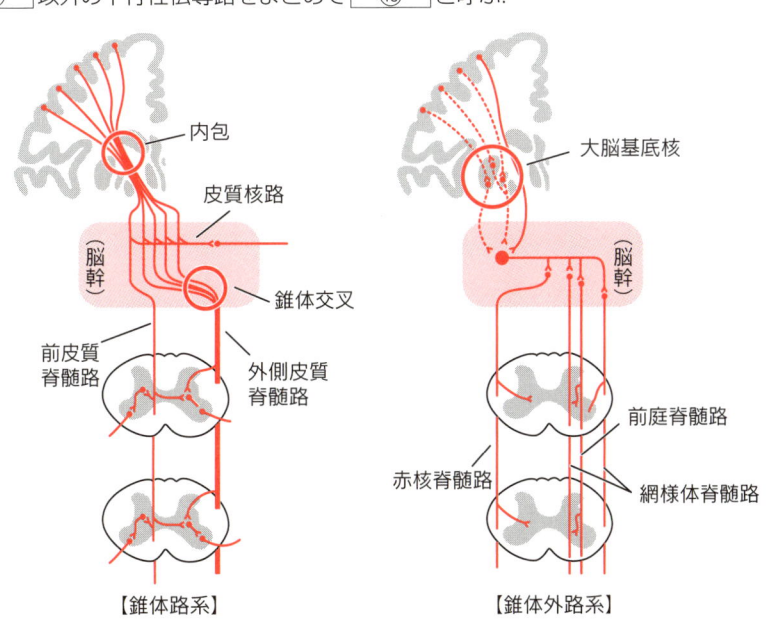

3. 反 射

1 骨格筋の運動

- 骨格筋には中枢からの指令を伝える運動神経（$α$, $γ$）と筋の変化を中枢に伝える感覚神経（Ia, Ib, Ⅱ）が分布している．

1）運動調節
特徴
- 運動単位：同一の運動ニューロンによって支配される筋線維群
- 神経支配比：1個の運動ニューロンが筋線維を支配する割合をいう
  - 細かな運動に関与する筋：神経支配比は小さい
  - 大まかな運動に関与する筋：神経支配比は大きい

2）分布する神経とその働き
種類
- 運動神経
  - $α$運動ニューロン：錘外筋線維を支配する
  - $γ$運動ニューロン：筋紡錘（錘内筋線維）を支配する
- 感覚神経
  - Ia群線維：筋紡錘（中央部の一次終末）に働く張力を受容する
  - Ib群線維：腱紡錘に働く張力を受容する
  - Ⅱ群線維：筋紡錘（両端部の二次終末）に働く圧力を受容する

2 反射運動

- 反射運動の中枢は脊髄や脳幹に多く存在し，運動調節の役割を担っている．

1）脊髄反射
種類
- 伸張反射（伸展反射）：膝蓋腱反射，アキレス腱反射など
  - 骨格筋の伸張（筋紡錘伸張）→ Ia → 脊髄 → $α$ → 筋（錘外筋線維）が収縮する
  - ＊単シナプス反射：シナプスを1個だけ持つ
  - ＊固有反射：伸張された筋と同じ筋が収縮する
- 屈曲反射（逃避反射，防御反射）：侵害刺激→同側肢の屈筋が収縮する
- 交叉伸展反射：屈曲反射した肢と反対側の肢では伸展が起こる
  - ＊屈曲反射の際に反対側の肢で体重を支えるための役割を担う
- 支持反射：足底の触圧刺激→同側後肢の伸筋が収縮する
- 長脊髄反射：四肢間反射，引っかき反射
- 皮膚反射：腹壁反射，挙睾筋反射，足底反射など

3. 反射

1 骨格筋と神経線維

- ① 運動ニューロンは，② 運動ニューロンの興奮による錘外筋収縮時に錘内筋が緩んでしまうことで ③ の感度が低下（④ や ⑤ 群線維からの入力低下につながる）してしまうのを防ぐために，錘内筋を収縮させる働きを持つ．
- 腱が伸ばされた時の感覚は ⑥ から ⑦ 群線維を通じて伝えられる．

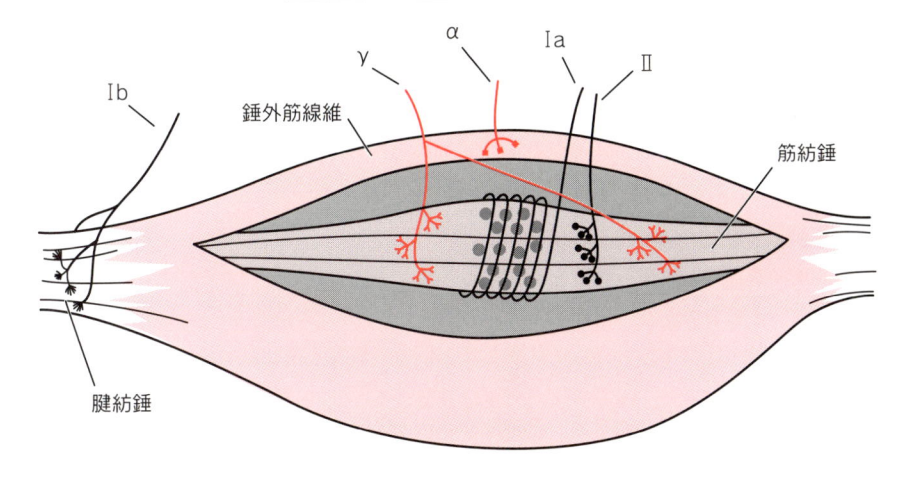

2 伸張反射と拮抗抑制（相反性Ia抑制）

- ③ からの伸張情報が ④ 群線維を通じて入力されると，同筋の ② 運動ニューロンが興奮することで ⑧ を起こすと同時に，拮抗筋に対しては ② 運動ニューロンを抑制することで収縮を抑えている（拮抗抑制という）．

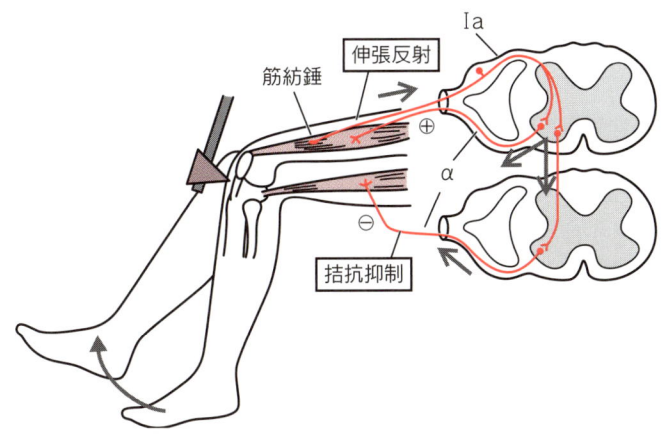

3 屈曲反射と交叉伸展反射

- ⑨ に対して同側の伸筋に拮抗抑制が起こり，その対側では ⑧ とそれに対する拮抗抑制が起こることを ⑩ という．

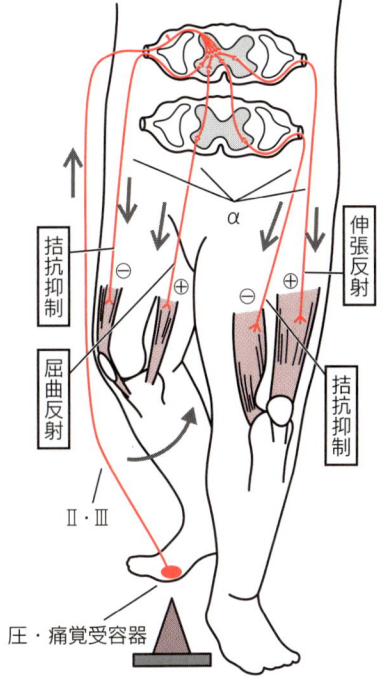

2) 脊髄反射の調節機序

α-γ連関
- 随意運動を始める際に，α・γ運動ニューロンは各々同時に興奮することで，筋収縮中の筋紡錘感度の減少を補償している

拮抗抑制（相反性Ia抑制）
- 屈曲反射や伸張反射では，屈筋と伸筋の運動神経は相反性に作用している

自己抑制（Ib抑制）：折りたたみナイフ反射
- 腱紡錘伸長→Ib群線維→（抑制性ニューロン）→α運動ニューロンを抑制する

3) 脳幹反射

種類
- **眼球反射**：前庭-眼反射，頚-眼反射
- **角膜反射**：角膜の触刺激→眼瞼を閉鎖する
- **下顎反射**：下顎骨の叩打→閉口する
- **頚反射**：頚椎の深部感覚受容器が作動して，四肢の肢位を変化させる
  - ＜非対称性＞
    頚部を回旋→同側肢が伸展し，対側肢が屈曲する
  - ＜対称性＞
    - 頚部を後屈→前肢が伸展し，後肢が屈曲する
    - 頚部を前屈→前肢が屈曲し，後肢が伸展する
- **前庭迷路反射**：前庭器官が頭部の位置を測り，四肢の緊張を変化させる
  - 頭部を側傾→同側肢が伸展し，対側肢が屈曲する
  - 頭部を後傾→前肢が屈曲し，後肢が伸展する
  - 頭部を前傾→前肢が伸展し，後肢が屈曲する
- **立ち直り反射**：頭部の回旋に対して，正しい位置になるように体幹を回旋させる
  - 迷路立ち直り反射：前庭器官が検知する
  - 頚立ち直り反射：頚部筋の深部感覚受容器が検知する

  *除脳固縮（γ固縮）
  除脳（脳幹を中脳の四丘体または橋の上縁で切断すること）では脊髄ショックは起こらず，γ運動ニューロンの興奮が増加し，すべての伸張反射が亢進する

理解を深めるワンステップ 5　　α-γ連関

- α運動ニューロンが興奮し錘外筋線維が収縮する際には，γ運動ニューロンもそれに連動して錘内筋線維を収縮させることで，筋紡錘の感度を一定に保っている．

  緩んだ筋紡錘　　　収縮した筋紡錘

  【α-γ連関なし】　【α-γ連関あり】

4 折りたたみナイフ反射

- ① に対する伸長刺激が同筋の ② 運動ニューロンを抑制し，筋を弛緩させる（自己抑制）ため，途中から急に抵抗なく屈曲できる．この反射は筋の過緊張を取り除く方法としてストレッチなどにも利用されている．

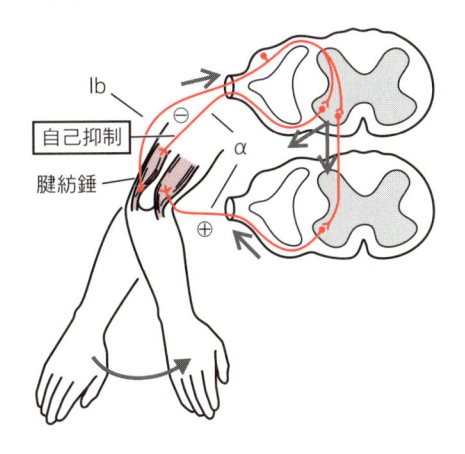

5 頸反射と前庭迷路反射

- 非対称性頸反射：頭部を回旋した方向と同側の肢が ③ し，対側が ④ する．
- 対称性頸反射：頸部を後屈すると前肢が ③ し，後肢が ④ する．また，前屈すると前肢が ④ し，後肢が ③ する．

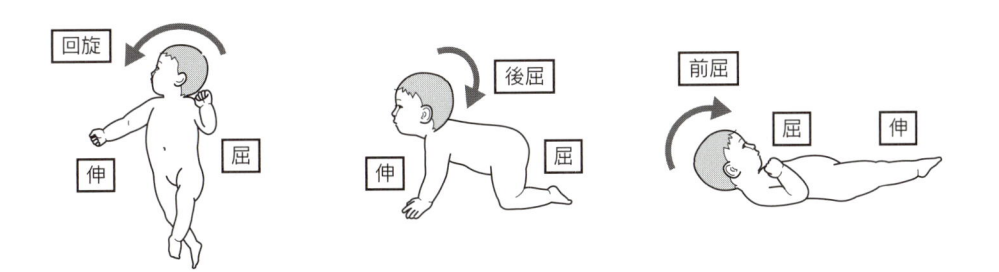

- 前庭迷路反射：頭部が側傾した方向と同側の肢が ③ し，対側が ④ する．また，頭部が後傾すると前肢が ④ し，後肢が ③ する．逆に，前傾すると前肢が ③ し，後肢が ④ する．

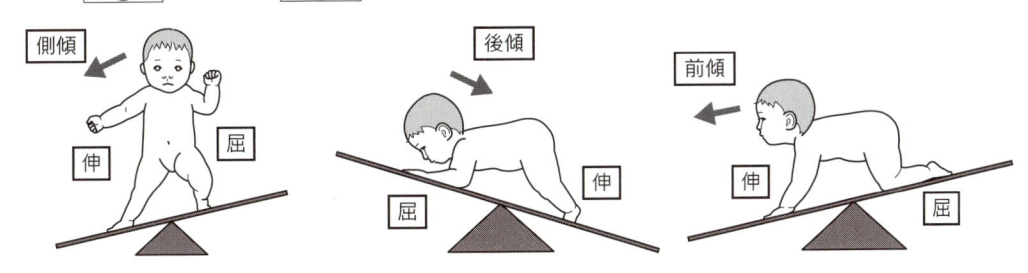

4) 脊髄の損傷

脊髄ショック
- 脳と脊髄の連絡が断たれると，切断部以下の脊髄支配領域では一時的に随意運動の麻痺，感覚の消失，脊髄反射の消失がみられる

ブラウン-セカール症候群（脊髄半側切断症候群）
- 脊髄が半側だけ切断されたときに切断部よりも下位の支配領域に以下の症状がみられる
- 切断側の症状：随意運動麻痺，深部感覚消失，血管運動麻痺
- 反対側の症状：痛覚消失，温度覚消失
- 両側に起こりうる症状：触圧覚低下

5) 姿勢反射
体外からの外的刺激に対して姿勢を維持するための反射である

種類
- 脊髄反射：伸張反射，支持反射
- 脳幹反射：頸反射，前庭迷路反射，立ち直り反射
- 大脳皮質を中枢とする姿勢反射
  - 視覚性立ち直り反射：視覚刺激→頭部を立て直す
  - 踏み直り反応：視覚刺激や皮膚刺激→足を出して体重を支える準備姿勢をとる
  - 跳び直り反応：片足立位で重心移動→片足を跳躍させて身体を支持する

理解を深めるワンステップ 6　反射検査の意義

- 膝蓋腱反射やアキレス腱反射などの深部反射（腱反射）は，臨床においてよく用いられる反射検査である．このような反射検査の意義としては次のようなことが挙げられる．
  - ●深部反射の減弱（消失）→反射弓のいずれかの部位での障害
    この異常は，たとえば脊髄神経根の圧迫障害における高位診断の方法の一つとして用いられる．
    - L_5 神経根の障害→膝蓋腱反射（中枢は L_4），アキレス腱反射（中枢は S_1）ともに正常
    - S_1 神経根の障害→膝蓋腱反射は正常，アキレス腱反射は減弱（消失）
  - ●深部反射の亢進→錐体路障害
    通常，深部反射は錐体路を通じて上位中枢による抑制を受けているが，脳血管障害や筋萎縮性側索硬化症などの錐体路障害（上位運動ニューロン障害）ではその抑制が効かなくなるため，深部反射の亢進がみられる．また，同様の抑制を受けているため通常ではみられない病的反射（バビンスキー反射など）も，このような障害がある場合には出現することがある．

テキスト ＆ ワーク

6 脊髄半側切断症候群とその症状

- 上行性伝導路である脊髄視床路（ ① , ② , ③ の一部が通る）と後索路（ ④ , ③ の一部が通る）の切断により感覚障害が，下行性伝導路である皮質脊髄路（錐体路が通る）の切断では ⑤ の麻痺が起こる．

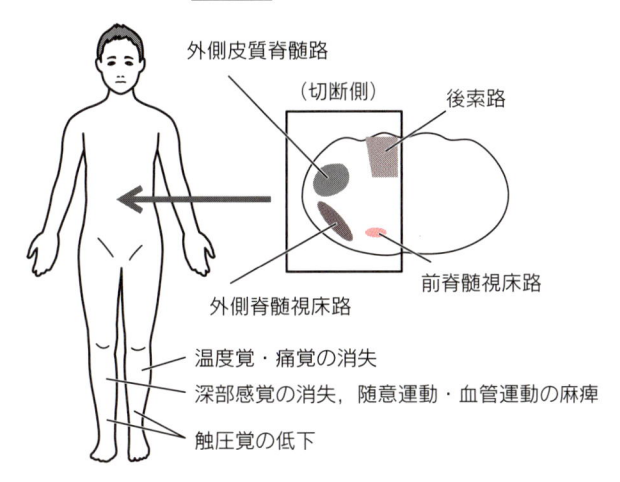

理解を深めるワンステップ 7　体性感覚の伝導路と脊髄半側切断症候群

- 頸部以下における末梢受容器からの体性感覚（皮膚感覚，深部感覚）は，主に2種類の伝導路を通って中枢へと情報が伝えられる．
  - **脊髄視床路**：脊髄の後角でシナプスするとすぐに反対側に移動し，前索または側索を上行していく→脊髄半側切断では反対側に異常が出現
  - **後索路**：脊髄の後索を延髄まで上行し，後索核でシナプスしてから反対側に移動する→脊髄半側切断では切断側に異常が出現

  また，触圧覚については識別性のある繊細な感覚は後索路を，識別性のない粗大な感覚は前脊髄視床路を通るため脊髄半側切断では両側に低下がみられる．

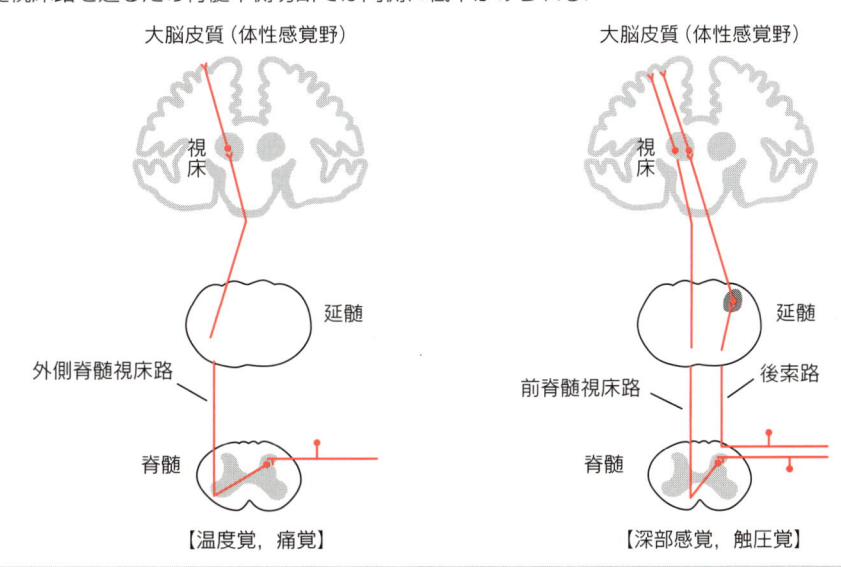

4. 高次機能

1 大脳皮質の機能分化

- 大脳の表面は灰白質からなる大脳皮質（新皮質）で覆われ，その内部に白質が存在する．また，大脳皮質とつながったまま大脳の内部に取り残され部分を大脳辺縁系（辺縁皮質）と呼ぶ．大脳皮質の各部位には同じような働きをする神経細胞が集まっており，これを機能局在という．

構造
- 大脳皮質（新皮質）：高等動物に発達し，6層の同種皮質からなる
  - 同型皮質：6層が残存する（連合野）
  - 異型皮質：6層が不明瞭である（感覚野，運動野）
- 大脳辺縁系（辺縁皮質）：本能行動や情動行動に関与し，3層の異種皮質からなる
  - 古皮質：嗅脳（嗅球，嗅索，嗅三角）
  - 旧皮質：海馬，扁桃核など

神経細胞
- 錐体細胞：1本の尖端樹状突起と，多数の基底樹状突起を拡げる
- 顆粒細胞，紡錘細胞：四方に樹状突起を伸ばす

機能局在
- 運動野
  - 一次運動野（4野）：前頭葉の中心前回にある
  - 運動前野（6野）：一次運動野のすぐ前方にある
  - 二次運動野（6野）：正中裂の内側面にある
- 感覚野
  - 一次体性感覚野（3，1，2野）：頭頂葉の中心後回にある
  - 一次味覚野（43野）：頭頂葉の体性感覚野基部にある
  - 一次聴覚野（41，42野）：側頭葉上部の横側頭回にある
  - 一次視覚野（17野）：後頭葉の鳥距溝周囲にある
- 連合野
  - 前頭連合野：運動野の前方にある
  - 前側頭連合野：上側頭回と辺縁皮質の間にある
  - 頭頂-側頭-後頭連合野：体性感覚野と視覚野の間にある

4. 高次機能

1 新皮質の機能局在（左半球外側面）

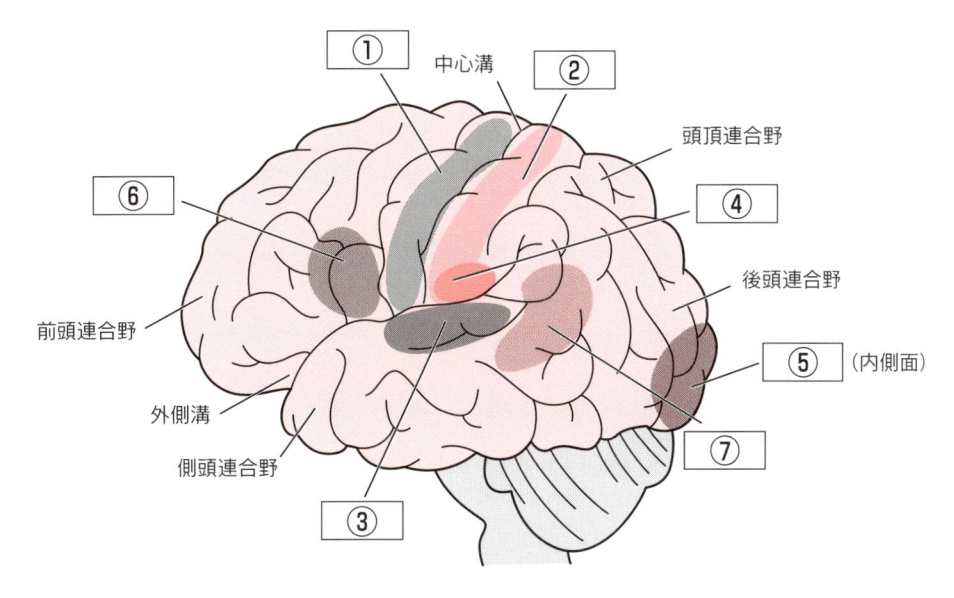

2 運動野と体性感覚野の体部位局在

- 運動野では巧妙な運動に使われる筋（ ⑧ や ⑨ の運動など）を支配する領域が，体性感覚野では感覚が鋭敏で精度の高い部位（ ⑨ や ⑩ など）からの情報を受ける領域が特に広い．

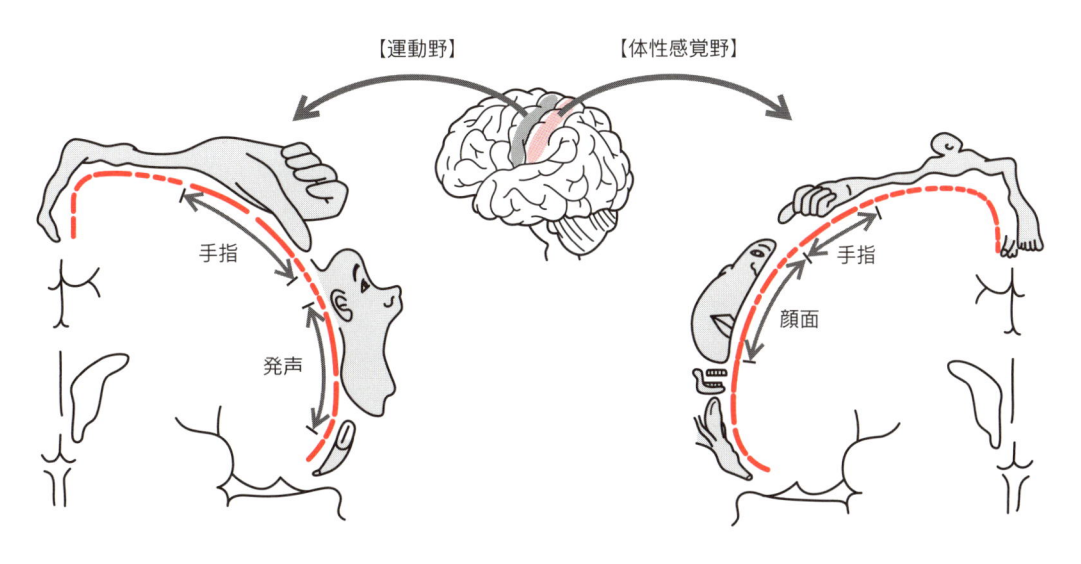

2 脳　波

- 脳は自発的に電気活動を行っており，これを記録したものを脳波という．

正常脳波
- α波（8〜13Hz）：安静閉眼時，にみられる（成人の基礎律動）
    * α波阻止：精神作業，注意集中，精神興奮，感覚刺激によりα波が消失すること
- β波（14Hz以上）：精神活動中や感覚刺激を受けたときにみられる（覚醒反応）
- θ波（4〜7Hz）：浅睡眠時，小児の基礎律動
- δ波（0.5〜3Hz）：深睡眠時，乳幼児の基礎律動

異常脳波
- 棘波，鋭波，徐波，棘徐波結合など

3 覚醒と睡眠

- 睡眠時には各段階において特有の脳波が出現し，覚醒は大脳皮質への賦活化により起こる．

1）覚　醒

マグーンの上行性網様体賦活系
- 脳幹網様体からの感覚刺激（非特殊視床投射系）が視床〜新皮質へ投射され覚醒する

マイネルト基底核を含む上行性賦活系
- 視床（髄板内核）→マイネルト基底核→新皮質でアセチルコリンが分泌され覚醒する

2）睡眠

徐波睡眠（ノンレム睡眠）
- stage 1（浅眠期）：低振幅θ波，速波，頭蓋頂鋭波（瘤波）がみられる
- stage 2（軽睡眠期）：紡錘波とK-complex，中等度振幅徐波がみられる
- stage 3（中等度睡眠期）：紡錘波，高振幅徐波がみられる
- stage 4（深睡眠期）：高振幅徐波の連続がみられる

レム睡眠
- stage REM：低振幅θ波，速波と急速眼球運動の出現がみられる
    * 夢を見ていることが多い
    * 睡眠全体の20〜25％を占める（新生児や乳幼児ではレム睡眠の割合が大きい）

睡眠中の生理機能
- 自律機能：心拍数減少，血圧低下，呼吸数減少が起こる
- 骨格筋活動：徐波睡眠で減少し，レム睡眠で完全に消失する

睡眠のリズム
- 1日1回（約8時間）のサーカディアンリズムがある
    * 新生児では約2〜3時間の周期である（ウルトラジアンリズム）
- 徐波睡眠-レム睡眠サイクル：一晩で4〜6回ある（約90分/回）

3 覚醒と上行性賦活系

- 覚醒に関与する大脳皮質への上行性賦活系（賦活とは活力を与えること，活発化することという意味）として次の2種類の経路が考えられている．

  上行性網様体賦活系

  [①] にはあらゆる感覚刺激が収束するため，その情報の特殊性が失われ「非特殊投射系」として視床に入力→大脳皮質を賦活化

  マイネルト基底核を含む上行賦活系

  [②] から起始するコリン作動性ニューロンが大脳皮質全域へと投射→大脳皮質を賦活化

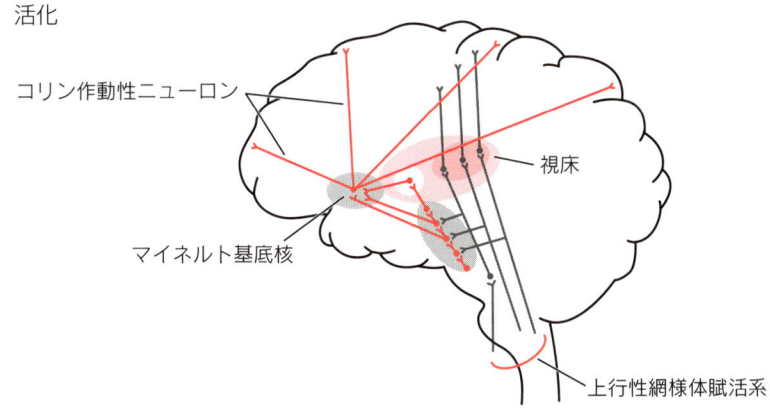

4 睡眠脳波

- [③] よりも周波数が高い波を速派（[④]），低い波を徐波（[⑤]，[⑥]）と呼ぶ．睡眠が深くなるほど低振幅から高振幅の徐波が特徴的となる（[⑦]）．また，軽睡眠時（stage. 2）にみられる [⑧] は [⑨] と [⑩] が複合したものである．一方，[⑪] 時には浅眠時（stage.1）と同じような脳波がみられ，夢を見ていることも多い．

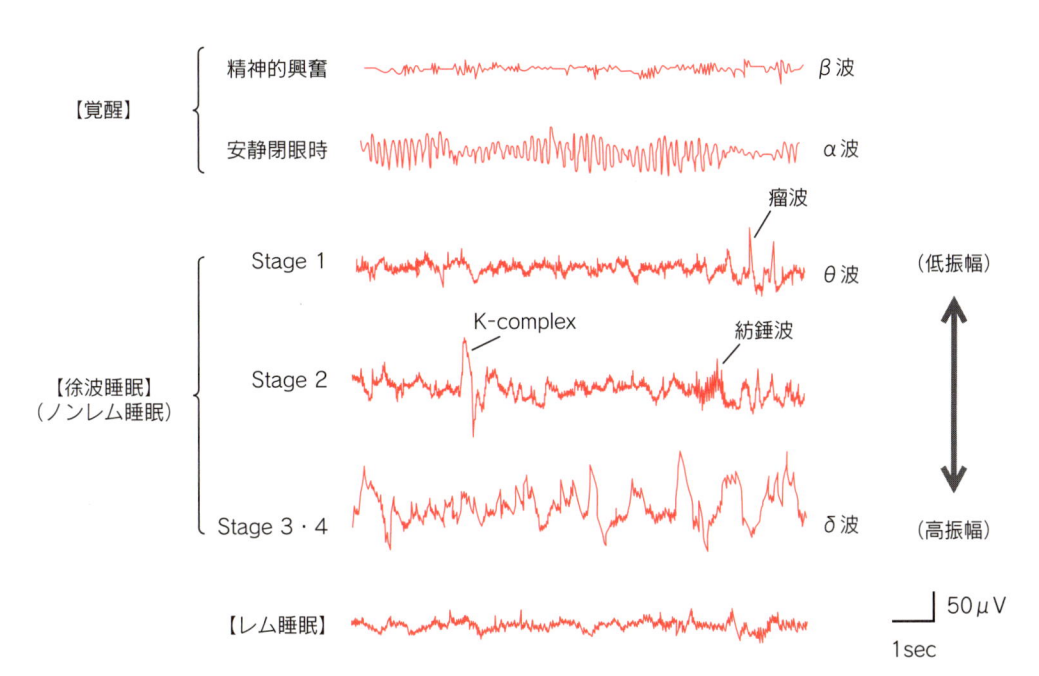

4 新皮質連合野の統合機能

●連合野は大脳皮質の中で最も新しく発生した領域で，高等動物ほどよく発達している．この領域では様々な感覚情報に対して過去の記憶と照らし合わせ，それらを複合的に理解する働きを担っている．また，そのような認識を基に意思を決定し，複雑な行動を起こす過程にも作用している．

1) 認　知

頭頂-側頭-後頭連合野
- 二次視覚野（18, 19 野），二次聴覚野（22 野）
- 視覚の連合野（37, 20, 21 野），体性感覚の連合野（5, 7 野）

連合野の障害
- 認知不能：感覚異常がないのに認知できない
- 触覚認知不能：物に触れても形や大きさがわからない
- 半側身体失認：反対側の身体が認知できない
- 半側空間失認：反対側の空間が認知できない
- その他：視覚失認（精神盲），精神聾

2) 言　語

約 90％は左大脳半球にある

言語野
- 前言語野（運動性言語中枢）：前頭葉の下前頭回
    ブローカ野（44, 45, 前側頭連合野）
- 後言語野（感覚性言語中枢）：側頭葉の上側頭回
    ウェルニッケ野（42, 22 野），視覚・聴覚・体性感覚の連合野（39, 40 野）
- ＊運動性失語症：言語は理解できるが話せない
- ＊感覚性失語症：言語の理解ができず話せない

3) 学　習

特徴
- 慣れ：反復するにつれて情報的価値のない刺激は捨てるようになること
- パブロフ型学習（古典的条件づけ）
    無条件刺激と条件刺激の2つの刺激間での連合学習をいう
- オペラント行動（オペラント条件づけ）
    刺激による反応の快（報酬）と不快（罰）により，もとの反応の出現頻度を増加させる連合学習をいう

4) 記　憶

種類
- 感覚記憶：1秒以内に取り込んだもの→多くは忘却される
- 短期記憶：残ったものの中で言語に符号化されたもの→数秒間とどまる
- 長期記憶：さらに残ったものの一部→数分間〜数年，または一生涯残る

テキスト ＆ ワーク

長期記憶の分類
- 陳述記憶（健忘患者で阻害される）
  - エピソード記憶：特定の日時や場所と関連した経験に関する記憶
  - 意味記憶：単語や記号の意味に関する記憶
- 非陳述記憶（健忘患者でも損なわれない）
  - 手順記憶：運動技能のように一度覚えたらなかなか忘れない記憶

記憶のメカニズム
- 感覚→海馬傍回-嗅皮質→海馬体→間脳→帯状回皮質-前頭葉
  - →扁桃体→

記憶障害
- 脳血管障害，脳変性疾患（アルツハイマー病など），脳腫瘍，脳外傷など

理解を深めるワンステップ 8　認知症

- **脳血管性認知症**：脳血管病変に伴う認知症をいい，わが国における老人性認知症の約60％を占める．脳梗塞の多発によるものが大部分で，脳血管障害により脳血流量が減少することが原因であり，その程度や範囲が認知症の程度にも関係する．また，基礎疾患として高血圧，動脈硬化，糖尿病を呈している場合が多く，初期は一部の機能（記憶力の低下など）は侵されるが，残りの機能は侵されない「まだら認知症」を示すこともある．
- **アルツハイマー型認知症**：通常65歳以上の中・高齢者（女性にやや多い）にみられる進行性認知症で，病理学的には脳全体の広範な萎縮を呈する．脳の広範な神経細胞脱落に加え，老人斑（アミロイドベータの蓄積が原因）やアルツハイマー神経原線維変化が多数出現する神経変性疾患である．症状は進行性で記銘力（新しく経験したことを記憶しておく能力）の低下から始まり，様々な認知障害が出現し，最終的には意思の疎通も困難となり寝たきりとなる．発症の危険因子として，年齢や家族歴に加えて生活習慣（魚や野菜の摂取不足，運動不足，喫煙，睡眠不足など）も挙げられている．

演習問題

1) 脳神経について正しい組合せはどれか.
   1. 動眼神経 － 瞳孔の縮小
   2. 三叉神経 － 舌前 2/3 の味覚
   3. 顔面神経 － 唾液分泌（耳下腺）
   4. 舌咽神経 － 舌の運動

2) 交感神経節でないのはどれか.
   1. 星状神経節
   2. 腹腔神経節
   3. 毛様体神経節
   4. 上腸間膜神経節

3) 自律神経について誤っているのはどれか.
   1. 交感神経節後線維からはノルアドレナリンが放出される.
   2. 副交感神経節前線維からはアセチルコリンが放出される.
   3. 自律神経にあるアセチルコリン受容体はすべてムスカリン受容体である.
   4. カテコールアミン受容体のうちノルアドレナリンに感受性が高いのは α 受容体である.

4) 自律神経の作用について正しい組合せはどれか.
   1. 立毛筋の収縮 － 副交感神経
   2. 唾液腺の漿液性分泌 － 交感神経
   3. 毛様体筋の弛緩 － 副交感神経
   4. 心拍数の増加 － 交感神経

5) 内臓反射と中枢について誤っている組合せはどれか.
   1. 圧受容器反射 － 脊　髄
   2. 対光反射 － 中　脳
   3. 唾液分泌反射 － 延　髄
   4. 体温調節反射 － 視床下部

6) 脳幹について正しいのはどれか.
   1. 大脳脚は中脳にある.
   2. 赤核や黒質は錐体路系に属する.
   3. 後索核は橋にある.
   4. 滑車神経核は延髄にある.

7) 錐体路系の伝導路はどれか. 2つ選べ.
   1. 脊髄視床路
   2. 皮質脊髄路
   3. 網様体脊髄路
   4. 皮質核路

8) 反射について正しいのはどれか.
   1. 伸張反射の受容器は腱紡錘である.
   2. 屈曲反射は単シナプス反射である.
   3. 折りたたみナイフ反射では α 運動ニューロンの活動が促進される.
   4. 頸反射は姿勢反射である.

9) ブラウン-セカール症候群（脊髄半側切断症候群）で切断側にのみみられる症状はどれか.
   1. 随意運動の麻痺
   2. 表在性痛覚の消失
   3. 温度覚の消失
   4. 触圧覚の低下

10) 大脳皮質の機能局在について正しい組合せはどれか.
    1. 運動野 － 頭頂葉
    2. 体性感覚野 － 後頭葉
    3. 聴覚野 － 側頭葉
    4. 視覚野 － 前頭葉

11) 覚醒と睡眠について誤っているのはどれか.
    1. α 波は安静閉眼時にみられる脳波である.
    2. 徐派睡眠時には θ 波や δ 波といった脳波が主としてみられる.
    3. レム睡眠時には急速眼球運動がみられる.
    4. 脳幹網様体からの特殊視床投射系により覚醒する.

12) 大脳皮質連合野の統合機能について誤っているのはどれか.
    1. 運動性言語野は前頭葉にある.
    2. ウェルニッケ野の障害では言語を理解できるが話せなくなる.
    3. オペラント行動は学習に関係する.
    4. エピソード記憶は長期記憶に含まれる.

第15章　筋肉の機能

学習のポイントとキーワード

1．筋の種類（★★）

- 筋の種類（骨格筋，心筋，平滑筋）とそれぞれの違いを理解する．
- 2種類の平滑筋の特徴について理解する．
- 骨格筋線維における遅筋と速筋の性質の違いを理解する．
- 骨格筋の横紋構造と収縮時の変化について理解する．

> **キーワード▶** 単ユニット平滑筋，多ユニット平滑筋，筋線維形態（横紋，平滑），運動性（随意，不随意），自動性，神経支配（体性神経，自律神経），電気的刺激閾値，不応期，収縮形態（強縮，単収縮），疲労，ギャップ結合，疲労のしやすさ，太さ，色，ATPの供給源，I帯（明帯），A帯（暗帯），H帯，Z膜

2．筋収縮（★★★）

- 神経-筋接合部における興奮伝達と筋収縮の仕組みについて理解する．
- 筋収縮に関する特徴を理解する．

> **キーワード▶** 神経終板，アセチルコリン，アセチルコリンエステラーゼ，横行小管，筋小胞体，カルシウムイオン，トロポニン，トロポミオシン，単収縮，強縮，静止張力，活動張力，静止長，クレアチンリン酸，ローマン反応

1. 筋の種類

特徴

	骨格筋	心筋	平滑筋
形態	円柱状	網目状	紡錘状
筋線維	横紋（多核）	横紋（単核）	平滑（単核）
運動（自動性）	随意（ない）	不随意（洞結節・房室結節にある）	不随意（単ユニット平滑筋にある）
神経支配	体性神経	自律神経	自律神経
電気刺激閾値	低い	中等度	高い
絶対不応期	短い（1～2 msec）	非常に長い（200 msec）	長い（50～100 msec）
収縮形態	強縮が多い	単収縮のみ	ほとんど強縮
疲労	起こりやすい	起こりにくい	ほとんどない
ホルモン調節	ない	ある	ある
ギャップ結合	ない	ある	単ユニット平滑筋：ある 多ユニット平滑筋：ない

1 心 筋

- 心筋は横紋構造を持った単核の細胞である．細胞間にはギャップ結合があり，自動性のある不随意運動を行う．また，収縮形態は単収縮のみで絶対不応期が長いことも特徴的である．（「第3章 循環の生理学」を参照）

2 平滑筋

- 横紋構造を持たない筋を平滑筋と呼ぶが，その中でも心筋のようにギャップ結合が存在し自動性のあるものを単ユニット平滑筋という．

単ユニット平滑筋
- ギャップ結合が存在し，機能的合胞体を形成する（自動性を持つ）
  例）胃や腸管壁の平滑筋，子宮筋，中小血管の平滑筋など

多ユニット平滑筋
- それぞれの細胞が局所的な収縮を行う（自動性はない）
  例）瞳孔括約筋，瞳孔散大筋，大血管壁の平滑筋，立毛筋など

3 骨格筋

- 骨格筋は横紋構造を持った多核細胞であるが，収縮特性や代謝能力の違いから「遅筋」と「速筋」ならびにそれらの「中間筋」に分類することができる．

1. 筋の種類

1 遅筋線維の優秀さ

- 遅筋線維は速筋線維に比べると収縮速度が ① ，収縮張力も ② が，その代わりに ③ しにくい性質を持っていて長時間の持続性運動が得意な筋線維である．そのため，有酸素下でのエネルギー代謝によるATP産生を担う ④ を多く抱え，酸素も多く貯蔵しておけるように ⑤ の含有量も豊富である（色が赤く見えるのもそのため）．いわば，マラソン選手のような筋線維といった感じである．

  多くの骨格筋には遅筋線維，速筋線維ともに含まれているが，姿勢を保つ役割を持つ抗重力筋（ヒラメ筋など）では遅筋線維が非常に多く含まれている．

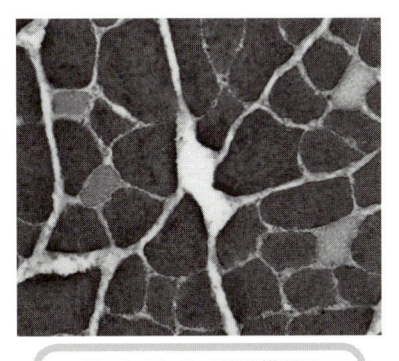

ラットのヒラメ筋の横断面
（濃染されているのが遅筋線維）

2 筋収縮時の横紋構造

- 筋収縮時にはアクチンが滑走するため，アクチンのみの部分（ ① ）と ② 上の明るい部分（ ③ ）が短縮し， ④ と ④ の間隔（ ⑤ ）も短くなる．ただし，完全収縮時において ③ は消失する．よって，収縮時にその長さが変化しないのは ② だけである．

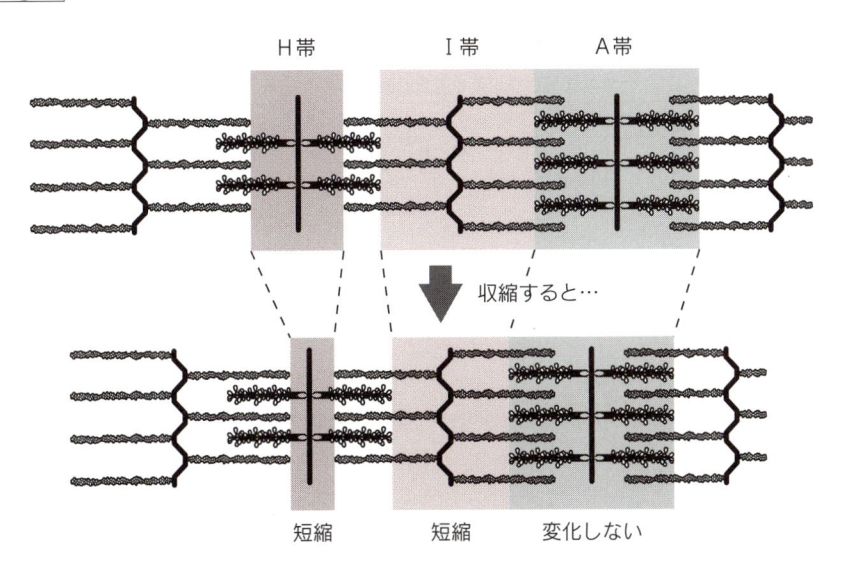

H帯　　I帯　　A帯

収縮すると…

短縮　　短縮　　変化しない

テキスト ＆ ワーク

1) 骨格筋線維

タイプ分類

	Type I（遅筋）	Type IIa（中間筋）	Type IIb（速筋）
筋収縮の速度	遅い	速い	速い
疲労	しにくい	中等度	しやすい
筋線維の太さ	細い	中等度	太い
色	赤い	赤い	白い
ミオグロビン含量	多い	多い	少ない
ミトコンドリア	多い	多い	少ない
グリコーゲンの含量	少ない	多い	多い
ATP の供給源	クエン酸回路 電子伝達系	クエン酸回路 電子伝達系	解糖系

2) 筋原線維

種類

- ミオシンフィラメント：太い蛋白分子からできた線維
- アクチンフィラメント：細い蛋白分子からできた線維

3) 筋の微細構造

横紋構造

構造	備考	筋収縮時の変化
I 帯（明帯）	縞模様の明るく見える部分	短縮
A 帯（暗帯）	縞模様の暗く見える部分	変化しない
H 帯	A 帯のやや明るく見える部分	短縮
Z 膜	I 帯の中央の区切り	－
筋節 （サルコメア）	Z 膜とZ 膜の間 （構造上・機能上の最小単位）	短縮

理解を深める ワンステップ 1　　トレーニングと筋肥大

- 長年の間，トレーニングによる筋肥大は，1本1本の筋線維が太くなることで全体が肥大するといわれていた．これは，繰り返される筋収縮により筋線維内のATPや酸素の欠乏，乳酸生成によるpHの低下，筋線維の微小な損傷に伴う免疫反応などの連鎖反応が，遺伝子転写促進因子を活性化させて筋タンパク質の合成を促進することで筋肥大が起こるという考え方である．
しかし，近年の研究では繰り返される筋収縮の刺激は，サテライト細胞（衛星細胞）を活性化させて，新たな筋線維を増殖させる可能性も報告されている．つまり，筋線維数が増加することで，筋が太くなるという説である．

3 横紋構造と筋フィラメント

- 骨格筋は ① が多数集まって構成されており，さらに ① は横紋構造をした ② （ ③ と ④ のフィラメントの配列）が密に集積して作られている．

【筋束】

筋線維（筋細胞）
筋原線維
核

筋節（サルコメア）
Ⅰ帯　A帯　Ⅰ帯
H帯
Z膜　　　　　Z膜

【筋原線維】

アクチンフィラメント　　ミオシンフィラメント

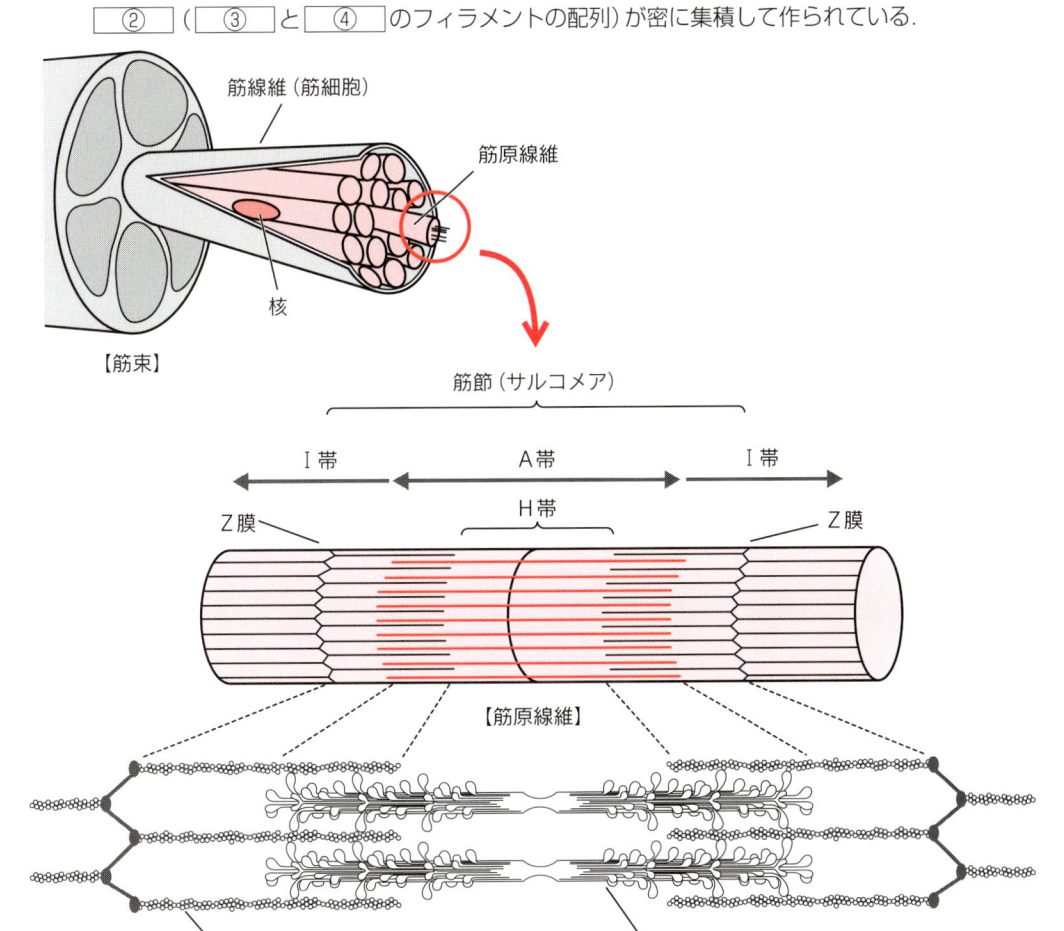

4 筋原線維を構成する蛋白質（アクチンとミオシン）

- 太いフィラメントである ④ は頭部と尾部に区分でき，頭部は収縮時に ③ にあるミオシン結合部と接合し架け橋（クロスブリッジ）となるが，この部には収縮ならびに弛緩時に必要なエネルギーを取り出すための ⑤ が含まれている．

尾部　頭部
【ミオシンフィラメント】

トロポニン-トロポミオシン複合体
ミオシン結合部
【アクチンフィラメント】

2. 筋収縮

1 筋細胞膜の興奮と筋収縮

- 運動神経の終板から放出されるアセチルコリンによって神経の活動電位が筋細胞側に伝わると，カルシウムイオンの放出をきっかけに筋収縮（アクチンの滑走）が起こる．また，その後のATPを用いたカルシウムイオンの回収により筋は弛緩する．

1）筋細胞膜の興奮

神経-筋接合部の興奮伝達
- 運動ニューロン終末（終板）からアセチルコリンが放出される
  →筋細胞膜上の受容体（ニコチン受容体）に結合する
  →筋細胞膜に脱分極（終板電位）が発生する
  ＊受容体に結合したアセチルコリンはアセチルコリンエステラーゼにより分解される

クラーレ（南米インディアンが狩りに用いた毒物）
- アセチルコリン受容体に結合し，アセチルコリンエステラーゼによって分解されないので，神経終末から放出されたアセチルコリンが結合できなくなり筋収縮を起こすことができず，全身の筋が麻痺する（呼吸筋の麻痺による窒息死）

2）興奮-収縮連関：活動電位の発生と筋収縮の起こる現象

過程
- 運動ニューロンからの興奮伝達により筋細胞膜に活動電位が発生する
  →横行小管（T管）を介して筋細胞内部に活動電位が伝導される
  →筋小胞体が刺激され，カルシウムイオン（Ca^{2+}）を放出する
  →Ca^{2+}がアクチン上のトロポニンと結合する
  →トロポニン-トロポミオシン複合体による抑制作用が消失する
  →ミオシンフィラメントの架け橋（クロスブリッジ）が運動する（ATPの利用）
  →アクチンフィラメントが滑走し筋が収縮する

2 筋の弛緩

過程
- 運動ニューロン，筋細胞膜が静止膜電位に戻る
  →Ca^{2+}が筋小胞体に能動輸送により取り込まれる（ATPの利用）
  →筋は弛緩し，トロポニン-トロポミオシン複合体による抑制作用が回復する

2. 筋収縮

1 神経-筋接合部での活動電位の伝達と興奮-収縮連関

● 神経終板から放出された ① が筋細胞膜上の ② に結合すると，Na^+ が細胞内に流入して活動電位が発生する．また，受容体に結合した ① は ③ により分解され，すみやかに取り除かれる．

筋細胞膜上に発生した活動電位は， ④ を介して筋細胞内部の ⑤ へと伝えられる． ⑤ 内の ⑥ は活動電位により開いた Ca^{2+} チャネルから受動的に放出され， ⑦ と結合すると ⑧ が変形し，弛緩時には被覆されていたミオシン結合部が露出するためアクチンとミオシンの連結が可能となる．そして，連結した架け橋（クロスブリッジ）の運動が起こり，アクチンが滑走することで筋が収縮する．

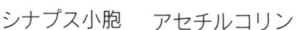

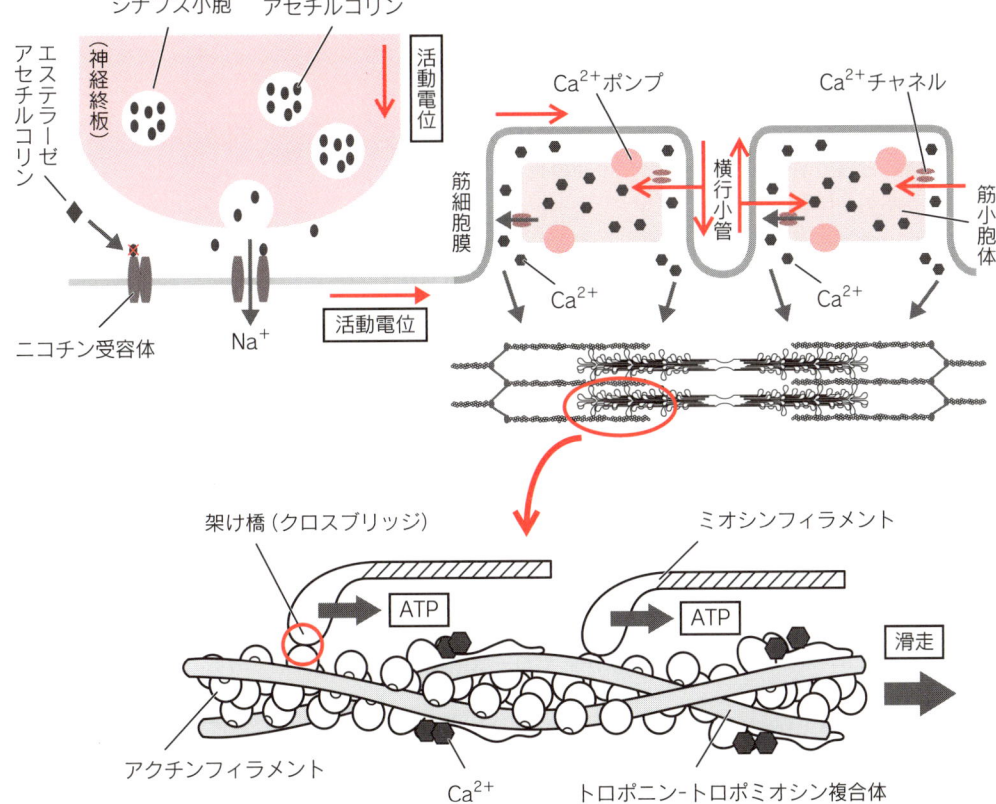

理解を深めるワンステップ 2　筋弛緩時の ATP 利用

・ATP からのエネルギーは収縮時だけではなく，弛緩時においても必要となる．
  ● Ca^{2+} の回収：筋小胞体への Ca^{2+} の回収は Ca^{2+} ポンプを使った能動輸送により行われる．
  ● クロスブリッジの離断：ミオシン頭部をアクチンから切り離すと滑走したアクチンは元に戻ろうとするため筋は弛緩する．

3 骨格筋の収縮の仕方

筋の張力と短縮
- 等張性収縮：筋の長さを変えながら張力を発揮する筋収縮（関節運動を伴う）
- 等尺性収縮：筋の長さを変えずに張力を発揮する筋収縮（関節運動を伴わない）

筋収縮の形式
- 単収縮：1回の活動電位によって1回だけ生じる筋収縮をいう
  ＊収縮の加重：単収縮が重なり合うと1回の単収縮よりも大きな張力が発生する
- 強縮：反復刺激を加えると，収縮は加重され弛緩のない状態が続くことをいう
  - 不完全強縮：個々の刺激に対する単収縮が区別できる強縮
  - 完全強縮：個々の単収縮が完全に融合した強縮

4 長さ-張力の関係

静止張力と活動張力
- 静止張力：弛緩している筋を引き伸ばしたときに，もとに戻ろうとする張力をいう
  ＊静止張力が発生し始めるときの筋の長さを静止長という
- 全張力＝活動張力＋静止張力

＜筋が静止長より長い場合＞
　　活動張力は低下＋静止張力は上昇→全張力は上昇する

＜筋が静止長より短い場合＞
　　活動張力は低下＋静止張力は0→全張力＝活動張力となる
　＊活動張力は静止長付近で最も大きい

5 筋収縮のエネルギー，熱発生

ATP産生
- ローマン反応：クレアチンリン酸＋ADP⇔ATP＋クレアチン
- 解糖系：グルコースから乳酸を作る無酸素的過程である
- クエン酸回路，電子伝達系：ピルビン酸からCO_2とH_2Oを作る有酸素的過程である
  ＊筋疲労：筋細胞内のATP濃度が低下し，収縮力が減弱することである

熱産生
- 初期熱：筋の収縮から弛緩までに発生する熱
- 回復熱：筋が弛緩した後にかなり長く続く熱
- 静止熱：外的仕事をしていないときに発生する熱（基礎代謝が原因）

2 刺激頻度の違いによる収縮様式の変化

- ① した筋が完全に弛緩する前に再び刺激を与えると初めよりも大きな張力で収縮する（収縮の加重）．さらに連続した反復刺激を与えることで，個々の単収縮が弛緩しない状態で完全に癒合した状態を ② という．

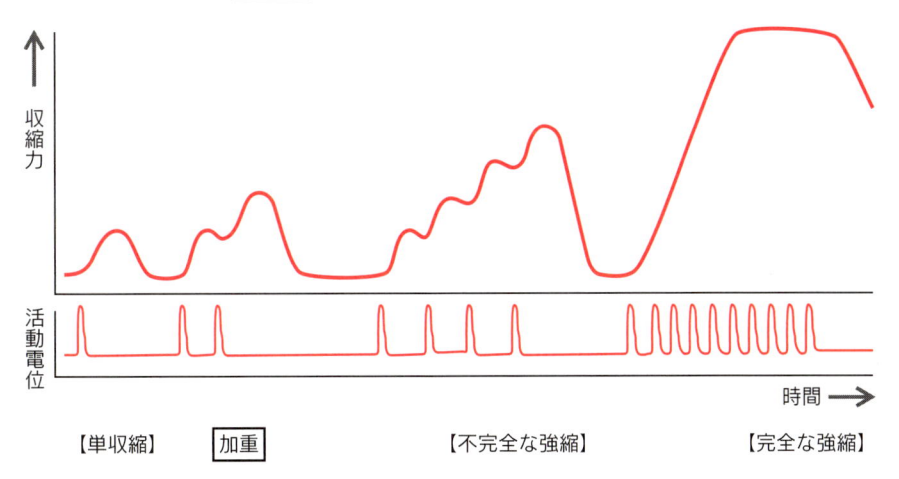

【単収縮】　加重　　　　　【不完全な強縮】　　　【完全な強縮】

3 長さ-張力曲線

- 筋が発揮する収縮張力は通常，筋の長さに影響を受ける．たとえば， ③ は筋自体の生物学的長さ（ ④ という）よりも伸張させればさせるほど，元に戻ろうとする弾性力が働くため大きくなる．また， ⑤ はアクチンとミオシンの結合割合に左右されるため，伸張させすぎたり短縮させすぎたりすると小さくなる．

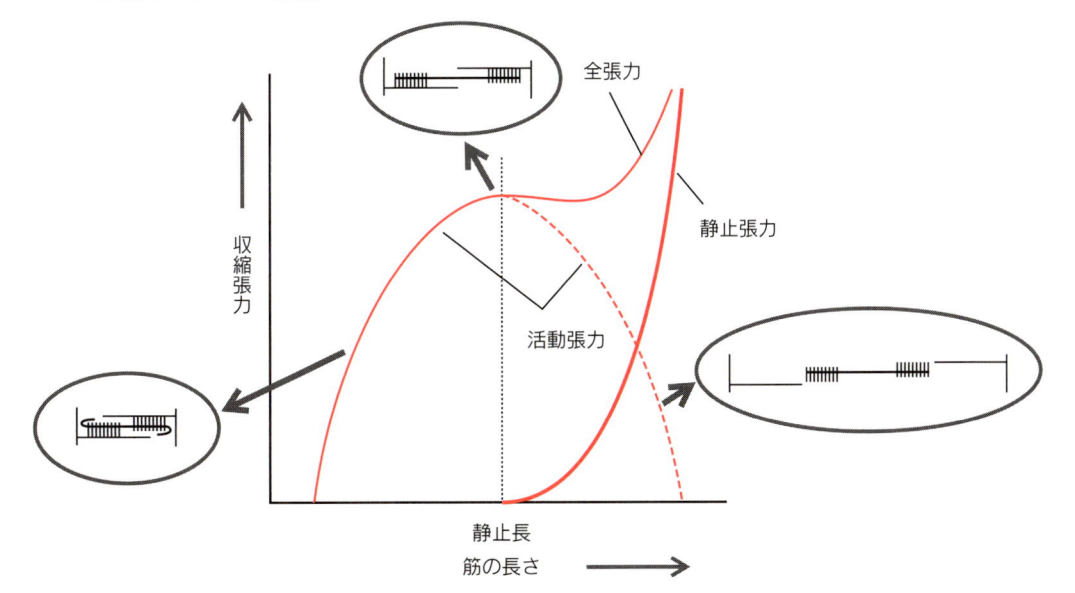

演習問題

1) 筋の種類とその特徴について正しい組合せはどれか．
   1. 骨格筋 － 不応期が長い
   2. 心　筋 － ほとんど強縮
   3. 単ユニット平滑筋 － 自動性がある
   4. 多ユニット平滑筋 － ギャップ結合する

2) 骨格筋線維における速筋の特徴はどれか．
   1. 疲労しにくい．
   2. 筋線維が細い．
   3. ミトコンドリアを多く含む．
   4. グリコーゲンの含有量がおおい．

3) 横紋構造について誤っているのはどれか．
   1. 明るく見える部分をI帯という．
   2. 暗く見える部分をA帯という．
   3. I帯のやや暗く見える部分をH帯という．
   4. Z膜からZ膜の間を筋節(サルコメア)という．

4) 神経-筋接合部の興奮伝達に関与するのはどれか．
   1. アドレナリン
   2. アセチルコリン
   3. ノルアドレナリン
   4. セロトニン

5) 骨格筋の収縮時について正しいのはどれか．
   1. 活動電位が横行小管からシナプス小胞に伝えられる．
   2. 筋小胞体からCa^{2+}が受動的に放出される．
   3. Ca^{2+}がミオシンフィラメント上のトロポニンと結合する．
   4. ミオシンフィラメントが滑走する．

6) 筋の弛緩時について誤っているのはどれか．
   1. Ca^{2+}の能動輸送
   2. ATPの利用
   3. トロポニン-トロポミオシン複合体による抑制作用
   4. アセチルコリンエステラーゼによる分解

7) 筋収縮時に短縮しないのはどれか．
   1. I 帯
   2. A 帯
   3. H 帯
   4. 筋 節

8) 骨格筋の収縮について誤っているのはどれか．
   1. 関節運動を伴わない筋収縮を等尺性収縮という．
   2. 等張性収縮は張力が一定で収縮する．
   3. 単収縮は強縮よりも張力が大きい．
   4. 単収縮が加重されて強縮が起こる．

9) 筋の長さと張力の関係について正しいのはどれか．
   1. 静止張力は静止長付近で最も大きい
   2. 活動張力は筋の弾性力により発生する．
   3. 筋が静止長よりも長ければ長いほど全張力は上昇する．
   4. 筋が静止長よりも短い時は活動張力は常に0である．

10) 筋でATPを産生する材料とならないのはどれか．
   1. クレアチンリン酸
   2. グルコース
   3. グリコーゲン
   4. クレアチン

第16章　感覚の生理学

学習のポイントとキーワード

1. 感覚の一般的性質（★）

- 感覚の分類と受容器の特徴について理解する．

キーワード▶ 特殊感覚（視覚，聴覚，嗅覚，味覚，前庭感覚），体性感覚（皮膚感覚〔触圧覚，温冷覚，痛覚〕，深部感覚〔関節，筋，腱など〕），内臓感覚，受容器電位，順応

2. 視　覚（★★★）

- 眼球の構造とそれぞれの部位の働きを理解する．
- 視覚の伝導路とその障害（視野の欠損）について理解する．

キーワード▶ 視細胞（杆状体細胞，錐状体細胞），黄斑（中心窩），視神経乳頭，水晶体，毛様体（毛様体筋，毛様体小帯），虹彩（瞳孔括約筋，瞳孔散大筋），焦点距離，縮瞳，散瞳，視神経，視交叉，視索，外側膝状体，両耳側半盲

3. 聴覚と前庭感覚（★）

- それぞれの感覚器の構造と受容器について理解する．

キーワード▶ 耳小骨（ツチ骨，キヌタ骨，アブミ骨），蝸牛管，コルチ器（有毛細胞），蝸牛神経，半規管，膨大部稜（有毛細胞），耳石器，球形嚢・卵形嚢（有毛細胞），前庭神経

4. 味覚と嗅覚（★）

- それぞれの感覚器の構造と受容器について理解する．

キーワード▶ 味蕾（味細胞），顔面神経（鼓索神経），舌咽神経，嗅上皮（嗅細胞）

5. 体性感覚と内臓感覚（★★）

- 触圧覚の受容器とその分布密度について理解する．
- 痛覚の種類とその特徴を理解する．
- 体性感覚の伝導の種類とそれぞれの中継核について理解する．

キーワード▶ 分布密度（痛点，触圧点，冷点，温点），刺激閾値，2点弁別閾，一次痛（速い痛み），二次痛（遅い痛み），Aδ線維，C線維，自由神経終末（ポリモーダル侵害受容線維），前側索系（脊髄後角），後索系（薄束核，楔状束核），内側毛帯，腹側基底核

1. 感覚の一般的性質

1 感覚の分類と受容

- 感覚とは周囲の環境や生体内部の変化をとらえることであり，そのために働く感覚器官の種類によって感覚の種類も分類される．

1）感覚の分類

分類				受容器
特殊感覚			視覚	網膜（杆状体細胞，錐状体細胞）
			聴覚	コルチ器（有毛細胞）
			嗅覚	嗅粘膜（嗅細胞）
			味覚	味蕾（味細胞）
			前庭感覚	前庭器官（半規管，卵形嚢，球形嚢）
一般感覚	体性感覚	皮膚感覚	触圧覚	パチニ小体，マイスネル小体，メルケル盤など
			温冷覚	自由神経終末
			痛覚	自由神経終末
		深部感覚	関節の位置と運動	ルフィニ小体など
			筋の伸張	筋紡錘
			腱・靱帯の張力	腱紡錘（ゴルジ腱器官）
			深部痛覚	自由神経終末
	内臓感覚		血圧	圧受容器（頚動脈洞，大動脈弓）
			肺胞の膨満	肺胞壁の伸展受容器
			血液 O_2 分圧	化学受容器（頚動脈小体，大動脈小体）
			血液 CO_2 分圧	中枢性化学受容器（延髄）
			血液浸透圧	視床下部ニューロン
			血糖値	視床下部ニューロン
			内臓痛覚	自由神経終末

理解を深めるワンステップ 1　受容器電位の特徴

- 適刺激により感覚神経の受容器に最初に発生する受容器電位には次のような特徴がある．
  - 多くの受容器では，機械的刺激（圧力など）や刺激物質（味覚物質など）により，静止膜電位が脱分極を起こすが，視細胞のように光刺激によって過分極を起こすものもある．
  - 筋紡錘や視細胞のように刺激を受けている間，持続的に受容器電位を維持する受容器もあれば，パチニ小体のように圧迫されている間は電位が変化せずに，そこから歪みや振動といった動的な要素が加わると受容器電位が発生するものもある．
  - 通常，触圧覚や嗅覚などは順応が速いが，痛覚や冷覚といった侵害受容器では順応は起こらない（または非常に遅い）．

1. 感覚の一般的性質

■ 感覚の分類

- ヒトの感覚は「特殊感覚」「体性感覚」「内臓感覚」の3種類に大別することができる．
- 特殊感覚：　①　とは目，耳，鼻，舌といった独立した器官における受容器で受け取る感覚のことで，植物性機能（　②　，　③　）と動物性機能（　④　，　⑤　，　⑥　）に分けることができる．
- 体性感覚：　⑦　とは体表や運動器（筋，腱，関節など）などに広く分布する受容器で受け取る感覚（　⑧　と　⑨　）のことで，自己の身体状況を認識する（自己受容）ための感覚でもある．
- 内臓感覚：　⑩　にはホメオスタシスに関する受容器（血圧，血液ガス分圧，血漿浸透圧など）や内臓自身の状況を感じる受容器（肺胞の伸展，尿意，空腹感，内臓痛覚など）で受け取る感覚が含まれる．また，それぞれの感覚器官に備えられている　⑪　は，特定の種類の刺激に対して反応するだけでなく，その質を区別することもできる．たとえば，視覚器にある視細胞は光刺激を受容することができるが，その中でも色や明暗といった区別も可能である．

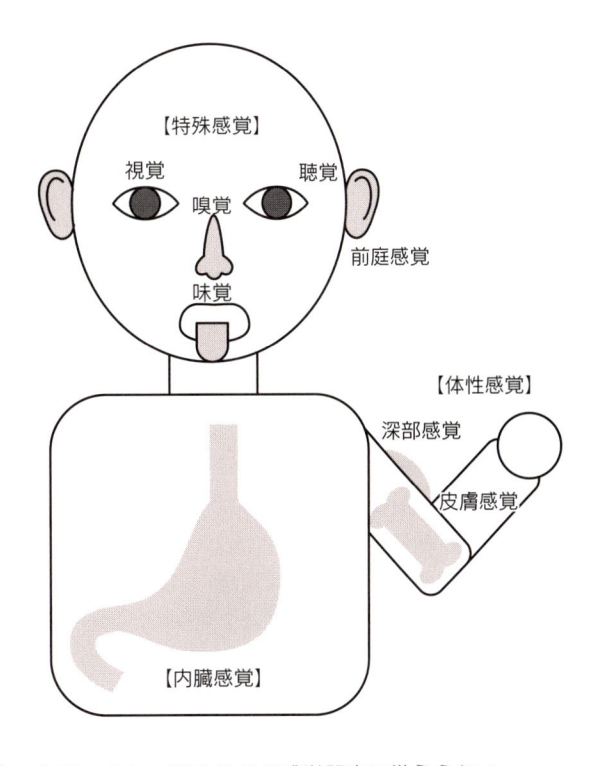

【特殊感覚】視覚　聴覚　嗅覚　味覚　前庭感覚
【体性感覚】深部感覚　皮膚感覚
【内臓感覚】

2）感覚受容器と順応

感覚受容器

- 適刺激：受容器が最も敏感に応じる刺激をいう
- 感覚単位：1本の感覚神経とそれが支配するすべての受容器をいう
  ＊感覚単位が刺激を受容する拡がりを受容野という
- 受容器電位（起動電位）
    受容器が刺激エネルギーを感覚神経の活動電位に変換する際に発生し，刺激の大きさと時間経過に従って応答の振幅が変化する，非伝導性の脱分極電位をいう
  ＊受容器電位の大きさと活動電位の頻度は比例する

順応（一定の強さの刺激を持続的に与えると，発生する活動電位の頻度は低下する）

- 相動性受容器：順応が速い
    例）触覚受容器，パチニ小体など
- 持続性受容器：順応が遅い
    例）痛覚・冷覚受容器，筋紡錘，頸動脈洞受容器など

2. 視 覚

1 視覚器とその特徴

- 眼球に入る光の情報はその量（虹彩）と焦点（水晶体）が調節され，最終的に網膜にある視細胞によって受容されると電気信号に変えられて大脳へと伝えられる．

1) 眼 球

構造と機能

- 線維膜（外膜）：角膜（前1/6）と強膜（後5/6）からなる
- 血管膜/ブドウ膜（中膜）
  - 虹彩（瞳孔散大筋，瞳孔括約筋）：瞳孔直径を変化させ光量を調節する
  - 毛様体（毛様体筋，毛様体小帯）：水晶体の厚さを変化させ遠近を調節する
  - 脈絡膜
- 神経膜/網膜（内膜）
  - 網膜盲部
  - 網膜視部：視細胞（錐状体細胞，杆状体細胞），視神経乳頭，黄斑
- 眼房水（前眼房，後眼房）：毛様体上皮で分泌され，シュレム管で吸収される
- 水晶体：レンズの役割を担う
- 硝子体：光を通す

2) 受容器

視細胞

- 杆状体細胞：暗い所で明るさを識別する（ロドプシンの産生）
- 錐状体細胞：明るい所で色を識別する（ヨドプシンなど）
  - ＊黄斑の中心部（中心窩）は錐状体細胞のみで，視力が最も良い

3) 光の屈折

遠近順応

- 近くを見るときは毛様体筋を収縮し，毛様体小帯を弛緩させ水晶体の厚みを増大させる
  - ＊水晶体が厚くなると，屈折力が増し焦点距離が短縮される

結像異常

- 近視：網膜の前方に結像するもの
- 遠視：網膜の後方に結像するもの
- 乱視：角膜の曲率が不規則なもの
- 老視：水晶体の弾力が衰えて調節力が落ちたもの

2. 視 覚

1 眼球の構造と視細胞

- 眼球内部にある ① や硝子体は，その周囲を内層から外層に向かって神経膜（ ② ），血管膜（ ③ ， ④ ，脈絡膜），線維膜（ ⑤ ， ⑥ ）の順で覆われている．その中で光を感じる視細胞（ ⑦ ， ⑧ ）は網膜内の最も外層に位置している．また， ⑨ には ⑦ のみが集まっており，意識的に注視する場合にはこの部分で像をとらえている．逆に，視神経が集まって眼球を出ていく ⑩ には視細胞がなく視野が欠損する．

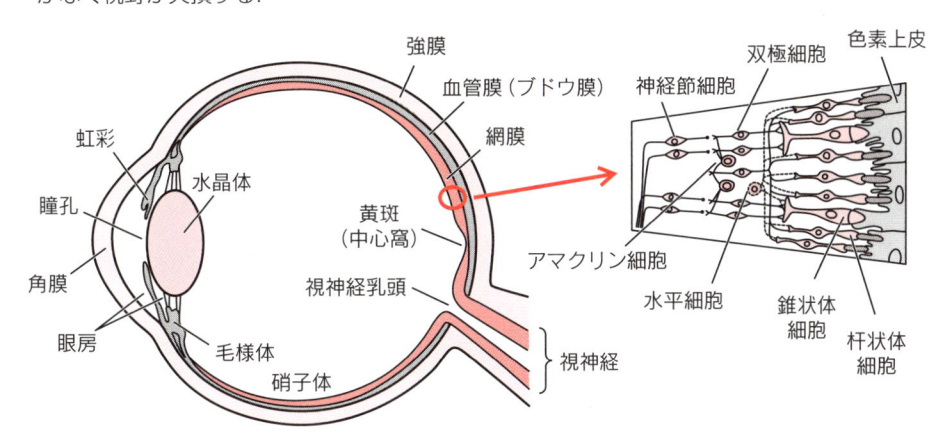

2 遠近順応

- 近くの物や遠くの物を見たりする時には， ① の厚さを変化させることで ⑪ を調節している．例えば， ⑫ を収縮させると ⑬ が緩み， ① が厚くなるため， ⑪ が短くなり近くの物を見ることができる．

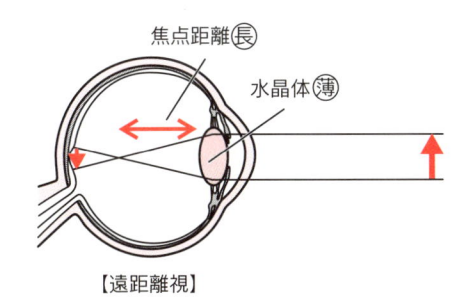

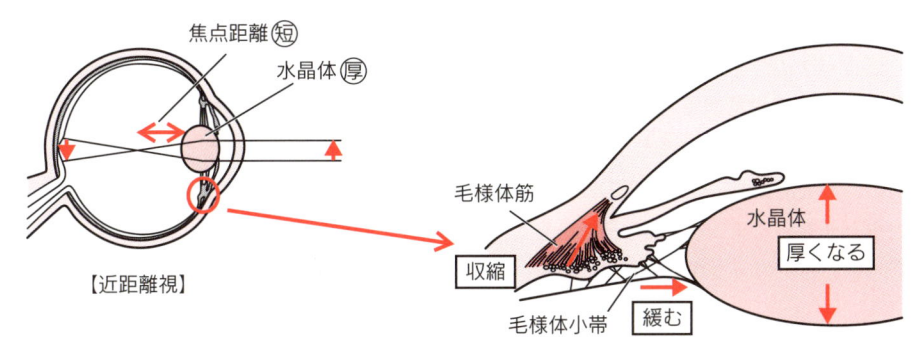

4）明るさの調節
瞳孔による調節（虹彩）
- 瞳孔括約筋：副交感神経（動眼神経）により縮瞳が起こる
- 瞳孔散大筋：交感神経により散瞳が起こる

視物質による調節
- 明順応：暗順応の消失により起こる（約5分）
- 暗順応：ロドプシン合成にかかる時間は約20分である

5）視覚の伝導路と障害
伝導路
- 網膜（視細胞）→双極細胞→神経節細胞→視神経乳頭
  →視神経（視神経管，視交叉，視索）
  - →視床（外側膝状体）→大脳皮質（視覚中枢）
  - →中脳（上丘）
- ＊水平細胞，アマクリン細胞は視覚の情報を装飾している

伝導路の障害
- 左右の視神経の損傷：全盲
- 視交叉の損傷：両耳側半盲
- 左の視索の損傷：両眼の右側半盲
- 右の視索の損傷：両眼の左側半盲

6）視覚におけるその他の機能
- 視野：1眼にて1点を注視しているときに見える空間の範囲をいう（緑＜赤＜青＜黄の順で広くなる）
- ＊視神経乳頭には，視細胞がないので視野が欠損する（マリオットの盲点）
- 両眼視：網膜上の2つの像は大脳で単一の像に融合される
  ＊物体の立体感に重要である
- 視力：眼の2点弁別閾のこと

理解を深める ワンステップ 2　盲点の映像

- 下の図を30cm以上離れた状態で，左目を閉じて右目だけで「＋」を見ながら，視野の右端に「●」があるのを確認する（直接，見ないように）．そのまま「＋」を見つめながら顔を近づけていくと「●」が消える位置があり，そのときに「●」が盲点に入ったのである．しかし，消えるのは●だけで消えた場所にはバックの白い紙が見えているはずだが，これは周囲の状況から盲点の映像を脳が予想して補っているからである．
  ということは，バックを黒い紙にして白い「〇」で行うと….

＋　　　　　　　　　　　　●

3 虹彩の調節

- 目に入る光の量は瞳孔の大きさを変化させることで調節している．日差しの強い所では［ ① ］が収縮することで瞳孔を縮小（［ ② ］という）させ，逆に，薄暗い所では［ ③ ］が収縮することで瞳孔を拡大（［ ④ ］という）させている．

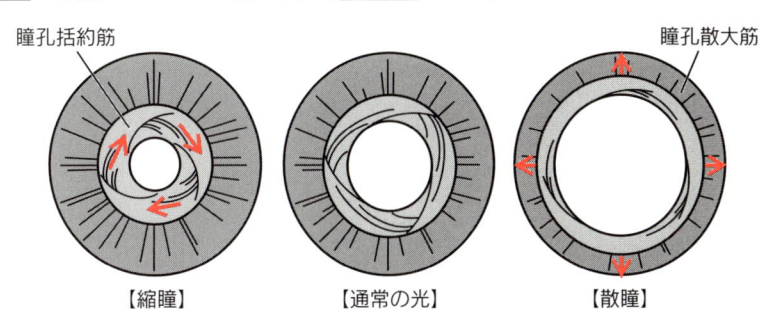

瞳孔括約筋　　　　　　　　　　　　　瞳孔散大筋

【縮瞳】　　　【通常の光】　　　【散瞳】

4 視野の欠損（視覚伝導路の障害）

- 両眼の外側視野から入った光刺激は，［ ⑤ ］の部分で半交叉して対側の視覚野に投射される．このため，伝導路のどの部分で障害を受けるかによって視野の欠損部は異なる．
- 左［ ⑥ ］の切断→左眼の全視野が欠損
- ［ ⑤ ］の切断→両眼の耳側視野が欠損＝【 ⑦ 】
- 左［ ⑧ ］の切断→両眼の右側視野が欠損＝【 ⑨ 】

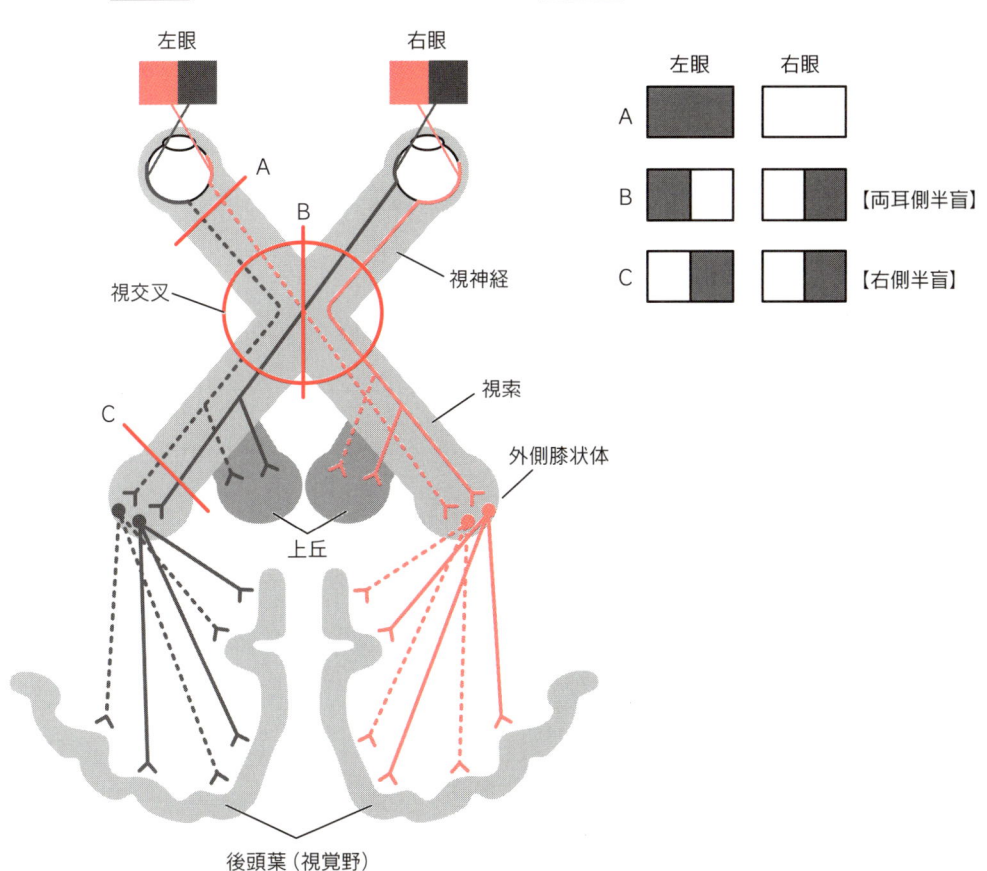

左眼　　右眼

A

視交叉　　　　B　　　　視神経

C　　　　　　　　視索

外側膝状体

上丘

後頭葉（視覚野）

	左眼	右眼	
A	■	□	
B	■□	□■	【両耳側半盲】
C	□■	□■	【右側半盲】

3. 聴覚と前庭感覚

1 聴覚器とその特徴

- 空気中を伝わってきた音波は鼓膜を振動させ，耳小骨で増幅されると蝸牛管内にある有毛細胞に到達するまでリンパの中を伝導する．

1) 耳

構造
- 外耳
  - 耳介：音波を集める
  - 外耳道：音波を鼓膜に伝える
- 中耳
  - 鼓膜：可聴音に共鳴して同じ振動数で振動する
  - 耳小骨（ツチ骨，キヌタ骨，アブミ骨）：鼓膜の振動を26倍に増大する
  - 鼓膜張筋（三叉神経），アブミ骨筋（顔面神経）
    * 強い音から鼓膜や内耳を保護するための反射作用がある
- 内耳
  - 骨迷路（前庭窓→前庭階→鼓室階→蝸牛窓）：外リンパに満たされる
  - 膜迷路（蝸牛管，半規管，耳石器（卵形囊，球形囊））：内リンパに満たされる

刺激と受容器
- 適刺激：空気の振動音
  - 可聴周波数：15～20,000 Hz
  - 可聴範囲（聴野）：音圧の最下限と上限に挟まれた領域（500～3,000 Hz）
    * 言語による音声の周波数もこの範囲に位置する
- 受容器：蝸牛管内にあるコルチ器の有毛細胞
- 進行波の振幅との関係
  - 高音：前庭窓寄りで振幅が最大となる
  - 低音：蝸牛窓寄りで振幅が最大となる

2) 聴覚の伝導路

伝導路
- コルチ器官（有毛細胞）→蝸牛神経（内耳道）→内耳神経→橋（蝸牛神経核）
  - →視床（内側膝状体）→大脳皮質（聴覚中枢）
  - →中脳（下丘）

3. 聴覚と前庭感覚

1 耳の構造

- 耳の内部は外耳，中耳，内耳の3つに区分される．外耳道を伝播してきた音の波を受け取る ① や ②（ ③ ， ④ ， ⑤ ）は中耳にある．また，聴覚や前庭感覚に関する受容器（有毛細胞）はすべて内耳の膜迷路内（ ⑥ ， ⑦ ， ⑧ ）にあり，それらの感覚はそれぞれ ⑨ と ⑩ により中枢に伝えられる．

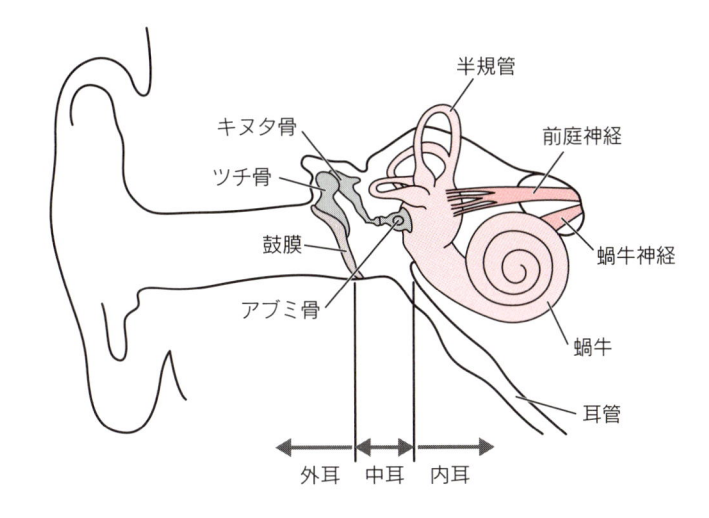

2 音の伝播とコルチ器官

- ① を振動させた音波は ② で増幅され，前庭窓から骨迷路内に入る．そして， ⑪ から ⑫ へと外リンパ内を進行する間に，膜迷路内（ ⑥ ）の内リンパにも音の波が伝わり， ⑬ にある ⑭ によって感受され， ⑮ によって伝えられる．

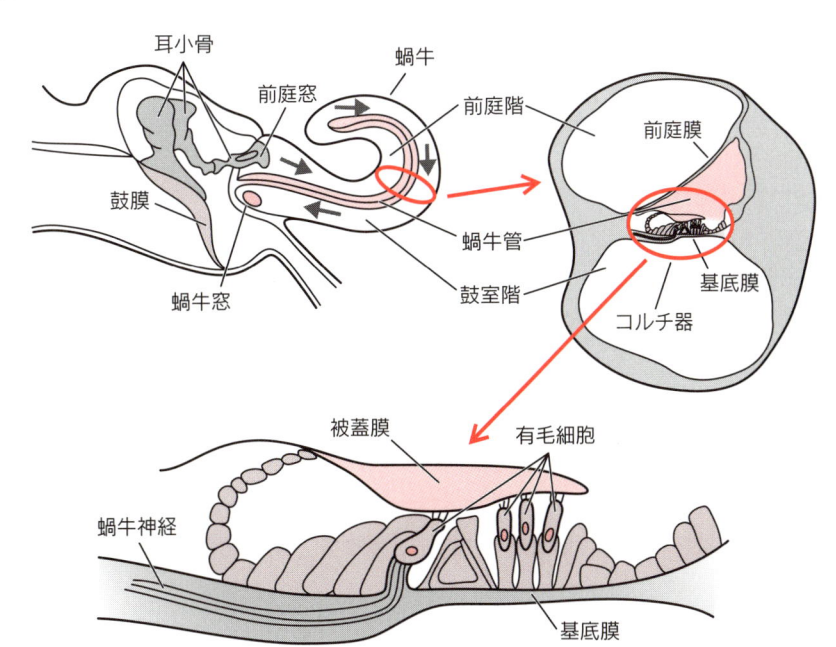

2 前庭感覚（平衡感覚）

- 前庭感覚とは，回転運動や直線運動（水平，垂直）における速度の変化や重力に対する身体の傾き等を感受する感覚のことである．

1）前庭器官（平衡器官）とその特徴
刺激と受容器
- 適刺激：内耳の前庭器官による頭部の動きや傾きの情報
- 受容器
  - 半規管の膨大部稜にある有毛細胞：回転加速度を受容する
  - 耳石器にある有毛細胞：直線加速度を受容する
    - 球形嚢：垂直方向の運動
    - 卵形嚢：水平方向の運動

2）前庭感覚の伝導路
伝導路
- 前庭器官（有毛細胞）→前庭神経（内耳道）→内耳神経→橋（前庭神経核）
  →小脳，前庭脊髄路など

4. 味覚と嗅覚

1 味 覚

- 味覚は舌の表面にある味蕾内の味細胞によって感受され，舌の前2/3は顔面神経（鼓索神経）によって，後1/3は舌咽神経によって中枢に伝えられる．

1）味覚器とその特徴
刺激と受容器
- 適刺激：水に溶けた化学物質
- 受容器：味蕾にある味細胞
  *味蕾は舌乳頭（有郭・葉状・茸状），頬粘膜，軟口蓋，口蓋咽頭，喉頭蓋に存在する

味覚物質
- 甘味：舌尖部で閾値が低い
- 塩味：舌尖〜舌縁部（Na^+，Li^+）で閾値が低い
- 酸味：舌縁部（H^+）で閾値が低い
- 苦味：舌根部で閾値が低い

2）味覚の伝導路
伝導路
- 味蕾（味細胞）→味覚神経線維（顔面神経/鼓索神経，舌咽神経，迷走神経）
  →延髄（孤束核）→中脳（内側毛帯）→視床→大脳皮質（味覚中枢）

3 膨大部稜と耳石器の構造

- ① 基部にある膨大部内部の ② ，ならびに前庭内部の ③ と ④ にある ⑤ には ⑥ が存在し，身体の動きに応じた内リンパの流れを感受すると，その感覚は ⑦ によって伝えられる．

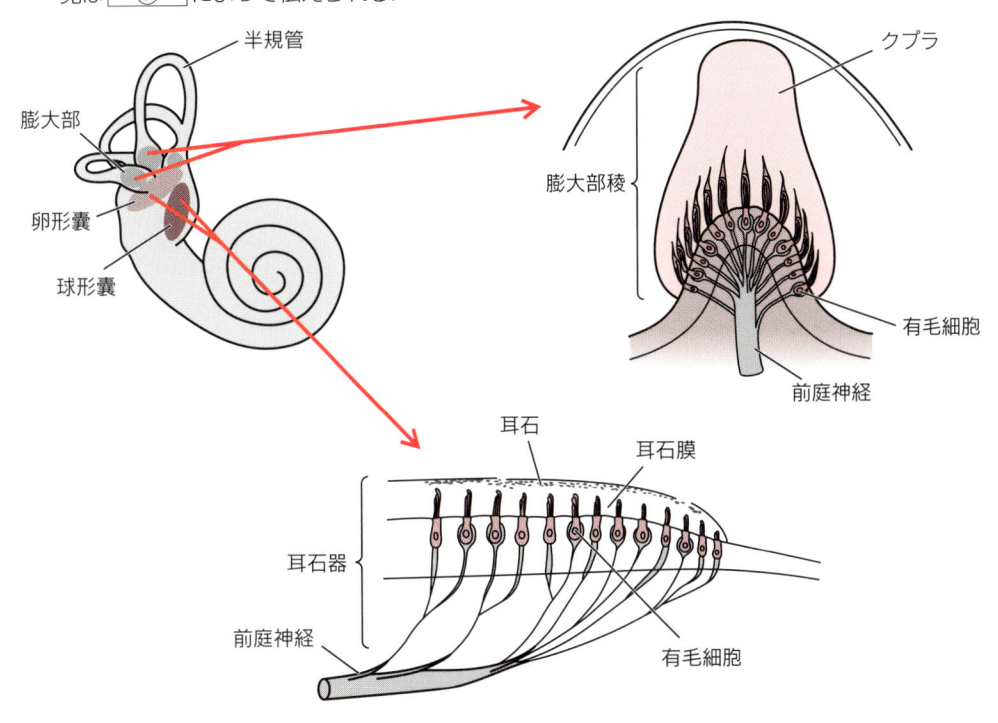

4. 味覚と嗅覚

1 舌表面での味覚の分布

- 4種類の基本味は，舌尖部では ① ，舌縁部では ② ，舌尖〜舌縁部では ③ ，舌根部では ④ に対する閾値が低い（感じやすい）．また，有郭乳頭などには ⑤ があり，その中の ⑥ から各味覚神経（ ⑦ ， ⑧ ，迷走神経）を通じて味覚情報が伝えられる．

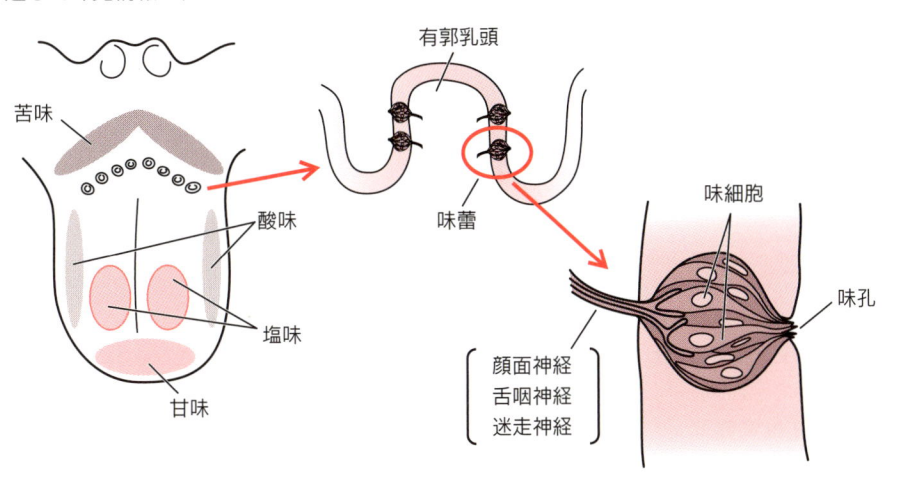

2 嗅　覚

- 嗅覚は鼻腔の天井にある嗅上皮内の嗅細胞によって感受される．

1）嗅覚器とその特徴

刺激と受容器
- 適刺激：空気中の揮発性物質
- 受容器：嗅上皮にある嗅細胞
  嗅細胞の先端にある嗅小胞から伸びた嗅毛がにおい分子を捕捉する
  ＊1種類のにおい分子を複数の受容体の組合せで認識する

2）嗅覚の伝導路

伝導路
- 嗅上皮（嗅細胞）→嗅神経（嗅糸）→篩骨篩板を通り嗅球→嗅索→嗅皮質

5．体性感覚と内臓感覚

1 皮膚感覚と深部感覚

- 体性感覚の受容器は身体全体に広く分布しているが，外部環境からの刺激を皮膚表面で受容する感覚（触圧覚，温冷覚，痛覚）である皮膚感覚，運動器における自己受容の感覚（運動感覚，深部痛覚など）である深部感覚に区分することができる．

1）皮膚感覚
- 平均的分布密度：痛点＞触圧点＞冷点＞温点

触圧覚
- 受容器
  - メルケル盤：強度検出の機能を持ち，順応が遅い
  - マイスネル小体：速度検出の機能を持つ（動きに応じて反応）
  - パチニ小体：皮膚の歪みなどの振動に反応し順応が速い
- 求心性神経：$A\beta$線維（Ⅱ群線維）
- 分布密度　高い：指先，唇，顔面など
　　　　　　低い：上肢，下肢，背部など
- 刺激閾値：分布密度の高いところほど低い
- 2点弁別閾：分布密度の高いところほど小さい

温冷覚
- 受容器：自由神経終末
- 求心性神経：$A\delta$線維（Ⅲ群線維），C線維（Ⅳ群線維）
- 無感温度：皮膚に加わる温度刺激が33℃前後では，温覚も冷覚も起こらない

痛覚（表在性痛覚）
- 侵害受容性疼痛：侵害刺激から身体を守る生理的痛みである（急性疼痛）
- 神経因性疼痛：神経伝達系の機能異常が原因となって起こる痛みである（慢性疼痛）

2 嗅上皮と嗅神経

- ① にある ② からの情報は ③ を経て ④ を通り，脳内（ ⑤ ）に伝えられる．

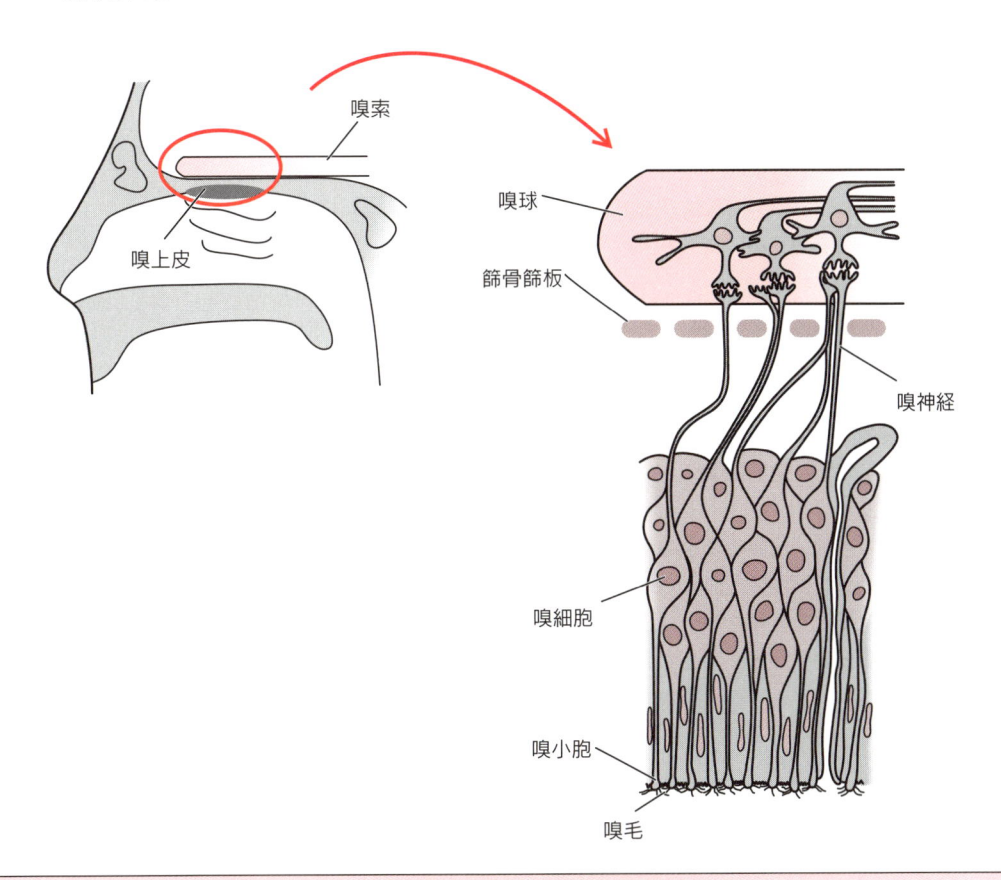

図：嗅索，嗅上皮，嗅球，篩骨篩板，嗅神経，嗅細胞，嗅小胞，嗅毛

5．体性感覚と内臓感覚

1 2点弁別閾の測定

- 2点弁別閾とは皮膚上に加えられた2点の刺激（スピアマン式触覚計などを用いる）を2点として識別できる最小差分のことで，触圧覚受容器の分布密度が高い ① （3〜6mm）などでは小さく，密度が低い ② （4〜7cm）などでは大きい．

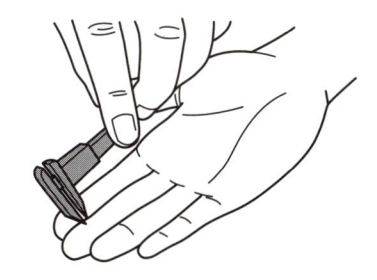

侵害受容性疼痛の分類

	一次痛	二次痛
痛みの性質	速い・鋭い痛み	遅い・鈍い痛み
局在性	明瞭	不明瞭
潜伏時間	短い	やや長い
受容器	自由神経終末 （機械的侵害受容線維）	自由神経終末 （ポリモーダル侵害受容線維）
求心性神経	主にAδ線維（Ⅲ群線維）	主にC線維（Ⅳ群線維）

● ポリモーダル侵害受容線維は多種類の刺激に応じる
- 機械的刺激：鈍い痛み
- 熱刺激：45℃以上
- 化学的刺激（発痛物質）：ヒスタミン，セロトニン，プロスタグランジンなど
- 痒み：痛みの弱いもの

2) 深部感覚

運動感覚（固有受容感覚）
・分類
- 位置感覚：閉眼時でも身体部分の位置関係がわかる
- 運動感覚：関節の動き（方向，角度，速さ）がわかる
- 抵抗感覚：物体を押してその固さがわかる
- 重量感覚：物体を持ってその重さがわかる

・受容器：ルフィニ小体，筋紡錘，腱紡錘，自由神経終末など

深部痛覚
・受容器：自由神経終末
・求心性神経：C線維（Ⅳ群線維）　＊非局在性の持続的な鈍痛

理解を深めるワンステップ 3　深部感覚の障害

・深部感覚を伝える感覚神経は脊髄の後根から後索を通り，延髄の後索核（薄束核，楔状束核）に辿り着くと次の神経にシナプスする（後索系）．脊髄が侵される疾患によりこの後索路が障害されることで深部感覚に異常がみられると，開眼起立時には姿勢が保てても閉眼すると身体が揺れる「ロンベルグ徴候」が陽性となる．
これは，中枢に深部感覚が正常に伝わっていない状況で，閉眼することにより身体の平衡感覚に対する視覚の補正が効かなくなって，姿勢が保てなくなるのが原因である．

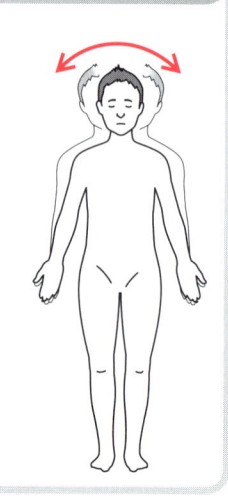

2 深部感覚の検査法

● 運動感覚と深部痛覚の検査は以下のように実施する．
　● ① ：手指や足趾の末節側面をつまみ，それを背屈または屈曲させて，どの指がどの方向に動いたかを閉眼状態で答えてもらう．
　● ② ：筋や腱などを強くつまみ，疼痛の有無や程度を答えてもらう．
ともに，左右の同部位で比較し，差異があれば脊髄後索の障害が疑われる．

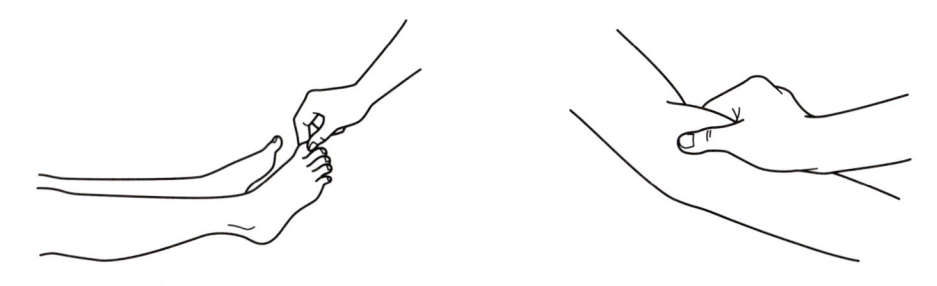

3 皮膚感覚の受容器

● 皮膚に対する機械的刺激を感受する受容器には様々なものがある．たとえば，表層には ③ （温冷覚，痛覚），④ （触圧覚），⑤ （触圧覚）があり，その深層には ⑥ （触圧覚），⑦ （触圧覚）などが存在している．

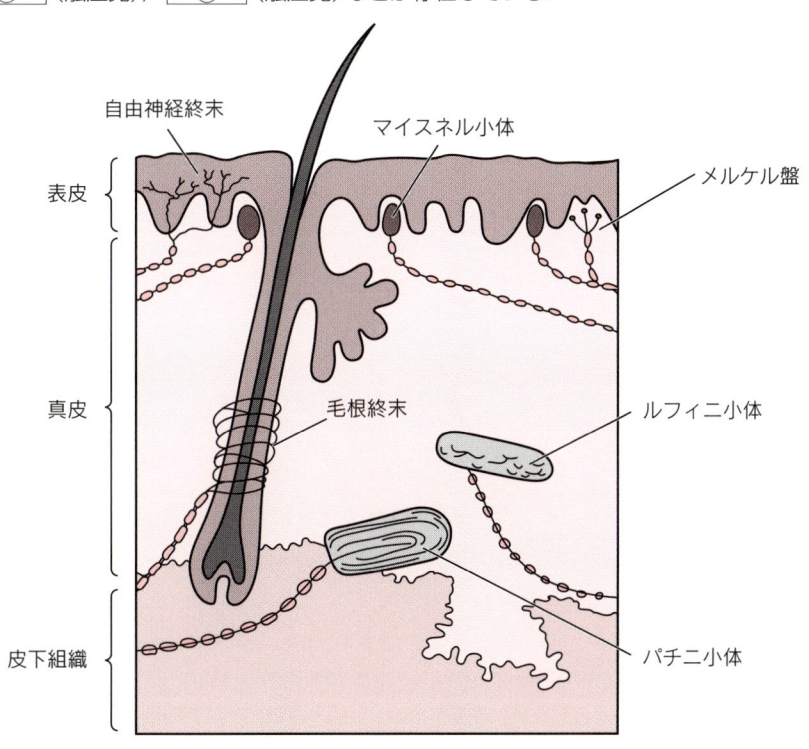

2 体性感覚の伝導路と中枢

● 頸部以下の体性感覚は脊髄視床路（前側索系）または後索系のどちらかを通り大脳皮質の体性感覚野に伝えられる．また，顔面の感覚については三叉神経によって中枢に伝えられる．

1）頸部以下の感覚

伝導路

＜前側索系（脊髄視床路，視床皮質路）＞
・温冷覚，表在性痛覚：受容器→脊髄神経節→脊髄（後角，前索，側索）
→中脳（内側毛帯）→視床（腹側基底核）→大脳皮質（体性感覚野）

＜後索系（延髄視床路，視床皮質路）＞
・触圧覚，深部感覚：受容器→脊髄神経節→脊髄（後索）→延髄（薄束核，楔状束核）
→中脳（内側毛帯）→視床（腹側基底核）→大脳皮質（体性感覚野）

2）顔面の感覚（三叉神経視床路，視床皮質路）

伝導路

・受容器→三叉神経節→橋（三叉神経主知覚核，脊髄路核）→中脳（内側毛帯）
→視床（腹側基底核）→大脳皮質（体性感覚野）

3）皮質体性感覚野

体部位局在/体部位再現　（第14章「神経系の機能」を参照）

・感覚の鋭敏な，または精度の高い部位（手指や顔面など）ほど受容器からのインパルスを受ける領域が広い

3 内臓感覚

1）内臓痛覚とその特徴

特徴

・受容器：自由神経終末
・求心性神経：C線維（Ⅳ群線維）　＊非局在性の持続的な鈍痛

2）関連痛

・内臓や胸腹膜が侵害されると，その臓器の支配領域と同じ脊髄分節に属する皮膚に放散痛が現れる（皮膚節の規則）

テキスト & ワーク

4 体性感覚の伝導路

- 後索系は延髄の後索核（　①　,　②　）までは1本の感覚神経が脊髄内の同側を上行してきたもので（長後索路ともいう），頸部以下の　③　や　④　（識別性）が通る．また，　⑤　や　⑥　,　④　の一部（非識別性）は　⑦　でシナプスするとすぐに対側に移動して脊髄視床路を上行する経路を通る（前側索系）．

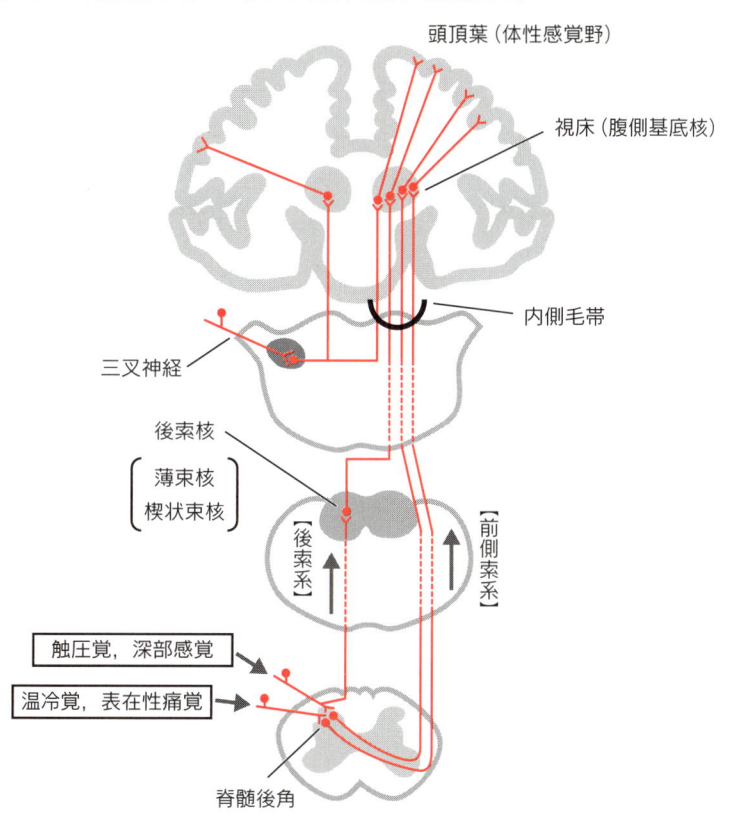

頭頂葉（体性感覚野）
視床（腹側基底核）
内側毛帯
三叉神経
後索核
  薄束核
  楔状束核
【後索系】
【前側索系】
触圧覚，深部感覚
温冷覚，表在性痛覚
脊髄後角

理解を深める ワンステップ 4　　痛覚の分類

- 痛覚は発生部位によって以下の3種類に分類される．
  - **表在性痛覚**：皮膚における痛みのことで，局在が明瞭な鋭い痛み（一次痛）と局在が不明瞭な鈍い痛み（二次痛）に分けられる．前者には機械的侵害刺激にのみ反応する高閾値機械受容器が，後者には機械的・温度・化学的など多種類の刺激に反応するポリモーダル侵害受容器が働いている．
  - **深部痛覚**：骨，筋，腱，関節などから生じる痛みのことで，一般的に局在性に乏しく，持続的な鈍痛である．
  - **内臓痛覚**：内臓における痛みも局在性に乏しい鈍痛であり，自律神経反射を伴うことも多い．

演習問題

1) 感覚の種類と受容器について誤っている組合せはどれか.
   1. 特殊感覚 － 有毛細胞
   2. 皮膚感覚 － 錐状体細胞
   3. 深部感覚 － 筋紡錘
   4. 内臓感覚 － 圧受容器

2) 視覚器について正しいのはどれか.
   1. 線維膜の前1/6は強膜である.
   2. 毛様体筋は血管膜の一部である.
   3. 眼房水はシュレム管から分泌される.
   4. 硝子体はレンズの役割を果たす.

3) 杆状体細胞の特徴でないのはどれか. 2つ選べ.
   1. 暗所視に働く.
   2. ロドプシンを産生する.
   3. 色を識別する.
   4. 黄斑(中心窩)に多く存在する.

4) 視覚について正しいのはどれか.
   1. 近くを見る時は毛様体筋が収縮する.
   2. 交感神経により瞳孔括約筋が収縮すると縮瞳が起こる.
   3. 暗順応は明順応の消失による.
   4. 両眼視とは眼の2点弁別閾のことである.

5) 両耳側半盲の視野欠損が起こるのはどれか.
   1. 視交叉の損傷
   2. 視神経の損傷
   3. 視索の損傷
   4. 外側膝状体の損傷

6) 聴覚と前庭感覚について正しいのはどれか.
   1. 耳小骨は内耳にある.
   2. 骨迷路は前庭階と蝸牛階に分かれる.
   3. 蝸牛管, 半規管, 耳石器内は内リンパで満たされている.
   4. 球形嚢は水平方向, 卵形嚢は垂直方向の運動を感受する.

7) 味覚と嗅覚について誤っているのはどれか.
   1. 味蕾はすべての舌乳頭に存在する.
   2. 甘味は舌尖部で閾値が低い.
   3. 嗅細胞は1種類のにおい分子を複数の受容体の組合せで認識する.
   4. 嗅神経は視床でシナプスを経ずに脳内に入る.

8) 皮膚感覚について正しいのはどれか.
   1. 痛点よりも冷点の方が分布密度が高い.
   2. 上肢では指先が2点弁別閾が最も大きい.
   3. 一次痛は局在性が不明瞭な鈍い痛みである.
   4. ポリモーダル侵害受容器で感受された二次痛はC線維で伝えられる.

9) 体性感覚の伝導路について誤っているのはどれか.
   1. 温冷覚 － 脊髄(側索)
   2. 深部感覚 － 脊髄(後角)
   3. 触圧覚 － 延髄(後索核)
   4. 表在性痛覚 － 視床(腹側基底核)

10) 触圧覚の受容器で誤っているのはどれか. 2つ選べ.
    1. パチニ小体
    2. コルチ器官
    3. マイスネル小体
    4. ゴルジ器官

索　引

あ
アイントーベンの法則　30, 31
アウエルバッハ神経叢　56
アジソン病　116, 117, 146
アシドーシス　148, 149
アセチル CoA　78
アセチルコリン　160, 168, 186, 196
アセチルコリンエステラーゼ　196
アデニン　8, 9
アデノシン三リン酸　6
アトウォーターの係数　80
アドレナリン　38, 84, 86, 116, 118
アブミ骨　208
アポクリン腺　86
アミノ基　72
アミノ酸　98, 99, 102
アミノペプチダーゼ　64
アミラーゼ　64
アミロプシン　64
アルカローシス　148, 149
アルドステロン　97, 98, 100, 102, 116, 117, 146
アルドステロン症　146
アルブミン　16
アンドロゲン　112, 116, 122, 128
アンモニア　94, 100, 102
悪性貧血　74
味細胞　202, 210
圧受容器　146
暗帯　193

い
イオン結合　4
イオンチャネル　6, 156
インスリン　113, 119, 120, 121
易疲労性　160
胃　56, 58, 59
胃液　64, 65
胃液の分泌　60, 61
胃癌　56
胃腺　56, 60, 61
胃相　60
異化作用　76
遺伝子　8
一次痛　214, 217
一方向性伝達　160
1回換気量　43, 46
陰部神経　62, 104, 105, 128
飲水　171, 174

う
ウィルソン病　74, 75
ウェルニッケ野　188
ウォルフ管　126
ウラシル　8, 9
右脚　26, 30

え
エクソサイトーシス　10
エクリン腺　86
エストロゲン　122, 130, 132, 133, 136, 138
エネルギー　10, 11
エムデン-マイヤーホフ経路　77
エリスロポエチン　16
エンドサイトーシス　10
栄養素　14, 16
液性免疫　18, 19
腋窩温　90
延髄　43, 50, 58, 60
塩酸　60
塩素イオン　98, 144
嚥下中枢　171

お
オキシトシン　110, 112, 122, 132, 133
オーバーシュート　154
折りたたみナイフ反射　180, 181
嘔吐　148
嘔吐中枢　171
横隔膜　43, 44, 104
横行小管　196
横紋　26, 192, 193, 194, 195
黄体ホルモン　112, 122
黄体形成ホルモン　112
黄体期　130
黄斑　204
遅い痛み　214
温点　212
温ニューロン　88
温熱性発汗　86
温冷覚　202, 212, 215, 216

か
カイロミクロン　34, 66
カテコールアミン　108, 116, 117, 118, 119
カテコールアミン受容体　168
カリウムイオン　6, 100, 144, 154
カルシウムイオン　196
カルシトニン　114, 136, 138
カルバミノ化合物　43, 48, 50
カルボキシル基　72
ガストリン　60, 67
ガストリン細胞　60
下腹神経　104, 105, 128
化学伝達物質　160
加重　160
加水分解　73

加水分解酵素　6
過呼吸　148
寡動　176
蝸牛管　208
蝸牛神経　208
灰白質　172, 184
海綿質　136
開口分泌　10
解糖系　81
壊血病　74
外肛門括約筋　62
外側膝状体　206
外尿道括約筋　104, 105
外部環境　2
外肋間筋　43, 44
拡散　10, 66, 67
拡散電位　154, 155
拡張期血圧　36
核小体　8
核膜　8, 9
活動電位　154, 155
活動張力　198
脚気　74
褐色細胞腫　118
褐色脂肪組織　84
汗腺　167, 168, 169
杆状体細胞　202, 204
寒冷馴化　88, 89
間質液　144
間質細胞　128
感覚神経　172, 178
緩衝作用　16
環境温度　80
眼球運動　164, 186
顔面神経　58, 164, 166, 171, 208, 210

き
キヌタ骨　208
キモトリプシン　64
ギャップ結合　26, 27, 192
基礎体温　90
基礎代謝　80
期外収縮　30, 33
器官　2, 6
器官系　2
機能的残気量　43, 46
拮抗支配　168
拮抗抑制　179, 180
逆輸送　10
球形嚢　202, 208, 210
嗅覚　202, 210, 211, 212
嗅細胞　202, 212
嗅上皮　212, 213
巨人症　112, 113
共輸送　10
共有結合　4
胸鎖乳突筋　164

220　索　引

胸膜腔内圧　43, 44, 45
強縮　192, 198
橋　104
筋小胞体　196, 197
筋節　193
筋層間神経叢　56
筋紡錘　158, 178, 180, 214

く
クエン酸回路　78, 81
クスマウル呼吸　43, 52
クッシング症候群　116, 117
クボステック徴候　138
クラーレ　196
クラインフェルター症候群　126
クリアランス　94, 95
クレアチニン　94, 100, 102
クレアチンリン酸　198
クレチン病　114
クレブス回路　77
グアニン　8, 9
グリア細胞　152, 153
グリコーゲン　68, 72, 76, 78, 113, 114, 118, 120
グリコーゲン分解　113, 114, 118, 120
グリセロール　72, 78
グルカゴン　116, 117, 119, 120
グルコース　72, 76, 77, 78, 94, 98, 99, 102, 112, 120
くる病　74, 138, 140, 141
駆出期　32
屈曲反射　178, 179, 180

け
ケトン体　72, 78, 148
解毒作用　68
頚動脈体　43, 50
頚反射　180, 181, 182
血圧　2, 10, 118, 119, 122
血液凝固因子　68
血管運動中枢　171, 172
血管作動性小腸ペプチド　62
血小板　14, 15, 20, 21
血漿　144, 145, 148
血漿膠質浸透圧　96
血漿蛋白質　16, 17, 68
血清　14, 18, 22, 23
血糖値　112, 114, 116, 118, 119, 120, 121
楔状束核　214, 216
月経期　130
月経周期　130
腱紡錘　178, 202, 214
原子　2, 4, 5

こ
コラーゲン　74, 136, 140
コルチ器　202, 208, 209
コルチゾル　116, 117
コレシストキニン　62, 67
コロトコフ音　36, 37
コンプライアンス　43, 46, 47
ゴルジ装置　6

呼吸ガス　14
呼吸商　80
呼吸中枢　171, 172
固有反射　178
鼓索神経　210
口腔温　90
甲状腺刺激ホルモン　110, 112, 113
甲状腺ホルモン　84, 108, 112, 114, 115
交換血管　34
交感神経　26, 38, 39, 56, 57, 58, 60, 61, 62, 84, 86
交感神経幹　166, 167
交感神経節　168
交叉伸展反射　178, 179
好中球　14, 18
抗体　14, 18, 22
抗ミュラー管ホルモン　126
抗利尿ホルモン　102, 104, 146
後索系　214, 216, 217
硬膜静脈洞　41
虹彩　204, 206, 207
膠質浸透圧　16, 17
興奮伝導系　26
骨芽細胞　136, 137, 139, 140, 141
骨吸収　138, 141
骨形成不全症　140
骨質　136
骨粗鬆症　74, 140, 141
骨軟化症　138, 140, 141
骨盤神経　62, 104, 166, 171
骨迷路　208

さ
サイトカイン　18
サイロキシン　114
左脚　26, 30
再分極　154
最大輸送量　98
細胞　2, 6, 7, 8, 10
細胞外液　144, 145
細胞性免疫　18, 19
細胞体　152
細胞内液　144, 145
細胞内消化　64
細胞膜担体数　120
細胞膜蛋白質　6, 7
散瞳　169, 206
酸素消費　80, 114, 118
残気量　43, 46

し
シトシン　8, 9
シナプス　152, 160, 161
シナプス遅延　160
シュワン細胞　152
支持細胞　128, 152, 153
四丘体　172, 180
死腔量　43, 46
糸球体　94, 96, 97, 100, 102
糸球体毛細血管　96
糸球体ろ過量　96
刺激閾値　212

姿勢反射　182
脂肪　64, 65, 66, 67, 68
脂肪酸　72, 73, 78
脂肪分解　112, 113, 114, 116, 117, 120
視覚　202, 203, 204, 206, 207, 214
視覚野　184, 188
視交叉　206
視紅　74
視細胞　202, 203, 204, 205, 206
視索　206
視床下部　88, 91, 170, 171, 174
視神経　204, 205, 206
視神経乳頭　204, 206
紫外線　138
耳小骨　208
耳石器　208, 210, 211
自己抑制　180
自由神経終末　202, 212, 214, 216
自律神経　56, 59, 60, 62, 63, 192
持続性受容器　203
軸索　152, 153, 156, 158, 161
射精中枢　171
主細胞　60
受動輸送　10, 11, 98
受容器電位　202, 203
受容体　6, 108, 119
樹状突起　152
収縮期血圧　36
充満期　32
重炭酸イオン　43, 48, 50, 100, 144, 148
縦走筋　56, 58, 59
縮瞳　169, 171, 206
縮瞳中枢　171
順応　202, 203, 204, 205, 206, 212
暑熱馴化　88, 89
徐波睡眠　186
徐脈　32, 33
除脳固縮　180
小腸　140
小脳　175
焦点距離　204
上皮小体ホルモン　138
条件反射　58, 60
蒸発　84
静脈還流量　28
静脈血　43, 48, 49
食事誘発性産熱反応　80
触圧覚　158, 202, 212, 213, 215, 216
触圧点　212
心機能　114, 118
心筋虚血　30
心室内圧　32
心拍数　30, 32, 33
心房性Na$^+$利尿ペプチド　102, 146
心房内圧　32
伸張反射　178, 179, 180, 182
神経支配比　178
神経終板　197
神経終末　152, 156, 160, 161
神経性調節　58, 60, 62
浸透　2, 10
浸透圧受容器　146

浸透圧利尿　102
深部感覚　202, 212, 214, 215, 216
深部体温　87, 88, 90
腎小体　94, 95
腎臓　138, 148
腎不全　148

す

スクラーゼ　64
スターリングの心臓の法則　28, 29
ステアプシン　64
ステロイドホルモン　108
ストレス　118, 119
水晶体　204
水素イオン　43, 51, 100
水素結合　4
水利尿　102
膵液　62, 63, 64, 65, 67
錐状体細胞　202, 204
錐体　172, 176
錐体外路系　172, 176, 177
錐体路系　172, 176, 177
錘外筋　158
随意運動　192
髄質　94, 99, 175
髄鞘　152, 153, 156, 158

せ

セクレチン　60, 62, 67
セルトリ細胞　112, 122, 128, 129
せき中枢　171
正常脳波　186
成長ホルモン　110, 112, 113
成長ホルモン抑制ホルモン　110
性周期　90
性染色体　126, 127
性腺刺激ホルモン　112, 113
星細胞　68
精細管　128
精神性発汗　86
精巣　126, 127, 128, 129
静止長　198
静止張力　198
静止膜電位　154, 155
脊髄　167, 171, 172, 173, 174, 178, 183
脊髄ショック　180, 182
脊髄半側切断症候群　182, 183
赤血球　14, 15, 16, 17, 22, 23, 74, 75
赤色骨髄　16, 136
摂食中枢　171, 174
舌咽神経　58, 164, 166, 171, 172, 210
舌乳頭　210
舌の運動　164
絶縁性伝導　156
先端巨大症　112, 113
線条体　176
選択的透過性　154
前側索系　216, 217
前庭感覚　202, 208, 209, 210
前庭神経　210
前庭迷路反射　180, 181, 182

蠕動運動　58, 60, 62

そ

咀嚼運動　164
組織　2
組織液　144, 145
相動性受容器　203
相反性Ia抑制　180
僧帽筋　164
増殖期　130
速波　186

た

ターナー症候群　126
多ユニット平滑筋　192
唾液分泌　164, 170, 171
代謝産物　40
体温調節中枢　171, 174
体性感覚　202, 203, 212, 213, 216, 217
体性感覚野　184, 185
体性神経　192
体熱　14
体表面積　80
対向流熱交換系　86, 87
対流　84
胎児-胎盤単位　132
大動脈体　43, 50
大脳基底核　176, 177
大理石骨病　140
第Ⅰ心音　32
第Ⅱ心音　32
脱水縮合　73
脱分極　154, 156, 160, 161
担体　66
単核細胞　26
単球　14, 15, 18
単シナプス反射　178
単収縮　192, 198, 199
単純拡散　10, 11
単糖類　72, 73
単ユニット平滑筋　192
炭酸脱水酵素　43, 50, 100
胆汁　62, 63, 64, 66, 67, 68
胆汁色素　68
胆嚢　56, 62, 63, 67, 68
淡蒼球　176
蛋白　64, 66, 68, 108, 116, 117, 120
蛋白質イオン　144
弾性血管　34

ち

チェーン-ストークス呼吸　43, 52
チミン　8, 9
置換骨　136
緻密質　136
着床　132
中心窩　204
中心小体　6, 8
中枢性化学受容器　43, 50, 53
腸肝循環　68
腸相　60
跳躍伝導　156

聴覚　202, 208, 209
聴覚野　184, 188
直腸温　90

つ

ツチ骨　208
痛覚　202, 212, 214, 215, 217
痛点　212

て

テストステロン　122, 126, 128
デオキシリボ核酸　8
テタニー　74, 138
抵抗血管　34
伝達物質　168
伝導　84, 85, 87
伝導速度　156, 158, 159
電子伝達系　81

と

トリグリセリド　72, 76, 78
トリプシン　64
トリヨードサイロニン　114
トルーソー徴候　138
トロポニン　196
トロポミオシン　196
トロンビン　20
ドーパミン　133
等容性弛緩期　32
等容性収縮期　32
糖質　64, 65, 66
糖質コルチコイド　112, 116, 117
糖新生　68, 76, 78, 116, 120
糖尿病　98, 120
同化作用　76
洞房結節　26, 28
動眼神経　164, 166, 171
動脈血　43, 48, 49
動脈弁　26, 32, 33, 36
瞳孔括約筋　168, 169, 170, 204, 206
瞳孔散大筋　168, 169, 204, 206
瞳孔縮小　164
特異動的作用　80
特殊感覚　202, 203

な

ナトリウムイオン　6, 98, 144, 154
ナトリウムチャネル　159
ナトリウムポンプ　10, 11, 154
内肛門括約筋　62
内臓感覚　202, 203, 212, 213, 216
内臓反射　170, 171
内側毛帯　210, 216
内尿道括約筋　104, 105
内部環境　2
内分泌系　2
内肋間筋　43, 44
軟骨性骨化　136, 137

に

ニコチン受容体　168
二酸化炭素排出量　80

二酸化炭素分圧　43, 49
二次性能動輸送　66
二次痛　214, 217
二糖類　72, 73
日周期　90
尿細管　94, 95, 96, 97, 98, 99, 100, 101, 102, 103
尿細管周囲毛細血管　94
尿素　68
尿中窒素量　80
尿道括約筋　104
尿崩症　102
妊娠反応　132

ね
ネフロン　94
熱量産生　114
粘液水腫　114
粘膜下神経叢　56

の
ノルアドレナリン　116, 118, 160, 168
能動輸送　10, 11
脳幹　166, 167, 170, 171, 172, 173, 174, 175, 176, 177, 178, 180
脳神経核　172, 176, 177
脳相　60
脳波　186, 187

は
バセドウ病　114
バゾプレッシン　102, 110, 112, 119, 146
パーキンソン病　176
パチニ小体　202, 212
パラソルモン　114, 136, 138
破骨細胞　136, 139, 140
肺　146, 148, 149
肺活量　43, 46
肺胞換気量　43, 46, 47
肺胞気　43, 48
肺胞内圧　43, 44, 45
排尿筋　104, 105
排尿中枢　104
排卵　130, 131, 132, 133
白質　172, 184
薄束核　214, 216
橋本病　114
白血球　14, 15, 18, 19, 24
発汗　84, 85, 86, 90
発汗中枢　171
発汗量　88
速い痛み　214
半陰陽　126, 127
半規管　202, 208, 210
半透膜　6, 7

ひ
ヒス束　26
ヒスタミン　18
ヒト絨毛性性腺刺激ホルモン　132
ヒト絨毛性乳腺刺激ホルモン　132
ビオー呼吸　43, 52

ビタミンD　136, 138, 140
ビタミンK　20
ビリルビン　16, 68, 69
皮質　94, 99, 104, 175, 184
皮質核路　176
皮質脊髄路　172, 176, 183
皮膚感覚　202, 212, 215
皮膚血管　85, 86, 88, 90
皮膚体温　87, 88, 90
疲労　192, 193
被殻　176
尾状核　176
表情筋　164, 176
表面活性剤　43, 46
標準肢誘導　30
頻脈　32, 33

ふ
ファーガソン反射　132
フィブリノゲン　16, 20
フィブリン　14, 20
ブラウン-セカール症候群　182, 183
ブローカ野　188
プチアリン　64
プラスミン　20
プラトー　28
プルキンエ線維　26
プロゲステロン　122, 130, 132, 133
プロトロンビン　20, 21
プロラクチン　110, 112, 113, 132, 133
プロラクチン抑制因子　110
ふるえ　84, 88
不応期　28, 156, 192
不感蒸泄　84
不減衰伝導　156
不随意運動　176, 192
付加骨　136
副交感神経　56, 57, 58, 60, 61, 62, 63
副細胞　60
副腎髄質　166, 168, 169
副腎皮質刺激ホルモン　110, 112, 113, 117
腹側基底核　216
腹壁筋　43, 44
輻射　84
腹筋　104
振子運動　58
分子　2, 4, 10
分節運動　58
分泌期　130
分布密度　212, 213
分葉核　18

へ
ヘパリン　68
ヘマトクリット値　14
ヘモグロビン　16, 17, 43, 48, 49, 50, 148
ヘモクロマトーシス　74, 75
ヘーリング-ブロイエル反射　43, 50, 51
ベル-マジャンディの法則　172, 173
ペプシン　64, 67
ペラグラ　74

平滑筋　192
平均電気軸　30, 31
平衡電位　154, 155
壁細胞　60

ほ
ホメオスタシス　2, 3
ホルモン　14, 16, 74, 80
ボーア効果　43, 48
ボーマン嚢　94, 96
ボーマン嚢内圧　96
ポリモーダル侵害受容線維　214
ポンプ　6, 11
歩調とり電位　28, 29
補助ポンプ　34
補体　18
放射　84
房室間興奮伝導時間　30
房室結節　26, 28
房室ブロック　30, 33
房室弁　26, 32, 33
紡錘波　186
膀胱括約筋　104
膨大部稜　210, 211

ま
マイスネル神経叢　56
マイスネル小体　202, 212
マクロファージ　16, 18
マルターゼ　64
マンニトール　102
膜性骨化　136, 137
膜迷路　208
末梢血管抵抗　118
満腹中枢　171, 174

み
ミエリン　152
ミセル　64, 66
ミトコンドリア　6
ミュラー管　126
味覚　164, 170, 202, 210, 211
味覚野　184
味蕾　202, 210
脈絡叢上衣細胞　41

む
ムスカリン受容体　168
無条件反射　58, 60
無髄神経　152, 158

め
メルケル盤　202, 212
明帯　193
迷走神経　26, 38, 56, 60, 62, 164, 166, 171
免疫グロブリン　18
免疫抑制　116

も
毛細血管　66, 68
毛様体　204

毛様体筋　204
毛様体小帯　204

や
夜盲症　74

ゆ
有効ろ過圧　96, 97
有髄神経　152, 158
有毛細胞　202, 208, 209, 210

よ
予備吸気量　43, 46
予備呼気量　43, 46
容量血管　34
容量受容器　146
溶血　16, 17, 18

ら
ライジッヒ細胞　112, 122, 128
ラクターゼ　64
ランビエの絞輪　152, 156, 159
卵割　132
卵管膨大部　132
卵形嚢　202, 208, 210
卵巣　126, 130
卵巣周期　130
卵胞期　130
卵胞刺激ホルモン　110, 112, 128
卵胞ホルモン　112, 122

り
リソソーム　6
リパーゼ　64
リボ核酸　8
リボソーム　6, 8
リン酸イオン　144
リン脂質　3, 6, 11, 72, 73
リンパ管　66
立毛筋　88, 167, 168, 169, 171
瘤波　186
両耳側半盲　206
両側性伝導　156
輪走筋　56, 58, 59

る
ルフィニ小体　202, 214

れ
レニン-アンジオテンシン系　102, 146
レム睡眠　186
冷点　212
冷ニューロン　88

ろ
ロドプシン　74, 204
ローマン反応　198
ろ過　10
ろ胞細胞　112, 114, 115

数字
2,3-ジホスホグリセリン酸　43, 48
2点弁別閾　206, 212, 213

A
ATP　1, 6, 7, 10, 11
ATPの供給源　193
Aδ線維　212, 214
A帯　193

B
Bリンパ球　18

C
C線維　158, 212, 214, 216

D
DNA　1, 8, 9
DPG　43, 48, 49

F
FSH　128, 130, 133

H
hCG　132
hCS　132
H帯　193

I
I帯　193

K
K-complex　186

L
LH　130, 133

P
pH　43, 48, 53
PR間隔　31

Q
QRS幅　31

R
Rh式血液型　22
RNA　1, 8, 9

T
TCA回路　77
T波　30
Tリンパ球　18

X
XX　126, 127
XY　126, 127

Z
Z膜　193

ギリシャ文字
α-γ連関　180
α運動ニューロン　169, 178
α受容体　168
α波　186
β受容体　168
β波　186
γ運動ニューロン　178
γ固縮　180
δ波　186
θ波　186
Ia群線維　178
Ib群線維　178
Ib抑制　180
II群線維　178

付 ワーク・演習問題解答

第1章　生理学の基礎

● ワーク

1. 人体の基本（★）

p.3　**1** ①② 外部環境，内部環境③④ 神経系，内分泌系⑤ ホメオスタシス **2** ⑥ 原子⑦ 分子⑧ 細胞⑨ 組織⑩ 器官⑪ 消化器系

p.5　**3** ① 原子核② 電子 **4** ③（二重）共有結合④ 極性共有結合⑤ イオン結合

2. 細胞の構造と機能（★★★）

p.7　**1** ① 細胞膜蛋白質② リン脂質③ 輸送体④ 受容体 **2** ⑤ ATP ⑥ ミトコンドリア **3** ⑦ リボソーム⑧ 蛋白質⑨ ゴルジ装置⑩ リソソーム⑪ 加水分解酵素

p.9　**4** ① DNA ② 遺伝子③ mRNA ④ ウラシル⑤ チミン **5** ⑥ 核膜⑦ リボソーム⑧ tRNA

3. 生体内の物質輸送（★★★）

p.11　**1** ① 単純拡散② 促通拡散③ 浸透④ ろ過⑤ 受動輸送 **2** ⑥ ナトリウムポンプ⑦ 細胞外⑧ 細胞内⑨ ATP **3** ⑩⑪ 共輸送，逆輸送

p.12　● 演習問題

1) 3	2) 4	3) 2	4) 2	5) 1・3
6) 2	7) 3	8) 4	9) 2	10) 1

第2章　血液の生理学

● ワーク

1. 血液の働きと組成（★★★）

p.15　**1** ① 呼吸ガス② 栄養素③ 代謝産物④ ホルモン⑤ 体熱 **2** ⑥ エリスロポエチン⑦ トロンボポエチン **3** ⑧ 血清⑨ 血漿⑩ ヘマトクリット値

p.17　**4** ① アルブミン② グロブリン③ フィブリノゲン④ 膠質浸透圧 **5** ⑤ 円盤状⑥ 核⑦ ヘモグロビン⑧ 運搬⑨ 緩衝作用 **6** ⑩ 低張液⑪ 溶血

p.19　**7** ① 好中球② 好酸球③ 好塩基球④ 分葉核⑤ 単球⑥ マクロファージ⑦ リンパ球 **8** ⑧ Ｂリンパ球⑨ 抗体／免疫グロブリン／γグロブリン⑩ ヘルパーＴ細胞⑪ 細胞傷害性Ｔ細胞

2. 血液凝固（★★）

p.21　**1** ① スチュアート因子② カルシウムイオン（Ca^{2+}）③ プロトロンビン④ トロンビン⑤ フィブリノゲン⑥ フィブリン⑦ プラスミン⑧ 線維素溶解 **2** ⑨ 抗血友病因子⑩ クリスマス因子⑪ ビタミンＫ

3．血液型と輸血（★）

p.23 **1** ①抗 Rh 抗体 **2** ②凝集源③ β（抗 B 抗体）④ α（抗 A 抗体）⑤ A 抗原⑥ B 抗原

p.24 ● 演習問題

| 1) …… 3 | 2) …… 4 | 3) …… 3 | 4) …… 4 | 5) …… 1・3 |
| 6) …… 2 | 7) …… 1 | 8) …… 1 | 9) …… 1・4 | 10) …… 2 |

第 3 章　循環の生理学

● ワーク

1．心　臓（★★★）

p.27 **1** ①洞房結節②房室結節③ヒス束④心室中隔⑤⑥右脚，左脚⑦プルキンエ線維 **2** ⑧横紋⑨単核⑩ギャップ結合

p.29 **3** ①脱分極②ナトリウムイオン(Na^+) ③プラトー④カルシウムイオン(Ca^{2+}) ⑤再分極⑥カリウムイオン(K^+) **4** ⑦歩調とり部位⑧⑨洞房結節，房室結節 **5** ⑩静脈還流量⑪ 1 回拍出量

p.31 **6** ①標準肢誘導② I ③ II ④ III ⑤平均電気軸 **7** ⑥ P ⑦ QRS ⑧ T ⑨ PQ（PR）⑩房室間興奮伝導時間⑪ ST ⑫ QT **8** ⑬房室ブロック⑭ WPW 症候群⑮心室性期外収縮

p.33 **9** ①等容性収縮期②駆出期③等容性弛緩期④充満期⑤開⑥心室内圧⑦動脈圧⑧心房内圧 **10** ⑨頻脈性⑩徐脈性

2．血管・血圧（★★）

p.35 **1** ①弾性血管系②抵抗血管系③容量血管系④交換血管系 **2** ⑤間質液⑥蛋白質⑦異物⑧リンパ球⑨脂肪

p.37 **3** ①平均血圧②拡張期血圧③脈圧④収縮期血圧 **4** ⑤上腕動脈

3．循環の調節（★）

p.39 **1** ①延髄②心機能③血管④交感神経⑤迷走神経⑥カテコールアミン⑦レニン⑧アンジオテンシン **2** ⑨アドレナリン作動性⑩コリン作動性

p.41 **3** ①代謝産物②局所温③ pH ④交感神経⑤アドレナリン⑥静脈還流量

p.42 ● 演習問題

| 1) …… 2 | 2) …… 4 | 3) …… 1 | 4) …… 3 | 5) …… 1・3 |
| 6) …… 1 | 7) …… 4 | 8) …… 3 | 9) …… 2 | 10) …… 2・4 |

第 4 章　呼吸の生理学

● ワーク

1．呼吸器と換気（★★★）

p.45 **1** ①横隔膜②外肋間筋③④内肋間筋，腹壁筋 **2** ⑤拡大⑥陰圧⑦縮小⑧陽圧⑨低圧

p.47 **3** ① 予備吸気量② 1回換気量③ 予備呼気量④ 残気量⑤ 機能的残気量⑥ 肺活量 **4** ⑦ 1回換気量⑧ 死腔量⑨ 肺胞換気量 **5** ⑩ 表面活性剤⑪ コンプライアンス

2. ガス交換と運搬（★★）

p.49 **1** ① 155 ② 100 ③ 97 ④ 40 ⑤ 120 **2** ⑥ 二酸化炭素（CO_2）⑦ pH ⑧ ボーア効果⑨ 温度⑩ 2,3-ジホスホグリセリン酸（DPG）

p.51 **3** ① 炭酸脱水酵素② 重炭酸イオン（HCO_3^-）③ ヘモグロビン④ カルバミノ化合物

3. 呼吸調節と呼吸の異常（★）

p.51 **1** ① 伸展受容器② 迷走神経③ 橋④ 抑制性
p.53 **2** ① 化学受容器 **3** ② チェーン-ストークス呼吸③ ビオー呼吸④ クスマウル呼吸
p.54 ● 演習問題

| 1) 4 | 2) 4 | 3) 1 | 4) 2・3 | 5) 2・3 |
| 6) 3 | 7) 2 | 8) 2・4 | 9) 3 | 10) 3 |

第5章 消化と吸収

● ワーク

1. 消化器の働き（★）

p.57 **1** ① 粘膜② 筋層③ 漿膜④ 輪走筋⑤ 縦走筋 **2** ⑥ 粘膜下神経叢⑦ 筋層間神経叢⑧ 外来性自律神経

2. 消化管運動と消化液の分泌機序（★）

p.59 **1** ① 分節運動② 振子運動③ 蠕動運動 **2** ④ 随意運動⑤ 嚥下反射⑥ 蠕動運動 **3** ⑦ 延髄⑧ 神経性調節⑨ 交感神経⑩ 副交感神経

p.61 **4** ① 斜走筋② 輪走筋③ 縦走筋④ ⑤ ⑥ 副細胞，壁細胞，主細胞⑦ ガストリン細胞（G細胞）**5** ⑧ 脳相⑨ 迷走神経⑩ 胃相⑪ 腸相⑫ ガストリン⑬ セクレチン

p.63 **6** ① セクレチン② 重炭酸塩③ コレシストキニン④ 消化酵素⑤ 肝臓⑥ 胆囊⑦ 胆汁 **7** ⑧ 骨盤神経⑨ 内肛門括約筋⑩ 外肛門括約筋⑪ 陰部神経

3. 消化と吸収（★★★）

p.65 **1** ① デンプン② アミラーゼ③ マルターゼ④ スクラーゼ⑤ ラクターゼ⑥ 蛋白質⑦ ペプシン⑧ ⑨ トリプシン，キモトリプシン⑩ 上皮細胞⑪ アミノペプチダーゼ⑫ 細胞内消化⑬ 脂肪⑭ リパーゼ

p.67 **2** ① 担体② 共輸送③ 促通拡散④ 毛細血管⑤ 脂肪酸⑥ ミセル⑦ カイロミクロン⑧ リンパ管

4. 肝臓と胆道（★★）

p.69 **1** ① 間接型ビリルビン② 直接型ビリルビン③ グルクロン酸 **2** ④ グリコーゲン⑤ 脂肪⑥ 尿素⑦ 胆汁⑧ ⑨ ⑩ 血漿蛋白質，血液凝固因子，抗血液凝固因子⑪ 解毒⑫ クッパーの星

p.70 ● 演習問題

| 1) 1 | 2) 4 | 3) 3 | 4) 1 | 5) 3 |
| 6) 3 | 7) 1・4 | 8) 3・4 | 9) 2 | 10) 4 |

第6章　栄養と代謝

● ワーク

1. 栄養素の種類と作用（★）

p.73　**1** ① 単糖類② 二糖類③ 脱水縮合④ 加水分解 **2** ⑤ ⑥ アミノ基，カルボキシル基 **3** ⑦ 親水性⑧ 疎水性

p.75　**4** ① 夜盲症② ロドプシン③ 脚気④ ペラグラ⑤ 赤血球⑥ 悪性貧血⑦ 壊血病⑧ コラーゲン⑨ くる病⑩ 骨軟化症⑪ 低カルシウム⑫ 出血性素因 **5** ⑬ 鉄欠乏性貧血⑭ ヘモクロマトーシス⑮ ウィルソン病

2. 物質代謝（★★★）

p.77　**1** ① グルコース② ピルビン酸③ 解糖系④ ATP ⑤ 乳酸⑥ アセチルCoA ⑦ クエン酸回路⑧ 電子伝達系⑨ 還元型補酵素⑩ 水（H_2O）⑪ 酸素（O_2）⑫ 二酸化炭素（CO_2）

p.79　**2** ① グリコーゲン② トリグリセリド③ 尿素 **3** ④ グリセロール⑤ 脂肪酸⑥ グルコース⑦ ケトン体⑧ 神経⑨ 糖新生

p.82　● 演習問題

1) 4	2) 1	3) 3	4) 2	5) 4
6) 3	7) 4	8) 2	9) 1	10) 3

第7章　体温とその調節

● ワーク

1. 熱産生と熱放散（★★★）

p.85　**1** ① 輻射（放射）② ③ 伝導，対流④ 蒸発 **2** ⑤ ⑥ 発汗，ふるえ

p.87　**3** ① 表在性静脈② 深在静脈③ 対向流熱交換系 **4** ④ エクリン腺⑤ 温熱性発汗⑥ アポクリン腺

2. 体温の調節と気候馴化（★★）

p.89　**1** ① 視床下部② 代謝量③ 皮膚血管④ 発汗量 **2** ⑤ ふるえ⑥ 立毛筋⑦ 甲状腺ホルモン⑧ アドレナリン

3. うつ熱と発熱（★）

p.91　■ ① マクロファージ② 外因性③ 内因性④ インターロイキン１⑤ プロスタグランジン⑥ 温ニューロン⑦ 交感神経⑧ アドレナリン

p.92　● 演習問題

1) 3	2) 2	3) 4	4) 2	5) 3
6) 2	7) 2	8) 3	9) 1	10) 4

第8章 尿の生成とその排泄

● ワーク

1. 腎臓（★）

p.95 **1** ① 糸球体② 尿細管周囲③ ボーマン囊④ 近位尿細管⑤ ヘンレ係蹄⑥ 遠位尿細管⑦ 集合管 **2** ⑧ クリアランス⑨ グルコース

2. 糸球体ろ過（★★）

p.97 **1** ① 糸球体血圧② ③ 血漿膠質浸透圧，ボーマン囊内圧④ 糸球体ろ過量 **2** ⑤ 腎血流量⑥ レニン

3. 尿細管における再吸収と分泌（★★★）

p.99 **1** ① 能動的② 遠位尿細管③ 集合管④ アルドステロン⑤ 受動的⑥ 抗利尿ホルモン（ADH）⑦ 近位尿細管⑧ 高張⑨ 低張

p.101 **2** ① 炭酸脱水酵素② 水素イオン（H$^+$）③ ナトリウムイオン（Na$^+$）④ 重炭酸イオン（HCO$_3^-$）**3** ⑤ アンモニア（NH$_3$）

4. 尿の成分と生成調節（★）

p.103 **1** ① ② 尿崩症，水利尿③ 抗利尿ホルモン（ADH）④ 浸透圧利尿⑤ マンニトール

5. 排尿（★）

p.105 **1** ① 仙髄② 橋③ 排尿筋④ 骨盤神経⑤ 内尿道括約筋（膀胱括約筋）⑥ 下腹神経⑦ 外尿道括約筋（尿道括約筋）⑧ 陰部神経⑨ ⑩ 腹筋，横隔膜

p.106 ● 演習問題

1) 3　2) 4　3) 2・3　4) 1　5) 2
6) 2　7) 1　8) 1　9) 3　10) 2

第9章 内分泌系の機能

● ワーク

1. 内分泌系（★★）

p.109 **1** ① ② 蛋白・ペプチドホルモン，カテコールアミン③ 受容体④ G 蛋白⑤ 環状 AMP（サイクリック AMP）⑥ ⑦ ステロイドホルモン，甲状腺ホルモン **2** ⑧ 負のフィードバック⑨ 交感神経

2. 視床下部と下垂体のホルモン（★★★）

p.111 **1** ① 視床下部ホルモン② 下垂体前葉ホルモン③ ④ バゾプレッシン，オキシトシン **2** ⑤ ⑥ 成長ホルモン，プロラクチン

p.113 **3** ① 血糖値② 遊離脂肪酸③ ソマトメジン④ 成長促進

3. 甲状腺のホルモン（★）

p.115 **1** ① ろ胞細胞 ② ヨウ素 **2** ③ 寒冷刺激 ④ ⑤ 酸素消費量，熱量産生 ⑥ 血糖値 ⑦ 脂肪分解

4. 副腎のホルモン（★★）

p.117 **1** ① ストレス ② 生理時計 ③ 糖質コルチコイド（コルチゾル）④ 血糖値 ⑤ 免疫

p.119 **2** ① ノルアドレナリン ② アドレナリン ③ ④ 心拍数，収縮力 ⑤ グリコーゲン分解 ⑥ 末梢血管抵抗 **3** ⑦ 成長ホルモン ⑧ 甲状腺ホルモン ⑨ 糖質コルチコイド（コルチゾル）

5. 膵臓のホルモン（★）

p.121 **1** ① グルカゴン ② インスリン **2** ③ 細胞膜担体数 ④ グルコース ⑤ ⑥ グリコーゲン，脂肪 ⑦ 糖新生

6. 性腺のホルモン（★）

p.123 **1** ① セルトリ細胞（支持細胞）② ライジッヒ細胞（間質細胞）③ アンドロゲン（テストステロン）④ インヒビン ⑤ 卵胞ホルモン ⑥ 黄体ホルモン（プロゲステロン）

p.124 ● 演習問題

1) …… 3   2) …… 2   3) …… 1   4) …… 1   5) …… 3
6) …… 2   7) …… 4   8) …… 3   9) …… 1   10) …… 4

第10章　生　殖

● ワーク

1. 染色体と性分化（★）

p.127 **1** ① 生殖腺隆起 ② 精巣 ③ 抗ミュラー管ホルモン ④ ミュラー管 ⑤ テストステロン ⑥ ウォルフ管 ⑦ 卵巣 **2** ⑧ ターナー症候群 ⑨ XX ⑩ 超女性 ⑪ 超男性 ⑫ XY ⑬ クラインフェルター症候群 ⑭ 真性半陰陽 ⑮ 仮性半陰陽

2. 男性生殖器（★）

p.129 **1** ① 黄体形成ホルモン（LH）② ライジッヒ細胞（間質細胞）③ アンドロゲン（テストステロン）④ セルトリ細胞（支持細胞）⑤ 卵胞刺激ホルモン（FSH）**2** ⑥ 曲精細管 ⑦ 精上皮 ⑧ 精巣上体 ⑨ 精管 ⑩ 下腹神経 ⑪ 前立腺 ⑫ 射精管 ⑬ ⑭ 精嚢，尿道球腺（カウパー腺）⑮ 陰部神経

3. 女性生殖器（★★）

p.131 **1** ① 卵巣周期 ② 卵胞期 ③ 卵胞刺激ホルモン（FSH）④ 黄体形成ホルモン（LH）⑤ 排卵 ⑥ 黄体期 ⑦ 月経周期 ⑧ 月経期 ⑨ 卵胞ホルモン（エストロゲン）⑩ 増殖期 ⑪ 黄体ホルモン（プロゲステロン）⑫ 分泌期

4. 妊娠と分娩（★★★）

p.133 **1** ① ヒト絨毛性性腺刺激ホルモン（hCG）② 妊娠反応 **2** ③ 乳頭吸引 ④ ドーパミン ⑤ プロラクチン ⑥ 乳汁 ⑦ 排卵

p.134 ● 演習問題

1) …… 3   2) …… 3   3) …… 4   4) …… 1, 4   5) …… 3

| 6) ……… 3・4 | 7) ……… 2 | 8) ……… 2 | 9) ……… 1 | 10) ……… 1・4 |

第11章　骨の生理学

● ワーク

1. 骨（★★）

p.137　■ ① 軟骨性骨化 ② 緻密質 ③ 海綿質 ④⑤ 関節軟骨，骨端軟骨 ⑥ 膜性骨化

2. カルシウム代謝の調節（★★★）

p.139　**1** ① 紫外線 ② ビタミンD ③ 腎臓 ④ パラソルモン（上皮小体ホルモン） ⑤ 腸管 ⑥ カルシトニン **2** ⑦ 興奮性 ⑧ 過剰収縮 ⑨ クボステック微候 ⑩ トルーソー微候

3. 骨の病気（★）

p.141　■ ① 骨形成 ② 卵胞ホルモン（エストロゲン） ③ 骨吸収 ④⑤⑥ 甲状腺ホルモン，糖質コルチコイド，上皮小体ホルモン

p.142　● 演習問題

| 1) ……… 1・2 | 2) ……… 3 | 3) ……… 1・4 | 4) ……… 3 | 5) ……… 4 |
| 6) ……… 4 | 7) ……… 2 | 8) ……… 4 | 9) ……… 1 | 10) ……… 2・4 |

第12章　体液の生理学

● ワーク

1. 体液の区分と水バランス（★）

p.145　■ ① 細胞内液 ② 細胞外液 ③ 血漿 ④ 組織液（間質液）

2. 体液のイオン組成（★★）

p.145　■ ⑤ カリウムイオン（K^+） ⑥ リン酸イオン（HPO_4^{2-}） ⑦ 蛋白質イオン ⑧ ナトリウムイオン（Na^+） ⑨⑩ 塩素イオン（Cl^-），重炭酸イオン（HCO_3^-）

3. 体液のホメオスタシス（★★★）

p.147　**1** ① 浸透圧受容器 ②③ 容量受容器，圧受容器 ④ バゾプレッシン（抗利尿ホルモン） ⑤ レニン ⑥ アルドステロン **2** ⑦ 心房性ナトリウム利尿ペプチド（ANP）

p.149　**3** ① 呼吸性 ② アシドーシス ③ 過呼吸 ④ アルカローシス ⑤ 代謝性 ⑥ 腎不全 ⑦ ケトン体 ⑧ 嘔吐 **4** ⑨ 重炭酸イオン（HCO_3^-） ⑩ 血漿蛋白質 ⑪ ヘモグロビン

p.150　● 演習問題

| 1) ……… 3 | 2) ……… 2・4 | 3) ……… 4 | 4) ……… 1 | 5) ……… 1 |
| 6) ……… 1 | 7) ……… 3 | 8) ……… 2 | 9) ……… 2 | 10) ……… 4 |

第13章　神経の基本的機能

● ワーク

1．神経系（★）

p.153 ■ ① 細胞体 ② 樹状突起 ③ 軸索 ④ シュワン細胞 ⑤ 髄鞘（ミエリン）⑥ ランビエの絞輪 ⑦ 神経終末 ⑧ シナプス

2．興奮と伝導（★★★）

p.155 ① ① ナトリウムイオン（Na⁺）② カリウムイオン（K⁺）③ 拡散電位 ④ 平衡電位 ⑤ 選択的透過性 ⑥ ナトリウムポンプ ② ⑦ Na⁺チャネル ⑧ 脱分極 ⑨ K⁺チャネル ⑩ 再分極 ⑪ オーバーシュート（極性逆転）

p.157 ③ ① 電位作動性 ② リガンド作動性 ④ ③ 両側性伝導 ④ 不減衰伝導 ⑤ 絶縁性伝導

p.159 ⑤ ① 有髄線維 ② 跳躍伝導 ③ 無髄線維 ④ C線維 ⑤ Ⅳ群線維 ⑥ ⑥ 伝導速度

3．シナプス伝達（★★）

p.161 ■ ① Ca^{2+} チャネル ② カルシウムイオン（Ca^{2+}）③ シナプス小胞 ④ 化学伝達物質 ⑤ ナトリウムイオン（Na⁺）⑥ 一方向性伝導 ⑦ シナプス遅延 ⑧ 易疲労性

p.162 ● 演習問題

| 1) 3 | 2) 4 | 3) 2 | 4) 2 | 5) 4 |
| 6) 3 | 7) 1 | 8) 2 | 9) 1・4 | 10) 4 |

第14章　神経系の機能

● ワーク

1．末梢神経（★★★）

p.165 ① ① 嗅覚 ② 視覚 ③ 聴覚と前庭感覚 ④ 眼球運動 ⑤ 胸鎖乳突筋と僧帽筋 ⑥ 舌運動 ⑦ 咀しゃく運動 ⑧ 表情筋 ⑨ 味覚 ⑩ 声帯筋 ⑪ 瞳孔縮小 ⑫ 唾液分泌

p.167 ② ① 頚神経節 ② 交感神経節 ③ 傍交感神経節 ③ ④ 交感神経 ⑤ ⑥ ⑦ 腹腔神経節，上腸間膜動脈神経節，下腸間膜動脈神経節 ⑧ 副交感神経 ⑨ ⑩ ⑪ ⑫ 動眼神経，顔面神経，舌咽神経，迷走神経 ⑬ 骨盤神経

p.169 ④ ① アセチルコリン ② ニコチン受容体 ③ ノルアドレナリン ④ α受容体 ⑤ β受容体 ⑥ ムスカリン受容体

2．中枢神経（★）

p.173 ① ① 後根 ② 後角 ③ 灰白質 ④ 前角 ⑤ 前根 ⑥ 白質 ⑦ ⑧ ⑨ 前索，側索，後索 ② ⑩ ⑪ ⑫ 動眼神経，外転神経，舌下神経 ⑬ 滑車神経 ⑭ 副神経

p.175 ③ ① 顆粒細胞 ② プルキンエ細胞 ③ 小脳核

p.177 ④ ① ② 線条体，淡蒼球 ③ 視床下核 ④ 黒質 ⑤ 視床 ⑤ ⑥ 錐体路系 ⑦ 大脳脚 ⑧ 腹部 ⑨ 錐体 ⑩ 外側皮質脊髄路 ⑪ 前皮質脊髄路 ⑫ 皮質核路 ⑬ 錐体外路系

3. 反 射（★★）

p.179 **1** ① γ ② α ③ 筋紡錘 ④ Ⅰa ⑤ Ⅱ ⑥ 腱紡錘 ⑦ Ⅰb **2** ⑧ 伸張反射 **3** ⑨ 屈曲反射 ⑩ 交叉伸展反射

p.181 **4** ① 腱紡錘 ② α **5** ③ 伸展 ④ 屈曲

p.183 **6** ① ② 温度覚，痛覚 ③ 触圧覚 ④ 深部感覚 ⑤ 随意運動

4. 高次機能（★）

p.185 **1** ① 運動野 ② 体性感覚野 ③ 聴覚野 ④ 味覚野 ⑤ 視覚野 ⑥ 運動性言語中枢（ブローカ野）⑦ 感覚性言語中枢（ウェルニッケ野）**2** ⑧ 発声 ⑨ 手指 ⑩ 顔面

p.187 **3** ① 脳幹網様体 ② マイネルト基底核 **4** ③ α波 ④ β波 ⑤ ⑥ θ波，δ波 ⑦ 徐波睡眠 ⑧ K-complex ⑨ ⑩ 瘤波，紡錘波 ⑪ レム睡眠

p.190 ● 演習問題

 1) …… 1 2) …… 3 3) …… 3 4) …… 4 5) …… 1
 6) …… 1 7) …… 2・4 8) …… 4 9) …… 1 10) …… 3
 11) …… 4 12) …… 2

第15章　筋肉の機能

● ワーク

1. 筋の種類（★★）

p.193 **1** ① 遅く ② 小さい ③ 疲労 ④ ミトコンドリア ⑤ ミオグロビン **2** ① Ⅰ帯（明帯）② A帯（暗帯）③ H帯 ④ Z膜 ⑤ 筋節（サルコメア）

p.195 **3** ① 筋線維（筋細胞）② 筋原線維 ③ アクチン ④ ミオシン **4** ⑤ ATP分解酵素

2. 筋収縮（★★★）

p.197 **1** ① アセチルコリン ② ニコチン受容体 ③ アセチルコリンエステラーゼ ④ 横行小管（T管）⑤ 筋小胞体 ⑥ カルシウムイオン（Ca^{2+}）⑦ トロポニン ⑧ トロポニン-トロポミオシン複合体

p.199 **2** ① 単収縮 ② 強縮 **3** ③ 静止張力 ④ 静止長 ⑤ 活動張力

p.200 ● 演習問題

 1) …… 3 2) …… 4 3) …… 3 4) …… 2 5) …… 2
 6) …… 4 7) …… 2 8) …… 3 9) …… 3 10) …… 4

第16章　感覚の生理学

● ワーク

1. 感覚の一般的性質（★）

p.203 ■ ① 特殊感覚 ② ③ 嗅覚，味覚 ④ ⑤ ⑥ 視覚，聴覚，前庭感覚 ⑦ 体性感覚 ⑧ ⑨ 皮膚感覚，深部感覚 ⑩ 内臓

感覚⑪ 受容器

2. 視　覚（★★★）

p.205 **1** ① 水晶体② 網膜③ ④ 虹彩, 毛様体⑤ ⑥ 角膜, 強膜⑦ 錐状体細胞⑧ 杆状体細胞⑨ 黄斑（中心窩）⑩ 視神経乳頭 **2** ⑪ 焦点距離⑫ 毛様体筋⑬ 毛様体小帯

p.207 **3** ① 瞳孔括約筋② 縮瞳③ 瞳孔散大筋④ 散瞳 **4** ⑤ 視交叉⑥ 視神経⑦ 両耳側半盲⑧ 視索⑨ 右側半盲

3. 聴覚と前庭感覚（★）

p.209 **1** ① 鼓膜② 耳小骨③ ④ ⑤ ツチ骨, キヌタ骨, アブミ骨⑥ 蝸牛管⑦ ⑧ 半規管, 耳石器⑨ 蝸牛神経⑩ 前庭神経 **2** ⑪ 前庭階⑫ 鼓室階⑬ コルチ器⑭ 有毛細胞⑮ 蝸牛神経

p.211 **3** ① 半規管② 膨大部稜③ ④ 球形嚢, 卵形嚢⑤ 耳石器⑥ 有毛細胞⑦ 前庭神経

4. 味覚と嗅覚（★）

p.211 **1** ① 甘味② 酸味③ 塩味④ 苦味⑤ 味蕾⑥ 味細胞⑦ ⑧ 顔面神経, 舌咽神経

p.213 **2** ① 嗅上皮② 嗅細胞③ 嗅神経④ 篩骨篩板⑤ 嗅球

5. 体性感覚と内臓感覚（★★）

p.213 **1** ① 指先② 背中

p.215 **2** ① 運動感覚② 深部感覚 **3** ③ 自由神経終末④ ⑤ メルケル盤, マイスネル小体⑥ ⑦ ルフィニ小体, パチニ小体

p.217 **4** ① ② 薄束核, 楔状束核③ 深部感覚④ 触圧覚⑤ ⑥ 表在性痛覚, 温冷覚⑦ 脊髄後角

p.218 ● 演習問題

1) 2	2) 2	3) 3・4	4) 1	5) 1
6) 3	7) 1	8) 4	9) 2	10) 2・4

● 参考図書

本書の執筆にあたり，以下の書籍を参考にさせていただきました．ここに記して感謝の意を表します．

1) 医療情報科学研究所・編集：ビジュアルノート　第3版．メディックメディア，東京，2008．
2) 岡田泰伸・監訳：ギャノング生理学　原書23版．丸善，東京，2011．
3) 小澤瀞司，福田康一郎・総編集；本間研一，大森治紀，大橋俊夫・編集：標準生理学　第7版．医学書院，東京，2009．
4) 佐伯由香，細谷安彦，高橋研一，桑木共之・編訳：トートラ人体解剖生理学　原書8版．丸善，東京，2011．
5) 坂井建雄，松村讓兒・監訳：プロメテウス解剖学アトラス　解剖学総論/運動器系　第2版．医学書院，東京，2011．
6) 佐藤昭夫，佐伯由香・編集：人体の構造と機能　第2版．医歯薬出版，東京，2003．
7) 佐藤優子，佐藤昭夫，内田さえ，鈴木敦子，原田玲子：生理学　第2版．医歯薬出版，東京，2003．
8) 杉　晴夫・編著：人体機能生理学　改訂第5版．南江堂，東京，2009．
9) 根来英雄，貴邑冨久子：生理学　改訂第3版．南江堂，東京，2006．
10) 林正健二・編集：人体の構造と機能　解剖生理学　第2版．メディカ出版，大阪，2008．
11) 真島英信：生理学　第18版．文光堂，東京，1986．
12) 目崎　登：スポーツ医学入門．文光堂，東京，2009．

【監修者略歴】

目崎　登
- 1972年　東京大学産婦人科助手
- 1976年　筑波大学産婦人科講師・助教授
- 1978年　医学博士（東京大学）
- 1997年　筑波大学スポーツ医学教授
- 2001年　筑波大学大学院人間総合科学研究科
　　　　　スポーツ医学専攻長・副研究科長
- 2007年　帝京平成大学地域医療学部教授
- 現　在　筑波大学名誉教授，白鷗大学客員教授

【執筆者略歴】

西川　彰
- 2011年　修士（健康科学）（畿央大学大学院健康科学研究科）
- 2011年　帝京平成大学地域医療学部助教
- 2014年　上武大学ビジネス情報学部講師
　　　　　同上，医学生理学研究所講師
- 2015年　畿央大学大学院健康科学研究科客員研究員
- 2019年　上武大学ビジネス情報学部准教授
　　　　　同上，医学生理学研究所准教授

小林　直行
- 2006年　関東学園大学スポーツセンター
- 2009年　博士（スポーツ医学）（筑波大学大学院人間総合科学研究科）
- 2009年　筑波大学大学院人間総合科学研究科客員研究員
- 2010年　帝京平成大学地域医療学部講師
- 2013年　上武大学ビジネス情報学部准教授
- 2017年　柏レイソル
- 2019年　九州共立大学スポーツ学部教授
- 2021年　大宮アルディージャ
- 2023年　Stade de Reims

生理学ワークブック　　ISBN978-4-263-24279-7

2012年 3月25日　第1版第1刷発行
2024年 1月10日　第1版第7刷発行

監修　目崎　登
発行者　白石　泰夫
発行所　医歯薬出版株式会社

〒113-8612　東京都文京区本駒込1-7-10
TEL.(03) 5395-7641(編集)・7616(販売)
FAX.(03) 5395-7624(編集)・7611(販売)
https://www.ishiyaku.co.jp/
郵便振替番号 00190-5-13816

乱丁，落丁の際はお取り替えいたします．　　印刷・真興社／製本・愛千製本所
© Ishiyaku Publishers, Inc., 2012. Printed in Japan

本書の複製権・翻訳権・翻案権・上映権・譲渡権・貸与権・公衆送信権(送信可能化権を含む)・口述権は，医歯薬出版(株)が保有します．
本書を無断で複製する行為(コピー，スキャン，デジタルデータ化など)は，「私的使用のための複製」などの著作権法上の限られた例外を除き禁じられています．また私的使用に該当する場合であっても，請負業者等の第三者に依頼し上記の行為を行うことは違法となります．

JCOPY <出版者著作権管理機構 委託出版物>
本書をコピーやスキャン等により複製される場合は，そのつど事前に出版者著作権管理機構(電話03-5244-5088，FAX 03-5244-5089，e-mail:info@jcopy.or.jp)の許諾を得てください．